Begemann / Begemann-Deppe

Leben mit Leukämie

Dr. med. Michael Begemann
Dr. med. Dr. phil. Monika Begemann-Deppe

Leben mit Leukämie

- Alles über die verschiedenen Krankheitsformen
- Wie die moderne Medizin Ihnen hilft
- Wie Sie Belastungen bewältigen

Empfohlen von der

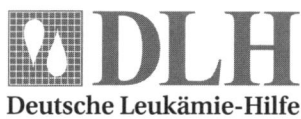

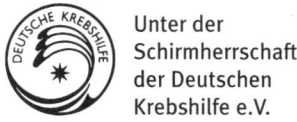

Unter der
Schirmherrschaft
der Deutschen
Krebshilfe e.V.

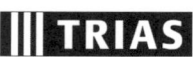

Leserservice:

Wenn Sie Fragen oder Anregungen zu diesem
Buch haben, schreiben Sie uns!

TRIAS-Verlag
Postfach 301107
70415 Stuttgart
Oder schicken Sie uns eine E-Mail an:
Trias.lektorat@thieme.de

Umschlaggestaltung:
Cyclus · Visuelle Kommunikation, Stuttgart

Umschlagbild: Parthena Loenicker

Textzeichnungen:
Friedrich Hartmann, Nagold

Lektorat: Thomas Kopal, Julia Alber

Die Deutsche Bibliothek –
CIP-Einheitsaufnahme

Ein Titeldatensatz für diese Publikation ist bei
Der Deutschen Bibliothek erhältlich.

Wichtiger Hinweis:
Wie jede Wissenschaft ist die Medizin ständi-
gen Entwicklungen unterworfen. Forschung
und klinische Erfahrung erweitern unsere
Erkenntnisse, insbesondere was Behandlung
und medikamentöse Therapie anbelangt. Soweit in diesem Werk eine Dosierung oder eine
Applikation erwähnt wird, darf der Leser zwar
darauf vertrauen, dass Autoren, Herausgeber
und Verlag große Sorgfalt darauf verwandt
haben, dass diese Angabe **dem Wissensstand bei Fertigstellung des Werkes** entspricht.
Für Angaben über Dosierungsanweisungen
und Applikationsformen kann vom Autor und
Verlag jedoch keine Gewähr übernommen
werden. **Jeder Benutzer ist angehalten,** durch
sorgfältige Prüfung der Beipackzettel der verwendeten Präparate und gegebenenfalls
nach Konsultation eines Spezialisten festzustellen, ob die dort gegebene Empfehlung für
Dosierungen oder die Beachtung von Kontra-
indikationen gegenüber der Angabe in diesem
Buch abweicht. Eine solche Prüfung ist
besonders wichtig bei selten verwendeten
Präparaten oder solchen, die neu auf den
Markt gebracht worden sind. **Jede Dosierung
oder Applikation erfolgt auf eigene Gefahr
des Benutzers.** Autoren und Verlag appellieren
an jeden Benutzer, ihm etwa auffallende
Ungenauigkeiten dem Verlag mitzuteilen.

Dieses Buch wurde in der neuen deutschen
Rechtschreibung verfasst.

Gedruckt auf chlorfrei gebleichtem Papier

© 1994, 2000 Georg Thieme Verlag
Rüdigerstr. 14, D-70469 Stuttgart
Printed in Germany
Satz: Satz & mehr, Besigheim
Druck: Gutmann, Talheim

ISBN 3-89373-568-2   1 2 3 4 5 6

● Die einzelnen Krankheitsbilder 93

Zu diesem Buch

»Leukämie« gilt im allgemeinen Sprachgebrauch als bösartige Krankheit schlechthin und wird daher oft auch als »Blutkrebs« bezeichnet. Die Diagnose »Leukämie« wird häufig als ein Todesurteil, das alsbald oder in absehbarer Zeit vollstreckt wird, erlebt. Diese Einschätzung trifft jedoch nicht die Realität und beruht zumeist auf mangelnder Informiertheit. Mit dem Ziel im Auge, diese Vorurteile und die mit ihnen verbundenen irrationalen Ängste (im Gegensatz zu berechtigten rationalen Ängsten) beseitigen zu helfen, ist das vorliegende Buch unter das Motto »Leukämie ist nicht gleich Leukämie« gestellt.

Dieses Motto kann in zweierlei Hinsicht verstanden und interpretiert werden: Zum einen soll es sagen, dass die verschiedenen Leukämien sehr unterschiedliche Erkrankungen sind, eine chronische Leukämie also keine akute und eine myeloische Leukämie keine lymphatische ist. Zum anderen weist es darauf hin, dass die Diagnose »Leukämie« nicht gleich als Todesurteil »Leukämie« missverstanden werden darf, da sich hinter der Diagnose »Leukämie« eine Vielzahl sehr verschiedener Erkrankungen mit sehr unterschiedlichen Verläufen und Prognosen verbirgt. Sicherlich gibt es Leukämie-Kranke, die die Diagnosestellung nicht lange überleben. Jedoch lebt die Mehrzahl der Patienten über eine lange Zeit, mitunter viele Jahre, mit der Diagnose »Leukämie«. Daher lautet der Titel des vorliegenden Buches auch: **Leben mit Leukämie**.

Dieses Buch entstand aus dem nahezu täglichen Umgang mit Leukämie-Kranken. In ihm werden die gängigen Fragen und Ängste direkt und indirekt Betroffener zum Thema gemacht. Diese Fragen zu beantworten und damit Ängste abzubauen, ist seine Absicht. Es soll ein möglichst fundiertes Grundwissen für das Gespräch mit den behandelnden Ärzten vermitteln. Sie finden darin aktuelle Forschungsergebnisse aus Immunologie und Molekulargenetik, die Licht auf die Entstehungsweise von Leukämien werfen. Die Anfangskapitel enthalten Informationen über die Zusammensetzung und die Funktion des Bluts sowie allgemeinen Darstellungen über diagnostische und therapeutische Möglichkeiten. Ausführliche Darstellungen über einige allgemeine Themen, die für den Laien zum Verständnis des Textes notwendig sind, etwa über Aufbau und Funktion der Zelle oder des Immunsystems, und Erklärungen häufig gebrauchter Fremdwörter finden sich in einer Art Nachschlagewerk am Ende des Buches. Darauf aufbauend werden die Leukämien im Einzelnen besprochen. Dieses Kapitel ist teilweise recht ausführlich und geht darüber hinaus, was einen Nichtbetroffenen interessieren könnte. Andererseits soll es aber gerade die Betroffenen über ihre Leukämie so umfassend informieren, dass sie mit ihrer Krankheit vertraut werden und mit ihrem Wissen rational umgehen können. Im Therapieteil werden Behandlungsansätze vorgestellt, die das Stadium des Experiments verlassen haben. Sie müssen nicht alle diese Ausführungen lesen, sondern Sie sollten sich die Teile auswählen, die mit Ihnen zu tun haben. Daran anschließend finden Sie ein Kapitel über die psychischen Reaktionsweisen und psychosozialen Probleme, die mit der Diagnosestellung verbunden sind sowie allgemeine Vorschläge für den Umgang mit Ängsten, Depressionen und, wie Sie sich selbst bei der Verarbeitung der Diagnose und der Krankheit helfen können. Letztlich ist dieses das zentrale Kapitel des Buchs, denn auch alle vorhergehenden, die über die medizinischen Fakten der Krankheiten informierten, dienen – wenn auch auf anderem Wege – der Vorbeugung und Bewältigung von Ängsten. Quelle von Ängsten ist oft ein Defizit an Information und Ängste lassen sich leichter bewältigen, wenn man sich die Realitäten bewusst macht – das gilt auch für so ernste Erkrankungen wie die Leukämien. Schließlich wird in einem fünften Kapitel auf das soziale Umfeld des Patienten eingegangen, auf Familie, Freunde und Arbeitsleben. Dort finden Sie auch Vorschläge zur Lebensführung »im Schatten der Krankheit«. Nach dem schon erwähnten »Nachschlagewerk« finden Sie schließlich nützliche Adressen, über die Sie sich weitere Informationen, beispielsweise über Selbsthilfegruppen, besorgen können.

Dieses Buch hätte für die Autoren seinen Sinn und Zweck erfüllt, wenn es Ihnen dabei helfen könnte, durch mehr Wissen über Ihre Krankheit (oder die Ihres Angehörigen) irrationale Ängste zu überwinden, zusammen mit Ihren behandelnden Ärzten und dem weiteren medizinischen und pflegerischen Team die Entwicklung Ihrer Leukämie mit zu beeinflussen und **mit** Ihrer Leukämie zu leben.

Allen, die uns zur 1. Auflage dieses Buches geschrieben oder auch angerufen haben, möchten wir an dieser Stelle sehr danken. Ihre Kontakte waren für uns Anregung und Ansporn. Alle neuen Leser dieses Ratgebers möchten wir an dieser Stelle auffordern, sich mit uns in Verbindung zu setzen, wenn sie glauben, dass wir ihnen helfen können.

Hamburg, im Mai 2000   Michael Begemann
                                              Monika Begemann-Deppe

Leukämie ist nicht gleich Leukämie

Die medizinischen Grundlagen

Nach der Art der bei einer Leukämie im Blut vorherrschenden weißen Blutkörperchen unterscheidet man lymphatische von myeloischen und chronische von akuten Leukämien. Das erkrankte Organ bei den lymphatischen Leukämien ist das lymphatische System (s. S. 26), bei den myeloischen Leukämien das Knochenmark (s. S. 21). Den chronischen Leukämien liegt eine Proliferationsstörung – die Zellen vermehren sich ungehemmt und ohne »Sinn« –, den akuten Leukämien eine Ausreifungsstörung der Zellen zu Grunde. Doch, um das zu verstehen, muss man mehr über die Zusammensetzung und die Funktion des Bluts und seiner Bestandteile wissen.

Das Blut und seine Bestandteile

Das Blut ist ein flüssiges Organ, nicht fest, wie etwa die Leber oder die Nieren. Beim erwachsenen Menschen beträgt seine Gesamtmenge etwa 6 bis 8 Prozent des Körpergewichts, das sind bei 70 kg 4,8 bis 5,6 l. Es besteht etwa zur Hälfte (bei Frauen 40 bis 48 Prozent, bei Männern 47 bis 53 Prozent) aus Zellen, den Blutkörperchen. Der Rest ist die Blutflüssigkeit, das Blutplasma (s. Abb. 1).

Die Blutflüssigkeit – das Blutplasma

Das Blutplasma – oder kurz Plasma – besteht zu über 90 Prozent aus Wasser und aus Eiweißen, dem Serumalbumin (Albumin) und den Serumglobulinen (Globulinen). Lässt man das Blut nach der Blutentnahme im Röhrchen gerinnen, wie es für die meisten Blutuntersuchungen geschieht, bezeichnet man die Blutflüssigkeit als Blutserum oder Serum. Das Serum ist also das Plasma ohne die zur Blutgerinnung benötigten Bestandteile, die Gerinnungsfaktoren.

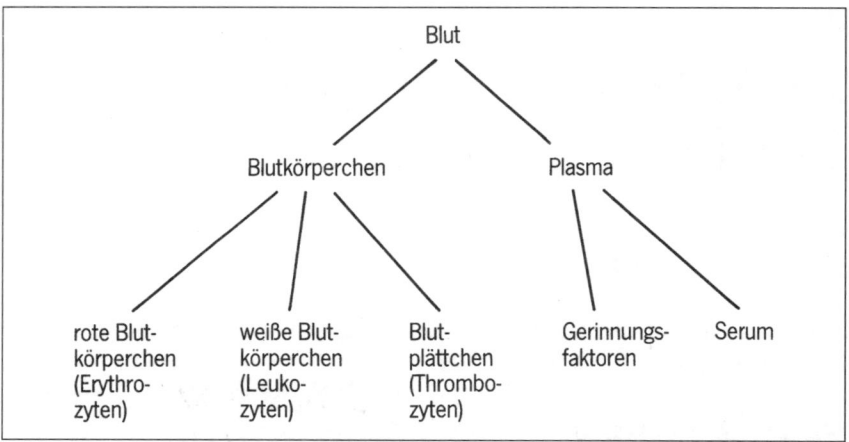

Abb. 1: Blutbestandteile

Der Eiweißgehalt des Plasmas beziehungsweise des Serums (7 bis 9 Prozent), besonders der Albumingehalt, ist neben den Salzen wichtig bei der Aufrechterhaltung des osmotischen Drucks, den diese Eiweiße ausüben und durch den Wasser in der Blutbahn gehalten wird. Sinkt der osmotische Druck durch Eiweißverlust (z. B. bei Leber- oder Nierenerkrankungen oder bei Unterernährung) ab, tritt eiweißfreie Flüssigkeit aus den Blutgefäßen in die Gewebe, wo es zu Wasseransammlungen (Ödemen) kommt. Eine weitere wichtige Aufgabe der Bluteiweiße liegt darin, dass sie Träger der Abwehreigenschaft des Bluts sind: Die Abwehrstoffe – Antikörper –, die das Immunsystem (s. S. 181 ff) gegen Antigene – »Eindringlinge« in den Körper, zum Beispiel Krankheitserreger (Bakterien und Viren) – bildet, finden sich in einer bestimmten Globulinfraktion, den Gamma- (oder γ-)Globulinen. Diese heißen daher auch Immunglobuline. Schließlich gehören auch die Gerinnungsfaktoren zu den Bluteiweißen.

In der eiweißfreien Flüssigkeit des Bluts kommen vor allem Salzen wichtige Funktionen bei der Aufrechterhaltung der physikalisch-chemischen Eigenschaften des Bluts zu. Den Hauptbestandteil mit ca. 75 Prozent macht das Kochsalz (Natriumchlorid: NaCl) aus. Daneben sind in geringerer Menge Kalium-, Kalzium- und Magnesiumsalze vorhanden. Vor allem dem Kochsalz verdankt das Blut seinen während des ganzen Lebens konstant gehaltenen osmotischen Druck, der den der Eiweiße bei weitem übertrifft und durch den Wasser in der Blutbahn gehalten wird.

Kalium- und Kalziumsalze sind – wenn auch nur in kleinen Mengen vorhanden – zur Aufrechterhaltung von Lebensfunktionen der Zellen und Gewebe, wie zum Beispiel bei der Erregung von Nerven oder der Bewegung von Muskeln notwendig. An Kohlensäure- und Phosphorsäurereste gebunden, fungieren diese Salze in der Form von Bikarbonaten und Phosphaten als Puffer und halten den Säuregrad (pH-Wert) des Blutes in einem leicht alkalischen Bereich (pH 7,38 bis 7,44).

Und schließlich werden im Blutplasma Nährstoffe wie vor allem Zucker und Aminosäuren – die Bausteine der Eiweiße –, aber auch Vitamine zu den Körperzellen und Abfall- und Schlackenstoffe wie Kohlensäure, Harnstoff, Harnsäure und so weiter zu den Ausscheidungsorganen (Lunge, Nieren und Leber) transportiert.

Die Blutkörperchen

> Blutkörperchen sind die zellulären Bestandteile des Bluts. Man unterscheidet rote und weiße Blutkörperchen und Blutplättchen.

Die roten Blutkörperchen (Erythrozyten)

Die Erythrozyten machen den Großteil der zellulären Blutbestandteile aus. Frauen haben in einem Kubikmillimeter (mm^3 oder µl: 1 µl = $^1/_{1000}$ ml), 4,1 bis 5,4 Millionen, Männer 4,5 bis 6,0 Millionen Erythrozyten. Sie sind kleine, flache Scheibchen von ca. 7,5 µm Durchmesser (1 µm = $^1/_{1000}$ mm) und einer Dicke von ca. 2 µm. An ihrer Ober- und Unterseite sind sie zur Vergrößerung der Oberfläche eingedellt (Abb. 2). Die Erythrozyten werden im Knochenmark gebildet (s. S. 21) und haben im Blut keinen Zellkern mehr: Dort haben sie beim Gesunden eine Lebenserwartung von ungefähr 120 Tagen.

Die Erythrozyten sind mit **Hämoglobin** »voll gestopft«. Hämoglobin (Hb) setzt sich aus einem Eiweißanteil, dem Globin, und dem Häm, einem Farbstoff von chemisch komplizierter Ringstruktur aus vier fünfeckigen Ringen, zusammen, die in ihrer Mitte ein Eisenmolekül gebunden haben. In einem Erythrozyten sind 28 bis 32 pg Hb (Picogramm = 10^{-12} g). Der Hämoglobingehalt des einzelnen Erythrozyten wird als HBE oder als MCH (= Mean Corpuscular Hemoglobin) bezeichnet. Der Hämoglobingehalt im Blut ist eine wichtige Messgröße, die angegeben in g/dl (Deciliter = $^1/_{10}$ l) oder g% (Gramm-Prozent = Gramm pro 100 ml Blut) darüber Auskunft gibt, ob bei einem Patienten eine Anämie (Blutarmut) oder

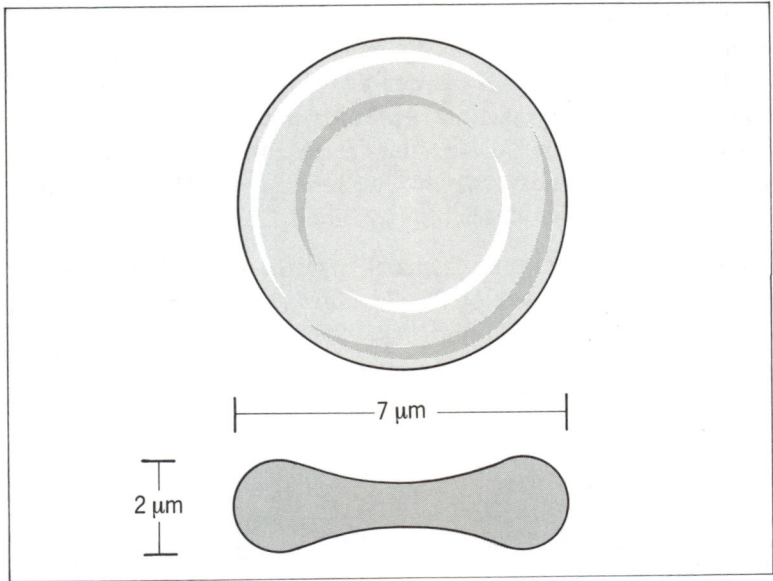

Abb. 2: Ein Erythrozyt

gar eine Polyglobulie oder Polyzythämie (»zu viel Blutzellen«) vorliegt. Normalerweise haben Frauen 12 bis 16 g/dl, Männer 14 bis 18 g/dl Hämoglobin im Blut.

Die Funktion des Hämoglobins und damit auch der Erythrozyten ist der Transport von Sauerstoff (O_2), der in den Lungen aufgenommen wird, durch die Blutgefäße in die Gewebe. Daher fließt in den Arterien (Schlagadern) sauerstoffreiches hellrotes, in den Venen sauerstoffarmes dunkelrotes Blut.

Die Membran (Zellhaut) der Erythrozyten trägt die verschiedenen Blutgruppenmerkmale, von denen bei Bluttransfusionen vorwiegend das AB0-System (Blutgruppen A, B, AB und 0) und das Rhesus-System (Rhesus-positiv oder -negativ, abgekürzt Rh+ oder rh–) von Bedeutung sind.

Die weißen Blutkörperchen (Leukozyten)

Sehr viel komplizierter als bei den Erythrozyten verhält es sich bei den Leukozyten. Es sind in Form und Funktion sehr unterschiedliche, kernhaltige Zellen. Ihre Zahl im peripheren Blut schwankt normalerweise zwischen 4000 und 10 000/µl. Eine Vermehrung der Leukozyten über

10 000/µl wird als Leukozytose, eine Verminderung unter 4000/µl als Leukozytopenie (oft vereinfacht als Leukopenie) bezeichnet.

Die Leukozyten haben mit der Abwehr von Krankheitserregern zu tun und werden deshalb auch häufiger als »Körperpolizei« bezeichnet. Da sie jedoch auch durch den Zerfall von Körperzellen anfallende Trümmer beseitigen, ist ihre Funktion zwischen den Aufgaben von Militär und Müllabfuhr zu sehen.

Nach ihrem Aussehen unterscheidet man mikroskopisch verschiedene Leukozytenarten. Ihre Auflistung wird als Differenzialblutbild bezeichnet (s. S. 35). Im normalen Differenzialblutbild können drei große Gruppen von Leukozyten unterschieden werden: Die Granulozyten, die Monozyten und die Lymphozyten.

Die Granulozyten
Sie sind zahlenmäßig im Blutbild des Gesunden mit 55 bis 75 Prozent die stärkste Fraktion der weißen Blutkörperchen. Ihren Namen haben sie von in ihrem Zytoplasma vorhandenen Körnchen (lateinisch: Granula). Nach dem Farbstoff, mit dem diese im Differenzialblutbild angefärbt sind, lassen sich die Granulozyten in drei Gruppen einteilen: die neutrophilen, eosinophilen und basophilen Granulozyten (s. Abb. 3).

Nur etwa $\frac{1}{15}$ der gesamten Granulozyten befindet sich im Blut. Davon zirkuliert die eine Hälfte im Blutstrom, während die Übrigen an den Blutgefäßwänden angelagert sind. Sie halten sich im Durchschnitt 6 bis 8 Stunden im Blut auf, bevor sie die Blutbahn verlassen und in die Gewebe einwandern. Dort leben sie noch zwei bis drei Tage. Die Granulozyten sind demnach vielmehr Gewebs- als Blutzellen.

Die neutrophilen Granulozyten (kurz die Neutrophilen) haben feine, rötliche Granula in einem hellgrauen Zytoplasma. Nach ihrer Kernform lassen sich noch unreifere stabkernige von reifen segmentkernigen Neutrophilen unterscheiden. Normalerweise finden sich im Differenzialblutbild 3 bis 5 Prozent **Stabkernige** und 50 bis 70 Prozent **Segmentkernige** bezogen auf alle Leukozyten (= 100 Prozent). Die Stabkernigen haben einen stab- oder bandförmigen, gebogenen, rötlich-violetten Zellkern, der sich mit zunehmender Reifung in zwei bis fünf, miteinander durch schmale Brücken verbundene Segmente aufteilt, wie er typisch für die reifen segmentkernigen Granulozyten ist.

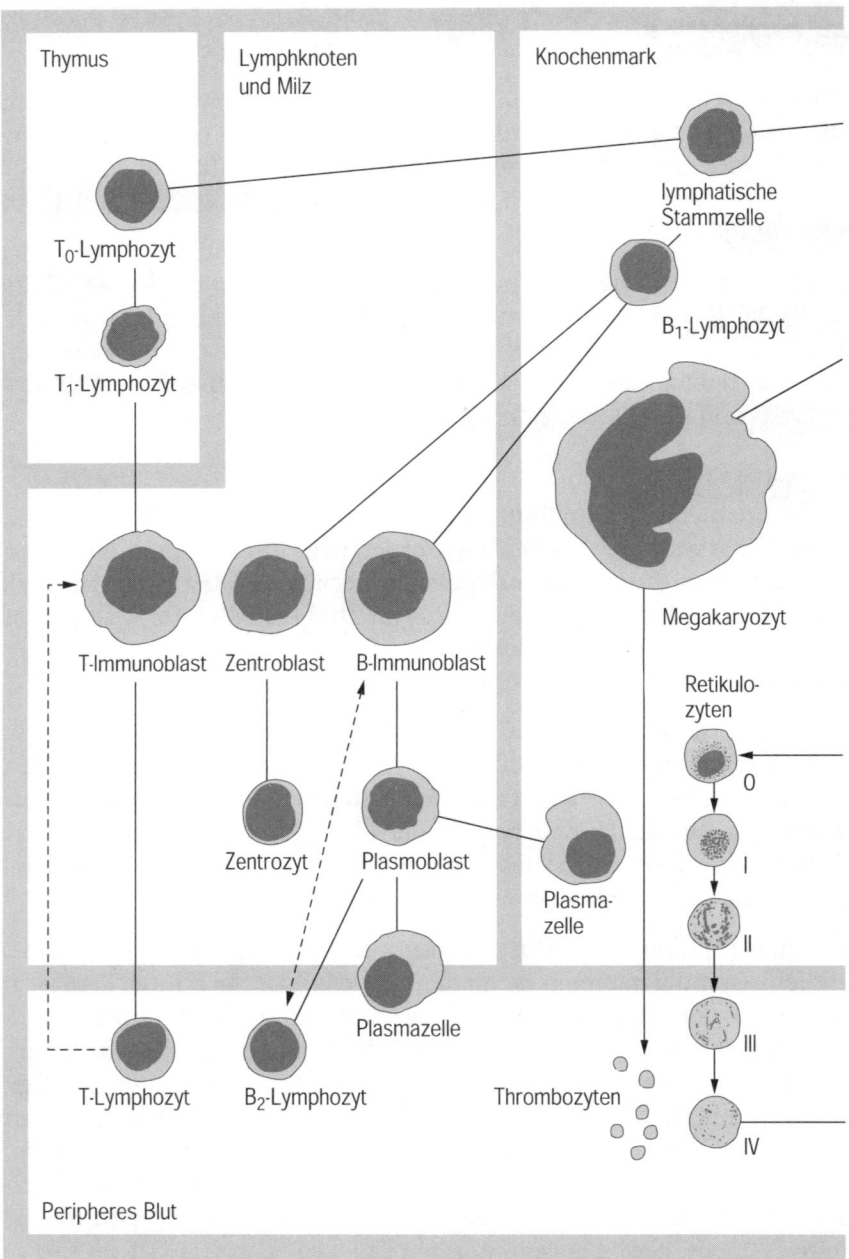

Abb. 3: Schematische Übersicht über die verschiedenen Blutzellen und ihre Vorläufer

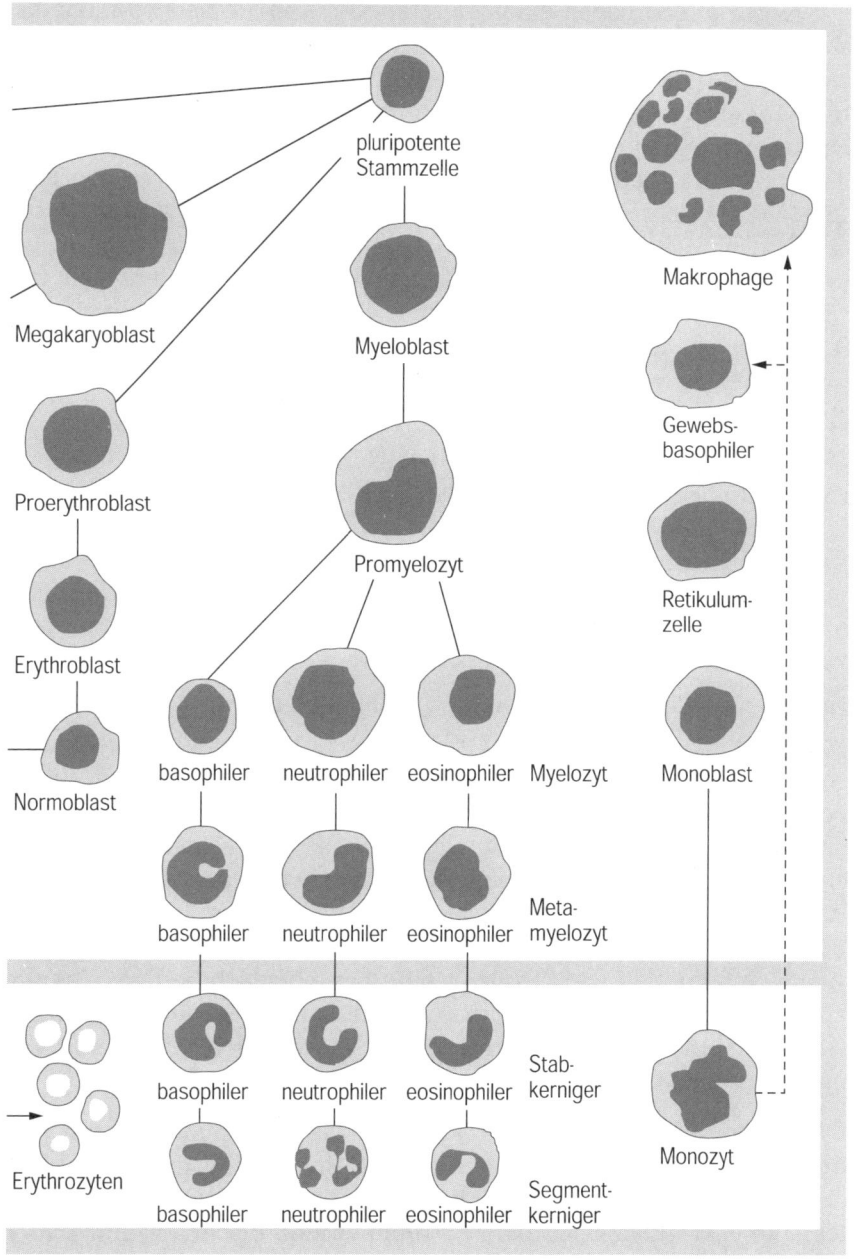

pluripotente
Stammzelle

Makrophage

Megakaryoblast

Myeloblast

Gewebs-
basophiler

Proerythroblast

Promyelozyt

Retikulum-
zelle

Erythroblast

basophiler   neutrophiler   eosinophiler   Myelozyt   Monoblast

Normoblast

basophiler   neutrophiler   eosinophiler   Meta-
myelozyt

basophiler   neutrophiler   eosinophiler   Stab-
kerniger

Erythrozyten   Monozyt

basophiler   neutrophiler   eosinophiler   Segment-
kerniger

Die Neutrophilen haben einen Durchmesser von 10 bis 15 µm. Sie besitzen die Fähigkeit, zellfremde flüssige und feste Substanzen (z. B. Bakterien oder Teile von zerfallenen oder zerstörten Körperzellen) aufzunehmen. Diesen Vorgang nennt man Pinozytose oder Phagozytose. Solchen Funktionen gehen die Zellen aber nicht in den Blutgefäßen nach, sondern fast ausschließlich in den Geweben. Dort phagozytieren und »entsorgen« sie Bakterien und Zelltrümmer, indem sie diese »verdauen« und deren Stoffwechselprodukte zur Wiederverwendung freisetzen. Oft gehen die Zellen selbst dabei zu Grunde. Größere Ansammlungen von Neutrophilen kennen wir alle als »Eiter«. Er entsteht dort, wo durch viele in das Gewebe eingedrungene Bakterien massenhaft Neutrophile angelockt wurden, wobei Zytokine (s. S. 75 und 181 ff) eine wichtige Rolle spielen.

Bei bakteriellen Entzündungen, bei Verbrennungen, verschiedenen rheumatischen Erkrankungen, aber auch bei emotionalen Ereignissen wie Angst und Wut, aber auch – last not least – bei starken Rauchern findet sich eine Vermehrung der Neutrophilen im Blut, die als Neutrophilie bezeichnet wird. Dabei sind in der Regel auch die Stabkernigen als Ausdruck einer gesteigerten Zellbildung vermehrt. Diese **reaktive Leukozytose** darf nicht mit einer Leukämie verwechselt werden.

Die eosinophilen Granulozyten oder kurz die Eosinophilen haben grobe, mit dem Farbstoff Eosin rötlich angefärbte Granula. Der Kern ist typisch zweigeteilt mit einer schmalen Verbindung zwischen den einzelnen Segmenten: Dadurch sieht er aus wie eine verbogene Hantel oder wie ein »Kneifer«. Die reifen Eosinophilen sind mit 12 bis 17 µm Durchmesser etwas größer als die Neutrophilen. Normalerweise machen sie 2 bis 4 Prozent der Gesamtleukozyten aus und sind vor allem bei allergischen Reaktionen (Asthma bronchiale, Arzneimittelreaktionen u. a.), bei parasitären Infektionen (z. B. Wurmbefall), bei einigen bösartigen Erkrankungen, wie dem Morbus Hodgkin (s. S. 132), bei bestimmten Hormonstörungen und nach der Einnahme verschiedener Medikamente vermehrt zu finden.

Die basophilen Granulozyten oder kurz die Basophilen haben grobe, tief dunkelblaue angefärbte Granula, die so dunkel sind, dass man den in der reifen Zelle vielfach gelappten Kern oft kaum erkennt. Die Basophilen sind etwas kleiner als die Neutrophilen und machen weniger als 1 Prozent der Leukozytenzahl aus. Vermehrt findet man sie beispielsweise im Blut von Kranken mit chronischer myeloischer Leukämie, chronischen Allergien oder Autoimmunkrankheiten wie der Colitis ulcerosa oder der rheumatoiden Arthritis.

Die Monozyten

Die Monozyten sind mit 10 bis 24 µm Durchmesser die größten im Blutausstrich sichtbaren Zellen. Ihr oft unregelmäßig begrenztes Zytoplasma hat eine charakteristische graublaue Färbung. Ein Teil der Zellen zeigt ganz feine rote Granula, so genannte Azurgranula. Der Zellkern der Monozyten ist meist stark eingebuchtet, bohnenförmig bis gelappt mit einer eigenartig aufgelockerten Kernstruktur. Normalerweise finden sich 2 bis 6 Prozent Monozyten im Differenzialblutbild.

Die Monozyten bilden zusammen mit den Fresszellen der Gewebe das Monozyten-Makrophagen-System, ein phylogenetisch uraltes Abwehrsystem, wie es sich schon bei sehr niederen Tieren findet. Die Phagozytosefähigkeit der Monozyten oder Makrophagen, wie die aus der Blutbahn in die Gewebe gewanderten Monozyten genannt werden, übertrifft die der Granulozyten weit. Dabei kann die Aufnahme von Fremdmaterial für die Zelle schädigend oder gar tödlich sein. Derart zu Grunde gegangene Zellen können ihrerseits dann wieder von anderen Makrophagen aufgenommen werden (Makrophagenkannibalismus), was diese Zellen dann aber zumeist unbeschadet überstehen. Phagozytiertes Material wird von den Makrophagen zerkleinert und als Antigen an spezielle Lymphozyten weitergegeben. Diese »Antigenpräsentation« – es gibt auch noch andere Antigen präsentierende Zellen im Organismus – ist ein wichtiger Schritt bei der Stimulation des lymphatischen Systems (s. S. 181).

Die Lymphozyten

Lymphozyten haben meist ein ungranuliertes, hell- bis dunkelblaues Zytoplasma, gelegentlich finden sich wie bei den Monozyten feine rote bis violette Azurgranula. Die Zellkerne sind – je nach Aktivitätszustand der Zelle – unterschiedlich groß, meist rund, gelegentlich mit Einkerbungen. Die kleinen Zellkerne haben eine kompaktere, dunklere Kernstruktur, die großen sind lockerer und heller. Ebenfalls abhängig vom Aktivitätsgrad der Zelle variiert die Zellgröße zwischen 5 und 12 µm Durchmesser, die aktivierten Lymphozyten sind größer und haben einen lockereren, oft entrundeten und eingebuchteten Zellkern, sodass sie manchmal den Monozyten zum Verwechseln ähnlich sehen.

Im Blut von Erwachsenen machen die Lymphozyten 20 bis 40 Prozent der weißen Blutkörperchen aus, bei Kindern sind es mehr. Eine Vermehrung der Lymphozyten wird als Lymphozytose, eine Verminderung als Lymphozytopenie bezeichnet. Man schätzt, dass sich im Blut nur etwa 4 Prozent der Gesamtlymphozyten befinden, ca. 70 Prozent befinden sich in den lymphatischen Organen (s. S. 26), ungefähr 10 Prozent im Knochenmark und der Rest in den übrigen Geweben. Die Gesamtzahl aller Lymphozyten im Organismus wird auf etwa $460 \cdot 10^9$ entsprechend etwa 300 g geschätzt. Damit sind Lymphozyten – wie auch Granulozyten und Monozyten – weniger Blut- als Gewebezellen.

Die Aufgabe der Lymphozyten im Organismus ist es – im Gegensatz zu Granulozyten und Monozyten – gezielt zu reagieren, also spezifische Antikörper gegen lösliches oder zelluläres Fremdantigen oder Killerzellen gegen fremde Zellen und Gewebe (z. B. nach einer Organ- oder Knochenmarktransplantation) zu bilden. Auf diese sehr komplizierten Vorgänge wird ab den Seiten 181 eingegangen.

Die Blutplättchen (Thrombozyten)

Die Thrombozyten sind die kleinsten Blutkörperchen, wenn man sie überhaupt als solche bezeichnen will, da sie im Knochenmark aus dem Zytoplasma von Knochenmarkriesenzellen – Megakaryozyten – entstehen, also – im strengen Sinne – niemals eigene Zellen waren, im Gegensatz zu den ebenfalls kernlosen Erythrozyten (Weiteres dazu im Kapitel über das Knochenmark ab Seite 21). Es sind zumeist glatte scheibenförmige Gebilde mit einem Durchmesser von etwa 2 μm und einer Dicke von 0,8 bis 1,2 μm. Einige Thrombozyten sind abgerundet, andere haben – abhängig von ihrem Funktionszustand – mehr oder weniger ausgeprägte Fortsätze (Pseudopodien). Die normale Thrombozytenzahl im Blut liegt bei 150 000 bis 350 000 pro μl. Ihre mittlere Lebensdauer beträgt 7 bis 10 Tage.

Die Blutplättchen haben einige wichtige Funktionen bei der Blutstillung und -gerinnung und dabei auch, die Blutgefäße dicht zu halten: Thrombozyten lagern sich innerhalb kürzester Zeit an Defekten der Gefäßinnenhaut (Endothel) tapetenartig an und dichten diese Stelle ab. Nach der Verletzung eines Blutgefäßes bilden sich im Bereich der Wunde Plättchenpfropfen, welche die primäre Blutstillung übernehmen. Durch Zerfall der Plättchen an diesen Stellen werden dann Substanzen freigesetzt, die die Gerinnungsfaktoren des Blutplasmas aktivieren, wodurch letztendlich Fibrinogen in Fibrin umgewandelt wird, das durch Vernetzung einen stabilen Thrombus (Blutpfropf) bildet und die defekte Stelle definitiv verschließt.

08.08. Werte

● **Tab. 1: Normalwerte der Blutbestandteile**

Rotes Blutbild				
Erythrozyten	Männer	4,5–6,0	Mill./µl	$4,5–6,0 \times 10^{12}/l$
4,1	Frauen	4,1–5,4	Mill./µl	$4,1–5,4 \times 10^{12}/l$
Hämoglobin	Männer	14–18	g/100 ml . . .	140–180 g/l
(Hb) *13,1*	Frauen	12–16	g/100 ml . . .	120–160 g/l
Hämatokrit(Hk)	Männer	47–53	%	0,47–0,53 l/l
	Frauen	40–48	%	0,40–0,48 l/l

Weißes Blutbild		
	35,9	
Leukozyten	4000-9000/µl	$4–9 \times 10^9/l$
davon Neutrophile	55–70%	
Stabkernige	3– 5%	
Segmentkernige	50–70% *– 15*	
Eosinophile	2– 4%	
Basophile	0– 1%	
Monozyten	2– 6%	
Lymphozyten	25–40% *80*	
Thrombozyten	150 000–350 000/µl	$150\text{-}350 \times 10^9/l$

↑ 156

Das Knochenmark

Die Blutkörperchen werden abgesehen von einem Teil der Lymphozyten im Knochenmark gebildet. Im Prinzip steht dazu das gesamte Innere aller Knochen zur Verfügung, wie das unmittelbar nach der Geburt noch der Fall ist. Beim Erwachsenen findet man nur noch in flachen Knochen (vor allem in Schädelknochen, Wirbelkörper, Rippen, Brustbein und Becken) blutbildendes rotes Knochenmark, in den Röhrenknochen dagegen gelbes Fettmark, das als Reserve dient und im Bedarfsfall, beispielsweise nach größerem Blutverlust oder im Verlauf einer pathologischen Hämolyse (Zerfall von Erythrozyten in der Blutbahn), aber auch durch die massiv gesteigerte Bildung von weißen Blutkörperchen bei Leukämiekranken innerhalb weniger Tage wieder in aktives, blutbildendes Mark umgewandelt werden kann. Mit dem Ende der Wachstumsphase beträgt das quantitative Verhältnis von rotem, blutbildendem Mark zu Fettmark knapp 1:1, mit zunehmendem Alter nimmt das blutbildende Mark ab. Diese Gesamtmenge des als ein Organ zu betrachtenden Knochenmarks liegt bei 1600 bis 3700 g, davon sind etwa ein Drittel blutbildende Zellen.

Im blutbildenden Knochenmark können drei sich teilende und reifende Gruppen von Zellen unterschieden werden (s. Abb. 3): Die Zellen der Erythrozytopoese, der Granulozytopoese und der Thrombozytopoese. Als Endstufen dieser Entwicklungsstränge verlassen Erythrozyten, Granulozyten und Thrombozyten das Knochenmark und treten als Blutkörperchen im Blut auf. Am Beginn dieser Zellstränge steht die Knochenmarkstammzelle. Sie ist auch die Mutterzelle der Lymphozyten (s. Abb. 3). Die Monozyten entwickeln sich zunächst zusammen mit den Granulozyten, bis sich in einer frühen Phase der Entwicklung deren Wege trennen. Die in der Entwicklung frühen Zellen der Hämatopoese haben den Zusatz -blast, die späteren und reifen Zellen -zyt. Außerdem finden sich im Knochenmark Stromazellen, die als dreidimensionales Netz das harte Bindegewebe der Knochenspongiosa, der lockeren Knochenstruktur, bilden.

Die größten und unreifsten Zellen, die im Knochenmarkpräparat der **Erythrozytopoese** zugeordnet werden können, sind die Proerythroblasten. Aus ihnen entwickeln sich durch Zellteilung (Proliferation) und Ausreifung (Differenzierung) nacheinander basophile, polychromatische und orthochromatische Erythroblasten, wobei mit zunehmender Ausreifung immer mehr Hämoglobin im Zytoplasma gebildet wird, sodass das zunächst dunkelblaue (basophile) Zytoplasma zunehmend rötlicher wird, bis es schließlich in den orthochromatischen Erythroblasten die Farbe der reifen Erythrozyten hat. Gleichzeitig werden die Zellkerne zunehmend kleiner, dichter und dunkler und aus den Zellen vor deren Übertritt aus dem Knochenmark in das Blut ausgestoßen. Die kernlosen, jugendlichen Erythrozyten werden Retikulozyten genannt, da sich in ihrem Zytoplasma mit bestimmten Farbstoffen ein feines bläulich violettes Netz (Retikulum) darstellen lässt. Ihre Anzahl im Blut, gemessen in Promill (‰) der Erythrozyten, ist ein Maßstab für die aktuelle Erythrozytenregeneration, sie ist etwa nach Blutverlusten oder bei Hämolysen erhöht. Zur vollen Ausreifung, also von der ersten Teilung des Proerythroblasten bis zur Ausschleusung aus dem Knochenmark, benötigt das einzelne rote Blutkörperchen fünf bis sieben Tage.

Die Regulation *der* Erythrozytopoese erfolgt vor allem über den Sauerstoff-(O_2-)Gehalt der Gewebe. So führen äußerer (z. B. in großen Höhen) oder innerer (z. B. nach Blutverlust oder bei Herz- und Lungenerkrankungen) O_2-Mangel zur Stimulation von Erythropoetin, einem Hormon, das in den Nieren gebildet wird und die Erythrozytopoese im Knochenmark stimuliert. Erythropoetin kann inzwischen gentechnologisch hergestellt und therapeutisch bei verschiedenen Formen der Anämie, besonders bei Nieren-, aber auch bei Tumorerkrankungen, eingesetzt werden.

Bei der **Granulozytopoese**, zu der bis zu einem gewissen Stadium auch die Entwicklung der Monozyten gehört (s. Abb. 3 und 4), entwickeln sich die Neutrophilen, Eosinophilen und Basophilen aus einer gemeinsamen, pluripotenten Stammzelle. Wegen der Kurzlebigkeit der Granulozyten muss das Knochenmark in der Lage sein, schon unter normalen Bedingungen eine sehr hohe Zellzahl (ca. $70 \cdot 10^9$ Zellen) pro Tag zu produzieren. Diese Menge kann beispielsweise bei bakteriellen Infekten noch deutlich gesteigert werden.

Innerhalb des Knochenmarks gehören die Zellen zu einem proliferierenden Teilungspool oder einem nicht mehr teilungsfähigen Reifungs- und Speicherpool: Vom Myeloblasten, der im Knochenmarkpräparat frühesten der Granulozytopoese zuzuordnenden Zelle, über den Promyelozyt zum Myelozyt durchläuft die Einzelzelle vier bis fünf Zellteilungen. Ab dem Metamyelozyten findet dann keine Zellteilung mehr statt, die Zelle reift zum stabkernigen und segmentkernigen Granulozyten aus. Wie viele dieser Zellen direkt in das periphere Blut ausgeschleust oder wie viele im Speicherpool bleiben, hängt von verschiedenen Faktoren ab: Die Regulation der Granulozytopoese erfolgt mit Hilfe hormonartiger Wirkstoffe (s. Abb. 4). Diese **Zytokine** werden von Monozyten, Bindegewebszellen und aktivierten T-Lymphozyten produziert (s. S. 75 und 181 ff). Die wichtigsten, die Granulozytopoese beeinflussenden Zytokine, bezeichnet man als **Wachstumsfaktoren** oder, da sie in der Gewebekultur mit hämatopoetischen Zellen eine Koloniebildung sich teilender Zellen hervorrufen, als Kolonie stimulierende Faktoren (englisch: colony stimulating factor, abgekürzt CSF). Je nachdem, welche Art von Granulozyten durch die Stimulation eines CSF vermehrt gebildet wird, werden diesem Kürzel ein oder mehrere Buchstaben vornan gestellt: M-CSF für den Monozytenkolonie stimulierenden Faktor, G- für neutrophile Granulozyten, GM- für eine gemeinsame Vorläuferzelle der Granulozyten und Monozyten und schließlich Multi- für alle Granulozyten, die Monozyten und auch die Erythrozyten. Der Multi-CSF heißt auch Interleukin 3. Die Bezeichnung **Interleukin** (abgekürzt: IL) ist ein Sammelbegriff für klar definierte Zytokine. Ein Zytokin wird dann zu einem Interleukin »ernannt« und mit einer Nummer versehen, wenn neben seiner Funktion und Herkunft auch seine chemische Struktur bekannt ist. Auch

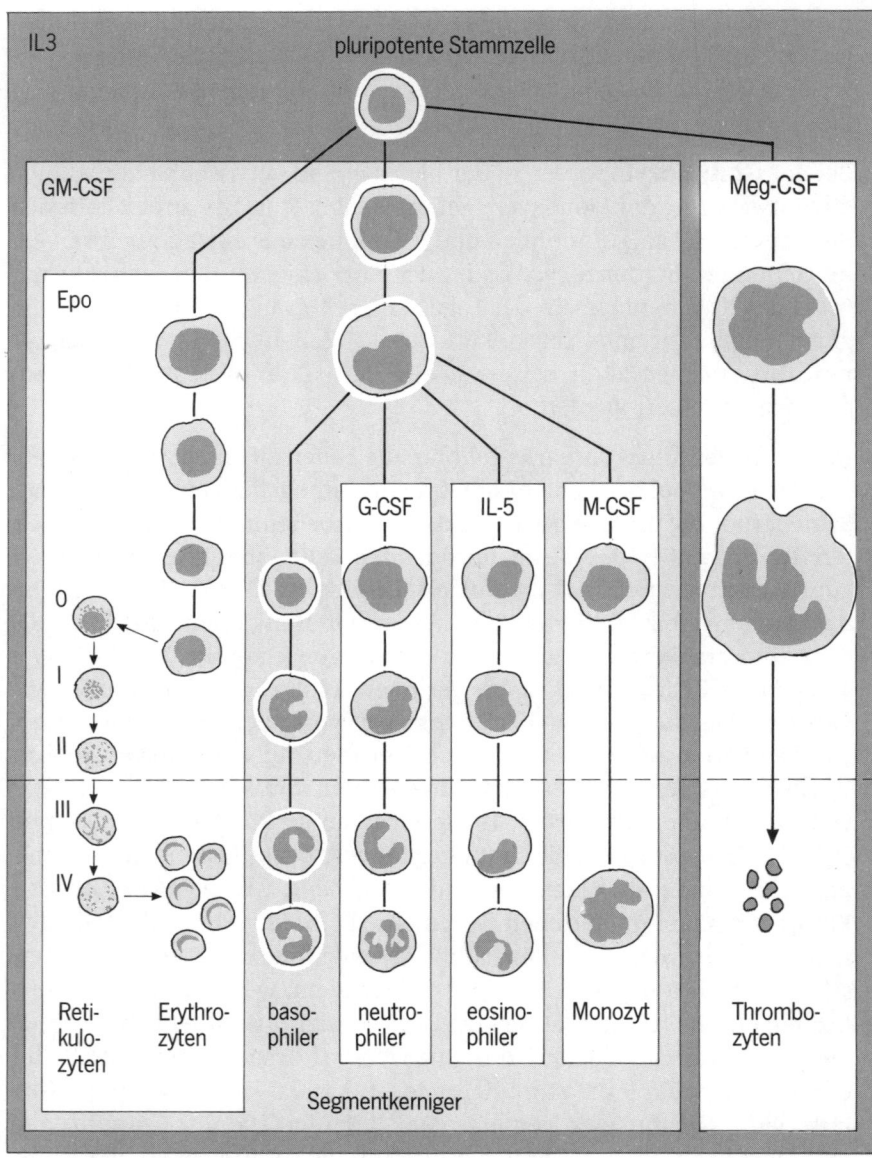

Abb. 4: Zytokine bei der Blutbildung

andere Interleukine steuern mehr oder weniger spezifisch die Granulo-zytopoese. So stimulieren – neben GM-CSF und IL-3 – IL-5 die Bildung von Eosinophilen und IL-4 die von Mastzellen und – zusammen mit Erythro-poetin – von Erythrozyten. Inzwischen können verschiedene Zytokine gentechnologisch hergestellt und therapeutisch eingesetzt werden (re-kombinante Zytokine, s. S. 75).

Von den **Lymphozyten** wird nur ein geringer Teil im Knochenmark, der weitaus größere in den Organen des lymphatischen Systems (s. S. 26) produziert. Im Knochenmark entwickeln sich aus der pluripotenten Stammzelle über eine lymphatische oder lymphopoetische Stammzelle die Vorstufen der B- und T-Lymphozyten. Während die Prä-B-Lymphozy-ten dort noch weiter zu reifen B-Zellen ausdifferenzieren, wandern die Pro-T-Lymphozyten in den Thymus aus (s. Abb. 3). Dort reifen sie zu T-Zellen heran. In der Peripherie kommen die T- und B-Lymphozyten dann mit löslichen oder zellulären Antigenen in Kontakt, gegen die sie spezi-fisch reagieren (s. S. 181 ff). Diese Reaktionsschritte finden in den ver-schiedenen Organen des lymphatischen Systems statt.

Die Zellen der **Thrombozytopoese** im Knochenmark sind die Megaka-ryozyten, die Knochenmarkriesenzellen – Riesenzellen, weil sie ausge-reift mehrere Zellkerne haben. Auch sie entwickeln sich durch Zelltei-lung und -differenzierung aus pluripotenten Knochenmarkstammzellen unter dem Einfluss von verschiedenen Zytokinen, zum Beispiel IL-3, -6, -11, G-CSF und Thrombopoetin. Zwischenstufen sind Prämegakaryoblas-ten oder Übergangszellen und Megakaryoblasten. Die Megakaryozyten sind die mit weitem Abstand größten Zellen im Knochenmark. Sie haben meist einen Durchmesser von mehr als 100 µm und fallen bei der Be-trachtung des Knochenmarkpräparates schon in der Übersichtsvergröße-rung (ca. 100fach) sofort ins Auge. Aus dem Zytoplasma der Megakaryo-zyten bilden sich dann die Thrombozyten. Um die normale Thrombozy-tenkonzentration im Blut zu gewährleisten, müssen zwei bis fünf Millionen Blutplättchen pro Sekunde (!) neu gebildet werden.

Über die Regulation der Thrombozytopoese weiß man außer dem eben Erwähnten bislang nur sehr wenig. Eine Abnahme der Thrombozyten-zahl im peripheren Blut zum Beispiel bei einem Blutverlust oder einem beschleunigten Abbau von Thrombozyten in der Milz oder der Leber führt über die vermehrte Zytokin-Bildung zu einer gesteigerten Produk-tion von Megakaryozyten und damit von Thrombozyten.

Das lymphatische System

Das lymphatische System lässt sich in zwei Hauptgruppen unterteilen, in die primären und in die sekundären lymphatischen Organe. Die primären lymphatischen Organe sind der Thymus und das Knochenmark. In ihnen findet die antigenunabhängige Reifung der Lymphozyten statt. Die sekundären lymphatischen Organe sind die Lymphknoten, die Milz, das lymphatische Gewebe in der Schleimhaut des Magen-Darmtrakts und der lymphatische Rachenring. Hier findet unter Mithilfe von Antigen präsentierenden Zellen (z. B. Monozyten/Makrophagen) der Kontakt mit dem Antigen und die antigenspezifische Immunantwort statt.

Der Thymus

Der Thymus ist ein zweilappiges Organ, das hinter dem Brustbein liegt. Während der Embryonalzeit ist der Thymus das erste Organ, in dem lymphatisches Gewebe auftritt. Er wächst bis zur Pubertät bis zu einem Gewicht von etwa 35 g und bildet sich dann langsam zurück. Im Alter ist der Thymus nur noch ein kleiner Fettkörper. Unter dem Einfluss verschiedener Thymushormone (Thymosine) reifen die aus dem Knochenmark eingewanderten Pro-T-Lymphozyten zu T-Zellen heran. Dabei wird in einem fortgeschrittenen Reifungsstadium schon festgelegt, ob die einzelne Zelle zu einem Helfer- oder »Killer«/Suppressor-T-Lymphozyt wird. Auf die Funktion dieser Untergruppen soll an anderer Stelle ausführlich eingegangen werden (ab S. 181 ff).

Die Lymphknoten und Lymphgefäße

Die Lymphknoten sind wurst- bis bohnenförmige Gebilde, deren Größe – abhängig auch von Lebensalter und Funktionszustand – normalerweise zwischen 2 und 25 mm schwankt. Zwischen dem »normalen« und dem »gereizten« Lymphknoten gibt es fließende Übergänge. Gewöhnlich hat jeder Lymphknoten an einer Seite eine nabelförmige Einziehung, in deren Bereich die Blutgefäße – Arterie und Vene – und ein herausführendes Lymphgefäß (vas efferens) ein- oder austreten. Zuführende Lymphgefäß (Vasa afferentia) treten an verschiedenen Stellen durch die den Lymphknoten umgebende Kapsel in diesen ein (s. Abb. 5).

Die Struktur der Lymphknoten

Die Lymphknoten sind von einer Bindegewebskapsel umgeben, deren nach innen einstrahlende Fortsätze (Trabekel) das Organ radiär gliedern.

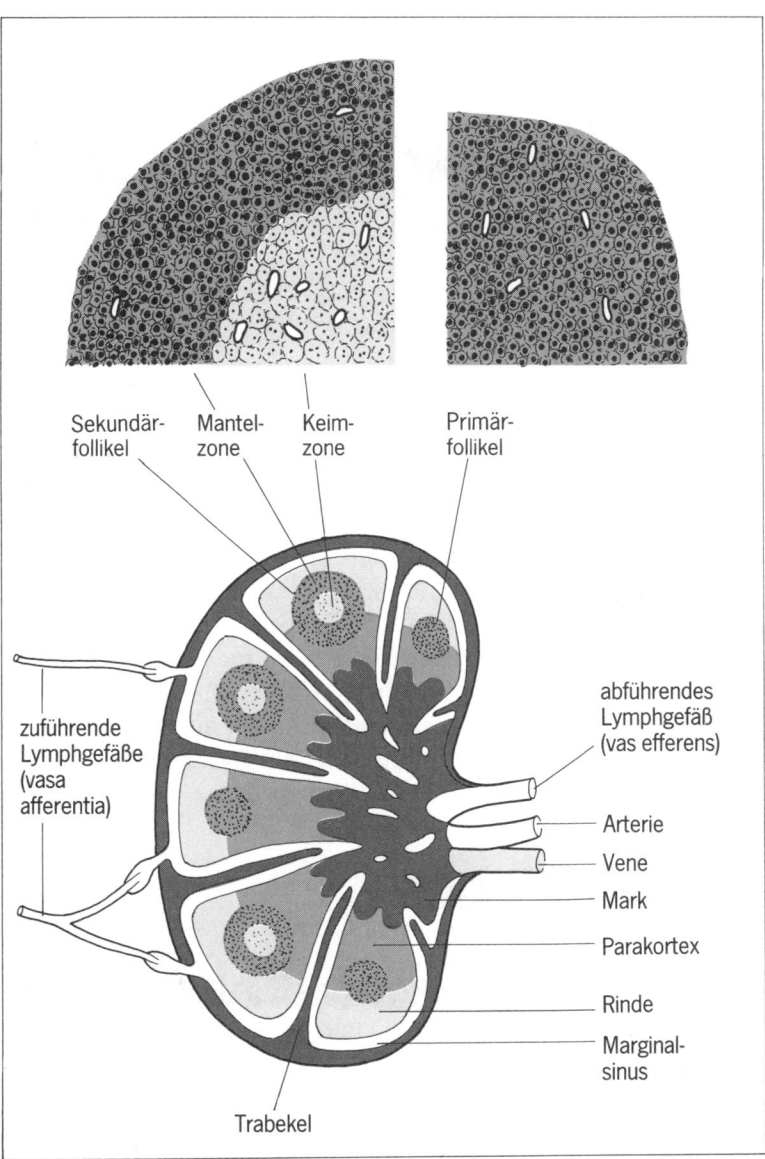

Abb. 5: Der Aufbau eines Lymphknotens

Das Innere des Lymphknotens ist unterteilt in eine äußere Rinde (Cortex), ein inneres Mark (Medulla) und eine dazwischen liegende Parakortikalzone. Diese Bereiche gehen fließend ineinander über und werden von der Lymphe in zarten, dünnwandigen Gefäßen, den so genannten Sinus, durchströmt. Die Rinde besteht vor allem aus B-Lymphozyten, die zum Teil dichte, als Primärfollikel bezeichnete knötchenartige Ansammlungen bilden. Nach Stimulation durch ein Antigen teilen sich diese B-Zellen, es entwickeln sich in den Follikeln Bereiche besonders starker Zellvermehrung, so genannte Keimzentren. Diese aktivierten Follikel mit einem Keimzentrum werden als Sekundärfollikel bezeichnet. In den Keimzentren, die im mikroskopischen Präparat wegen der größeren, zytoplasmareichen Zellen im Vergleich zu dem peripheren Follikelbezirk heller angefärbt sind, findet eine rege Vermehrung (Proliferation) und Ausreifung (Differenzierung) der B-Lymphozyten statt. Der Betrachter kann dort – neben vereinzelten aktivierten Makrophagen – die einzelnen Zwischenstufen von den B-Zellen zu den Antikörper bildenden Plasmazellen beobachten (s. Abb. 15 auf S. 134): Zentroblasten, Zentrozyten, immunoblastische und plasmazytoide Zellen. Auf die Funktion dieses komplizierten Systems wird an anderer Stelle eingegangen (s. S. 181 ff). Die die Lymphfollikel umgebende und in die tiefe Rindenschicht reichende Parakortikalzone besteht hauptsächlich aus T-Lymphozyten und zwar überwiegend vom Helferzell-Typ. Es finden sich aber auch hier B-Zellen und Antigen präsentierende Makrophagen. Die Markregion ist dann wieder überwiegend von Plasmazellen, B-Lymphozyten und Makrophagen besiedelt.

Die Funktionsabläufe im Lymphknoten
Die auf den ersten Blick verwirrende Struktur des Lymphknotens ordnet sich zu einem einheitlichen Ganzen, betrachtet man seine verschiedenen Bestandteile in Bezug auf seine Funktion als Abwehrorgan: In den Sinus, besonders denen des Marks, findet man eine große Zahl von phagozytierenden Makrophagen, die in den Lymphknoten transportiertes Fremdmaterial verarbeiten. Dieses wird dann den T-Lymphozyten des Parakortex zugeleitet, die es als körperfremd identifizieren und im Zusammenspiel mit den B-Lymphozyten der Rindenfollikel eine gezielte antigenspezifische Antikörperproduktion starten.

Wo finden sich Lymphknoten im Körper?
Die Lymphknoten sind an bestimmten Stellen des Körpers (Hals, Achsenhöhlen, Leisten, Lungenwurzel, im Bauchraum neben der Aorta usw.)

gehäuft in die Lymphbahnen eingeschaltet und wirken wie ein Sieb für lebendes und unbelebtes Material, das von der Lymphe mitgeschwemmt wird. Jede Region des Körpers hat ihr zugeordnete, ihre regionären Lymphknoten, die oft zu einer Kette angeordnet »hintereinander geschaltet« sind und beispielsweise schmerzhaft anschwellen, wenn in ihrem Einzugsbereich eine entzündliche Reaktion stattfindet.

Die Lymphgefäße

Das periphere Lymphgefäßnetz (s. Abb. 6) durchzieht alle Regionen des Körpers und entspringt zwischen den Körperzellen, dem Extrazellulärraum in Form der Lymphkapillaren, aus denen sich an Kaliber mehr und mehr zunehmende Lymphgefäße entwickeln, die zu den Lymphknoten hinführen. Die Wandungen der Lymphgefäße ähneln feingeweblich denen der feinen Venen. In die Lymphgefäße sind ventilartige Klappen eingebaut, die eine gleich bleibende Strömungsrichtung von peripher nach zentral (zum Lymphknoten) gewährleisten. Das Lymphgefäßsystem muss im Zusammenhang mit dem Blutgefäßsystem gesehen werden. Wie dieses ist es bedeutungsvoll für die Ableitung der extrazellulären Gewebsflüssigkeit und den Transport verschiedener physiologischer und pathologischer Substanzen. So werden in der Lymphe beispielsweise Farbstoffe, die in die Haut eingespritzt wurden, Ruß- und Staubteilchen, Bakterien und Krebszellen befördert. Die Lymphgefäße enthalten somit gewissermaßen als Abwasserleitungen der Gewebe alle jene Stoffwechselprodukte und Substanzen, die nicht unmittelbar von der Blutbahn aufgenommen werden können. Schließlich aber wird die Lymphe nach Passage der als Filterstationen fungierenden Lymphknoten durch die Vasa efferentia dem Venensystem zugeführt. Eine Unterbrechung der Lymphbahnen, etwa nach der chirurgischen Entnahme von Lymphknoten, kann in dem abhängigen Gebiet eine hochgradige Schwellung (Lymphödem) zur Folge haben. Bei Entzündungen ist die Lymphbildung in den Geweben gesteigert. Eine entzündliche Schwellung und Rötung beruht au einer vermehrten Durchblutung des erkrankten Gewebes infolge einer Erweiterung der Blutkapillaren mit einer vermehrten Durchtränkung mit Gewebesaft beziehungsweise Lymphe.

Die Milz

Die Milz ist ein in den Blutkreislauf eingeschaltetes lymphatisches Organ und liegt im linken Oberbauch. Beim Erwachsenen misst sie etwa 11 · 7 · 3 cm und wiegt ungefähr 150 g. Sie wird in jeder Minute von ca. 150 ml Blut durchströmt, woraus sich eine tägliche Durchflussmenge von 200

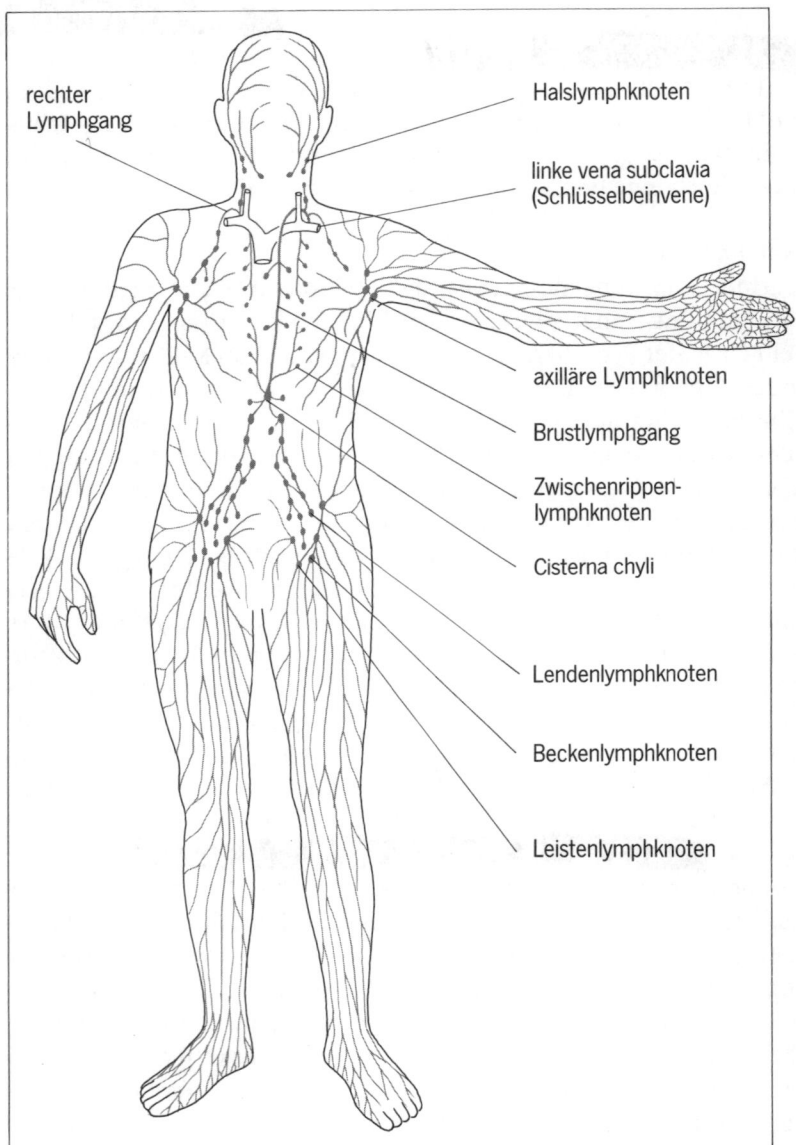

Abb. 6: Das System der Lymphgefäße

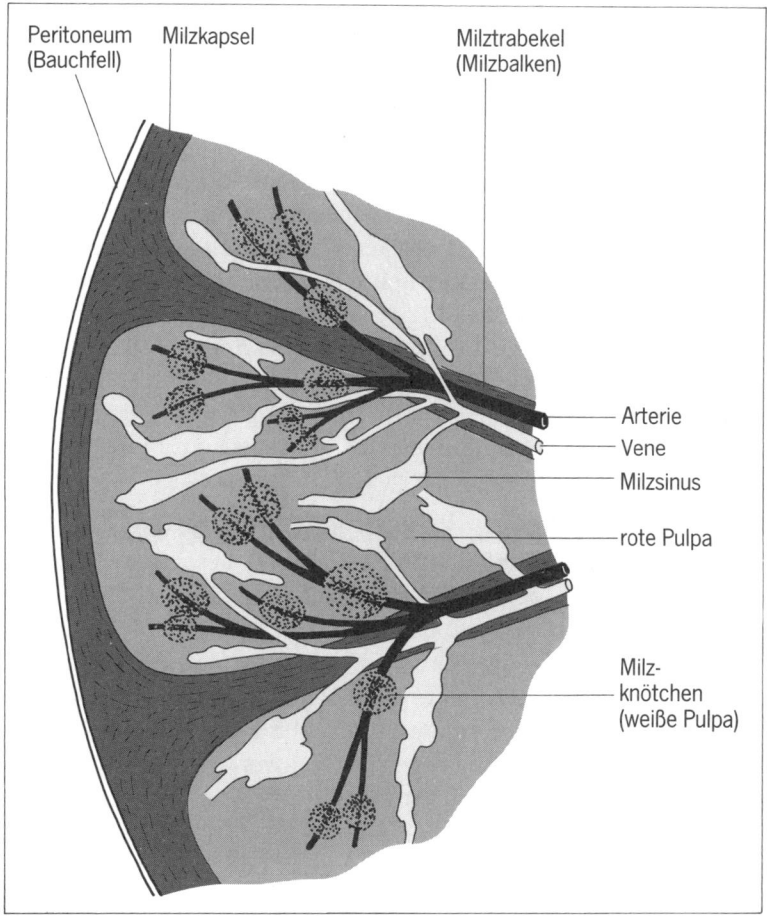

Peritoneum (Bauchfell) Milzkapsel Milztrabekel (Milzbalken)

Arterie
Vene
Milzsinus
rote Pulpa
Milz-knötchen (weiße Pulpa)

Abb. 7: Der Aufbau der Milz

bis 300 l errechnet: Das Blut eines Erwachsenen passiert demnach die Milz täglich etwa 50-mal.

Der Aufbau der Milz
Ihre komplizierte Struktur (Abb. 7) und funktionelle Unscheinbarkeit – man kann ohne Milz ganz gut und zumeist ohne augenfällige Funktions-störungen leben – stand der Aufklärung ihrer Funktion lange Zeit im Wege. So hielt man sie lange Zeit für ein Gegengewicht zur Leber im linken Oberbauch oder brachte sie in Zusammenhang mit der Produk-

tion von »schwarzer Galle«, die in den Magen ablaufen und bei einem eventuellen Stau die »Melancholie« verursachen sollte (Melancholie von griechisch: mélas: schwarzblau und cholé: Galle).

Die Funktion der Milz

Bis heute kennen wir vor allem aus tierexperimentellen Versuchsreihen nur einzelne Funktionen. Dabei ist zu berücksichtigen, dass sich die Milz von Mensch und verschiedenen Tierarten anatomisch und funktionell erheblich unterscheiden: Während beim Menschen das lymphatische Gewebe am Gesamtgewicht der Milz – je nach Lebensalter – zwischen 15 und 35 Prozent ausmacht, ist sein Anteil bei bestimmten Tieren (z. B. Pferd, Schwein oder Katze) wesentlich geringer. Hier dient die Milz offenbar in erster Linie der Speicherung von Blutzellen. Diese so genannten Speichermilzen werfen – beispielsweise bei gesteigertem Blutbedarf infolge körperlicher Anstrengung – das gespeicherte Blut aus.

Eine wichtige Funktion der menschlichen »Stoffwechselmilz« ist die »Mauserung« der roten Blutkörperchen: Während bestimmter Phasen der Milzpassage werden gealterte Erythrozyten in den Milzsinus der roten Pulpa (s. Abb. 7), in der – im Gegensatz zur weißen Pulpa mit den lymphatischen Geweben – die Blutspeicherung erfolgt, aus dem Blut ausgesondert und zerstört. Das in der menschlichen Milz normalerweise vorkommende Blutvolumen wird auf 20 bis 30 ml geschätzt; doch können unter pathologischen Bedingungen bis zu zwei Drittel der im Organismus vorhandenen roten Blutkörperchen in der Milz gespeichert werden, sodass auf diese Weise sogar eine Anämie (Blutarmut) vorgetäuscht werden kann.

Auch Thrombozyten werden in der Milz gespeichert und in den Milzsinus aussortiert und zerstört, vor allem wenn sie mit gegen sie gerichteten (antithrombozytären) Antikörpern wie bei der Autoimmunthrombozytopenie beladen sind.

Während der Embryonalzeit erfolgt ein großer Teil der Blutbildung in der Milz. Diese Funktion kann im späteren Leben wieder aufgenommen werden, besonders bei bestimmten Erkrankungen wie der Osteomyelofibrose oder Osteomyelosklerose (s. S. 131 f).

Das eigentliche lymphatische Organ der Milz ist in der so genannten weißen Pulpa konzentriert, die eben schon kurz erwähnt wurde. Diese macht beim Erwachsenen etwa 15 bis 20 Prozent des Milzgewichts aus. Funktionszentren der weißen Pulpa sind die die kleinen Arterien (Arteriolen) umgebenden Milzknötchen (Malpighi-Körperchen). Wie in den Lymphknoten wird auch hier zwischen B- und T-Zell-Regionen unterschieden. Während in den Lymphknoten vorwiegend mit dem Lymphstrom zugeführte Antigene verarbeitet werden, filtert die Milz mit dem Blutstrom ankommende Antigene, um gegen diese gerichtete Antikörper zu bilden.

Weitere lymphatische Organe

Einer besonderen Beachtung bedarf noch der lymphatische Apparat im Magen-Darmtrakt. Er ist das größte selbstständige Teilgebiet des gesamten lymphatischen Systems und soll den Organismus vor den mit der Nahrung aufgenommenen Krankheitserregern und anderen Fremdantigenen schützen. Überall in der Darmschleimhaut bis zwischen die äußersten Schleimhautzellen finden sich Lymphozyten. Besondere Ansammlungen dieser Zellen bilden so genannte Solitärfollikel, die sich gruppenweise zusammenschließen können und die so genannten Peyer-Platten bilden. Diese finden sich besonders im oberen Teil des Dünndarms, dem Ileum.

Auch in der Lunge und dem Bronchialsystem führen Lymphgefäße zu jeweils regionären Lymphknotenstationen. Dort werden mit der Atemluft aufgenommene Antigene und Krankheitserreger inaktiviert, aber auch korpuskuläre Partikel wie Ruß und Teer, gegen die das Immunsystem nicht reagiert, ausgefiltert, gespeichert und unschädlich gemacht.

Schließlich sind die Tonsillen – die paarigen Gaumen- und unpaarigen Rachen- und Zungenmandeln – zu erwähnen, die zusammen mit den Lymphfollikeln der Rachenschleimhaut den lymphatischen (Waldeyerschen) Rachenring bilden. Dieser hat – verglichen mit den übrigen lymphatischen Organen – insofern eine Eigenart, als die Antigene nicht nur aus der ihn durchspülenden Lymphe, sondern direkt von der Organoberfläche aufgenommen werden. Dazu eignet sich die sie überziehende Schleimhaut, die durch Krypten vergrößert wird. Die in jeder Mandel vorhandenen 15 bis 20 Krypten sollen so eine Gesamtoberfläche von ca. 300 cm^2 pro Tonsille ergeben. Feingeweblich finden sich in den Mandeln Sekundärfollikel, in denen B-Lymphknoten vorherrschen und die von T-Lymphozyten ähnlich wie in den Lymphknoten umgeben sind.

Wie lassen sich das Blut und die blutbildenden Organe untersuchen?

An dieser Stelle sollen nur typisch hämatologische Untersuchungsmethoden besprochen werden. Auf andere, wie die Blutsenkungsgeschwindigkeit (BSG), die Elektrophorese – um nur einige wenige als Beispiel zu nennen –, die zur hämatologischen Diagnostik nicht weniger wichtig sind, aber zum allgemein internistischen Laborrepertoire gezählt werden müssen, soll hier nicht weiter eingegangen werden.

Das Blutbild

> Im Zentrum der hämatologischen Diagnostik steht das Blutbild. An ihm kann man in der Regel mit einfachen Mitteln eine Leukämie diagnostizieren oder zumindest einen Anfangsverdacht schöpfen.

Als Blutbild (Normalwerte s. S. 21) bezeichnet man die quantitative Auflistung der verschiedenen Blutkörperchen (Leuko-, Erythro- und Thrombozyten) und die Hämoglobinmenge in der Bluteinheit (l, dl = $^1/_{100}$ l, ml = $^1/_{1000}$ l, µl = $^1/_{1\,000\,000}$ l).

Die Zahl der **Blutkörperchen** wird pro µl (= mm^3) oder pro l angegeben. Das Blut zur Blutbilduntersuchung wird meistens aus einer Armvene entnommen, seltener aus einer Fingerbeere oder einem Ohrläppchen (Kapillarblut). Die Ergebnisse aus venösem und kapillärem Blut unterscheiden sich etwas. Deshalb sollte der Arzt bei öfteren Untersuchungen immer dieselbe Methode benutzen. Da Blutbilder heute in der Regel mit Zählautomaten erstellt werden, ist die Blutabnahme aus einer Vene in ein Röhrchen, das eine gerinnungshemmende Substanz enthält, üblich geworden. Nur zur Kontrolle bei stark von der Norm abweichenden Ergebnissen sollte die Untersuchung mittels der altmodischen Methode mit Mikroskop und Zählkammer wiederholt werden. Zur Ermittlung der Thrombozytenzahl dürfte diese auch heute noch die genauere Methode sein.

Zur Messung des **Hämoglobins** werden in einer Blutverdünnung die Erythrozyten zerstört und das freie Hämoglobin mit Cyanid behandelt. Das so entstandene Cyan-Hämoglobin wird dann im Photometer bei einer Wellenlänge von 540 oder 546 nm gemessen. Aus dem Ergebnis lässt sich der Hämoglobingehalt in g pro 100 ml oder 1 l Blut errechnen.

Der **Hämatokrit** (Hk oder HKT), der prozentuale Anteil der zellulären Bestandteile – besonders der Erythrozyten – am Gesamtblut, wurde nach der alten Methode, die auch noch immer die genauere ist, durch Zentrifugieren des Blutes in einem feinen Kapillarröhrchen bestimmt und in Teilen pro Hundert (%) angegeben. Heute wird sein Wert mit Zählmaschinen berechnet und in l/l (Liter Blutkörperchen pro Liter Blut) angegeben.

Aber auch die übrigen Daten des »roten Blutbildes« werden bei der automatisierten Zählmethode ohne großen Aufwand bestimmt und zusammen mit anderen Werten wie dem Hämoglobingehalt des einzelnen Erythrozyten (HbE oder MCH in pg = 10-12 g) oder dem Erythrozyteneinzelvolumen (MCV in μm^3), die früher mühsam berechnet werden mussten, angegeben und ausgedruckt.

Unter dem Begriff des **Differenzialblutbildes** versteht man die prozentuale Verteilung der weißen Blutkörperchen im Blut. Auch für seine Bestimmung gibt es verschiedene automatisierte Zählmethoden. Diese taugen jedoch allenfalls als Suchmethode, »ob alles in Ordnung ist«. Bei dem geringsten Verdacht auf eine Blutkrankheit muss auch hier die alte mikroskopische Methode wieder herhalten: Auf einem Objektträger – einem 2,5 · 7,5 cm großen Glasplättchen – wird ein Tropfen Blut so ausgestrichen, dass die Blutzellen in einer Schicht nebeneinander liegen, und anschließend getrocknet. Durch spezielle Farblösungen färben sich die verschiedenen Zellen und deren Bestandteile unterschiedlich an. Die am häufigsten angewandte Routinefärbung wird nach ihrem Erfinder als Pappenheim-Färbung bezeichnet. Im Mikroskop werden bei einer 500- bis 1000-fachen Vergrößerung mindestens 100 weiße Blutkörperchen ausgezählt und der prozentuale Anteil der einzelnen Zellgruppen angegeben. Verrechnet mit der absoluten Zellzahl (pro µl), erhält man dann für die verschiedenen Leukozyten absolute Zahlenwerte. Diese sind diagnostisch oft aussagekräftiger als die Relativzahlen (in Prozent). Die Verteilung der Leukozyten im Differenzialblutbild variiert beim Gesunden zum Beispiel in Ruhe, bei körperlicher Belastung, kann aber häufig ein erster wichtiger Hinweis auf das Vorliegen einer Krankheit sein.

Wie wird das Knochenmark untersucht?

Zur Untersuchung des Knochenmarks stehen verschiedene Methoden zur Verfügung: Die am häufigsten angewandten sind die **Sternalpunktion** und die **Beckenkammbiopsie**. Beide Untersuchungen sind für den Patienten nicht schmerzfrei, werden jedoch in der Regel als weit weniger belastend empfunden, als ihre Beschreibung vermuten lässt. Komplikationen treten bei einer exakten Durchführung beider Methoden so gut wie nie auf, sodass sie ohne Risiko auch ambulant durchgeführt werden können.

Bei der Sternalpunktion wird nach örtlicher Betäubung aus der Markhöhle des Brustbeins (lateinisch: Sternum) mit einer speziellen Nadel, die etwa 2 bis 3 mm dick ist, und einer Spritze etwas Knochenmark gewonnen, das ähnlich wie beim Differenzialblutbild auf Objektträgern ausgestrichen und mit Hilfe verschiedener Spezialfärbungen mikroskopisch ausgewertet wird. Gelegentlich wird auch aus dem Beckenkamm Knochenmark auf die gleiche Weise gewonnen, wenn zum Beispiel nach einer Bestrahlung des Brustkorbes nicht zu erwarten ist, dass man aus dem Brustbein Knochenmark gewinnt. Bei Verwendung dieser Ausstrichtechnik kann allerdings nur eine zytologische Beurteilung des Knochenmarks erfolgen: Die Zelldichte, der prozentuale Anteil der einzelnen Zellen oder ob bestimmte Zellatypien zu sehen sind.

Will man jedoch eine feingewebliche (histologische) Untersuchung des Knochenmarks durchführen, muss aus dem Beckenkamm mittels einer Biopsie Knochenmarkgewebe entnommen werden. Auch für diese Biopsie stehen verschiedene Methoden zur Verfügung, die gebräuchlichste ist die mit der nach dem Japaner Jamshidi benannten Nadel. Durch ihre besondere Form kann man mit ihr ein etwa wollfadendickes zylindrisches Stück Knochenmarkgewebe gewinnen, nachdem die Nadel nach örtlicher Betäubung in den – zumeist hinteren – Beckenkamm gebohrt wurde. Dieses Stückchen Knochenmark wird in besonderer Weise aufgearbeitet, sodass man davon feine, einige µm-dicke Schnitte machen kann, die auf einen Objektträger aufgebracht und gefärbt und mikroskopisch beurteilt werden können.

Die feingewebliche Untersuchung der Lymphknoten
Auch vergrößerte Lymphknoten können, sofern sie leicht erreichbar unter der Haut liegen, nach einer Punktion oder nach einer operativen Entnahme zytologisch und/oder histologisch untersucht werden. Schwieriger gestaltet sich die Entnahme bei Lymphknoten im Brust- oder Bauchraum, die mehr oder weniger zufällig bei einer Röntgen- oder Ultraschall-Untersuchung (Sonographie) als pathologisch vergrößert aufgefallen sind. Führen hier Blut- und andere klinische Untersuchungen nicht zu einer befriedigenden Erklärung, lässt sich ein operatives Vorgehen zur weiteren Diagnostik oft nicht vermeiden. Eine, wenn auch nur selten

angewandte Methode zur Gewinnung von Lymphknotengewebe aus dem Bauchraum, ist die ultraschall- oder CT-geleitete Lymphknotenpunktion, bei der die Lage der Punktionsnadel sonographisch oder computertomographisch kontrolliert wird.

Verfahren zur Darstellung der lymphatischen Organe

Eine weitere Untersuchungsmethode des lymphatischen Systems besonders der Lymphknoten des Bauchraumes, die jedoch seit Einführung moderner bildgebender Untersuchungsmethoden wie Sonographie (Ultraschall), Computertomographie (CT) und Magnetresonanz- oder Kernspintomographie (MRT oder NMR) – Untersuchungsmethoden, auf die hier nicht näher eingegangen werden soll – an Bedeutung verloren hat, ist die Lymphangioadenographie oder kurz Lymphographie, bei der sich nach Injektion eines Röntgenkontrastmittels in ein Lymphgefäß des Fußrückens die Lymphknoten des Beckens und des Bauchraums röntgenologisch darstellen und beurteilen lassen.

Die Größe und Struktur der Milz lassen sich am einfachsten sonographisch untersuchen. Hier ist der Ultraschall auch – abgesehen von einigen wenigen Fragestellungen – der Computertomographie überlegen. Gegebenenfalls kann auch gezielt unter Ultraschallkontrolle eine Punktion der Milz durchgeführt werden um Material zur zytologischen Untersuchung zu gewinnen.

Szintigraphische Methoden zur Untersuchung der Lymphknoten und Milz wurden durch Sonographie und Computertomographie weitgehend abgelöst. Es handelt sich hierbei um radiologische Verfahren, bei denen sich radioaktive Substanzen, die intravenös injiziert werden, sich beispielsweise in den Lymphknoten oder der Milz (zusammen mit der Leber) einlagern und deren radioaktive Strahlung mit einem Scanner gemessen und in einem Bild größengerecht wiedergegeben wird.

Durch diese »bildgebenden« Verfahren (Sonographie, Computertomographie, Lymphographie und Szintigraphie) können allenfalls Größe und Struktur (z. B. dicht oder aufgelockert) der untersuchten Organe, nicht jedoch deren feingeweblicher Aufbau untersucht und dargestellt werden.

Die verschiedenen Leukämien

Welche Arten von Leukämie gibt es?

Eingangs wurde gezeigt, dass man zwischen lymphatischen und myeloischen sowie zwischen akuten und chronischen Leukämien unterscheidet. Die eine Einteilungsweise bezieht sich auf die Herkunft der pathologischen, im Blut vermehrten Zellen, die andere auf die Verlaufsform der jeweiligen Leukämieerkrankung. Da aber eine akute Leukämie nicht die akute Verlaufsform einer chronischen und eine chronische Leukämie nicht die chronische Verlaufsform einer akuten ist – wie man nach dieser Einteilung fälschlicherweise annehmen könnte –, wäre eine Einteilung nach den Krankheitsursachen (Ätiologie) und den Entstehungsmechanismen (Pathogenese) der jeweiligen Erkrankung sinnvoller, wenn man mehr darüber wüsste. Auf das, was man bisher weiß oder vermutet, wird ab Seite 43 eingegangen. Bislang jedoch wird mangels exakter Kenntnisse über die Ätiologie und Pathogenese der einzelnen Leukämien an einem weitgehend herkömmlichen Einteilungsschema festgehalten, welches klinische, morphologische, zytochemische und in letzter Zeit auch zunehmend mehr immunzytologische und zytogenetische Kriterien berücksichtigt.

Auf Grund des klinischen Bildes und der morphologischen Befunde wird die akute lymphatische (oder lymphoblastische) Leukämie (ALL) von der chronischen lymphatischen Leukämie (CLL) und die akute myeloische Leukämie (AML) von der chronischen myeloischen Leukämie (CML) unterschieden.

Einteilungskriterien der Leukämien

Klinische Kriterien beinhalten den klinischen (körperlichen) Untersuchungsbefund (z. B. Lymphknotenvergrößerungen, Milz- und Lebergröße, Hautverfärbungen u. a.) sowie die Beobachtung des Krankheitsverlaufs und die Bewertung bestimmter Laborbefunde.

● Tab. 2: Klassifizierung der akuten Leukämien

Bezeichnung			Zytochemie			
FAB	herkömmlich	Zellen	Peroxy-dase Sudan-schwarz	NASDA	NASDA NaF-Inh.	PAS
M₁	akute myeloblastische Leukämie (AML) ohne Reifezeichen	groß, regelmäßig	+	–	+	–/+
M₂	akute myeloblastische Leukämie mit Reifezeichen	sehr groß	+++	++	++	+
M₃	akute Promyelozytenleukämie	sehr groß	+++	++	++	+
M₄	akute Myelomonozytenleukämie	wie M₂ + M₅ mit jeweils mind. 20% monozytären Zellen im Knochenmark oder peripheren Blut	++	+++	++/+	++/+
M₅	akute Monozytenleukämie	groß, oft gelappt	+/–	+++	+/–	++/+
M₆	akute Erythroleukämie	groß, bizarr, rund-oval	–	+/–	+/–	+++
M₇	Megakaryozytenleukämie	sehr variabel	+	–	–	+/–
L₁	akute lymphatische Leukämie ALL	klein, uniform	–	+ –	+/–	+++
L₂	ALL	wechselnd groß	–	+ –	+/–	+++
L₃	ALL vom Burkitt-Typ	groß, uniform	–	+ –	+/–	+++
–	akute undifferenzierte Leukämie	oft ähnlich L₁, L₂, L₃	–	–	–	–
+	> 3% positive Zellen		NASDA = Naphthol-AS D-Acetatesterase			
++	> 25% positive Zellen		NaF-Inh. = Natriumfluorid-Hemmung			
+++	> 50% positive Zellen					

Morphologische Kriterien subsumieren die mikroskopische Betrachtung der Zellen in Blutausstrich und Knochenmarkpräparat. Werden gleichzeitig verschiedene Färbemethoden mit chemischen Substanzen angewandt, die mit einzelnen für bestimmte hämatopoetische Zellen charakteristischen Enzymen reagieren, ist eine zusätzliche Beurteilung nach zytochemischen Kriterien möglich. So ist die Aktivität der alkalischen Leukozytenphosphatase (ALP) bei der chronischen myeloischen Leukämie erniedrigt oder gar nicht mehr nachweisbar, während sie bei den akuten

Leukämien und den myeloproliferativen Erkrankungen (s. S. 129) erhöht gefunden wird. Bei den akuten Leukämien sind im Allgemeinen drei zytochemische Nachweismethoden ausreichend: Der Nachweis der Myeloperoxidase (POX), der α-Naphthyl-AS-D-Azetat-Esterase (NASDA) und der Perjodsäure-Schiff-Reaktion (PAS). Diese Kriterien sind Grundlage der gegenwärtig fast allgemein benutzten FAB-(French-American-British)Klassifikation zur Einteilung der akuten Leukämien (Tab. 2).

Immunzytologische Kriterien ergänzen die morphologischen: Monoklonale (sehr spezifische, in-vitro, d.h. in Gewebekulturen, hergestellte) Antikörper reagieren mit Oberflächenantigenen von hämatopoetischen Zellen und charakterisieren mit großer Zuverlässigkeit die Entwicklungsstadien und den vorherrschenden Zelltyp einer Leukämiezellpopulation. Diese Oberflächenantigene werden mit den Buchstaben CD (englisch: Cluster of Differentiation = Differenzierungsgruppe) und einer Zahl gekennzeichnet. Charakteristisch sind beispielsweise die Antigene CD34 für die hämatopoetische Stammzelle, CD19 und CD20 für B-Lymphozyten und CD4 für Helfer- oder CD8 für Suppressor-T-Lymphozyten. So kann die akute lymphatische Leukämie zusätzlich in verschiedene Gruppen (B-Zell- und T-Zell-ALL) eingeteilt werden, die ihrerseits wieder in Untergruppen zerfallen und für die spätere Behandlung der einzelnen Kranken bedeutsam sind.

Zytogenetische Kriterien oder Befunde korrelieren bei den akuten Leukämien mehr oder weniger mit zytochemischen und immunzytologischen. So konnte gerade in den letzten Jahren durch die Weiterentwicklung molekularbiologischer Methoden der Nachweis von Veränderungen an Chromosomen erheblich vereinfacht werden. Dadurch hat die früher mit hohem Zeitaufwand durchgeführte Chromosomenanalyse, die speziell bei der Diagnostik der CML mit dem Nachweis des Philadelphia-Chromosoms (s. S. 45 f) einen gewissen Wert hatte, an klinischer Bedeutung eingebüßt. Das Ergebnis lag oft erst nach vier Wochen vor. Mittels der heute zur Laborroutine gewordenen Polymerasekettenreaktion (PCR, englisch: polymerase chain reaction) lassen sich innerhalb sehr viel kürzerer Zeit chromosomale Veränderungen feststellen. Diese Untersuchungsmethode hat nicht nur mit dem Nachweis der BCR-ABL-Translokation (s. S. 46) bei der Diagnostik der CML eine große Bedeutung, sondern hat gerade auch bei den akuten Leukämien zunehmend an Einfluss auf die Therapieplanung gewonnen, da prognostisch günstigere von ungünstigeren Leukämie-Untergruppen abgegrenzt werden können und so eine »risikoadaptierte« Behandlung ermöglicht wird. So wurde nach morphologischen, immunologischen und zytogenetischen Befunden eine neue

Klassifikation der akuten myeloischen Leukämien entwickelt, die MIC-(**m**orphologic-**i**mmunologic-**c**ytogenetic-)Klassifikation (s. Tab. 3), die sich weitgehend an die FAB-Klassifikation anlehnt.

Die zytogenetische Untersuchung der Leukozyten im peripheren Blut hat auch einen hohen Stellenwert bei der Beurteilung einer Remission und beim Nachweis einer nach der Behandlung mit den klassischen Methoden nicht fassbaren Restleukämie (minimal residual disease) oder bei der Feststellung eines Rezidivs in einem präklinischen Stadium.

Tab. 3: MIC-Klassifikation der akuten myeloischen Leukämien (aus M. Begemann: Praktische Hämatologie, 11. Auflage. Thieme Verlag 1999)

MiC-Klassifikation	Morphologie FAB-Subtyp	Immunphänotypische Merkmale	Chromosomen-Anomalien	Häufig-keit (%)
M1/t(9;22)	M1 (M2, M4)		t(9;22)(q34;q11)	2
M1/inv(3)	M1 (M2, M4, M7)		inv(3)(q21;q26)	> 1
M2/t(8;21)	M2 (M1, M4)	CD19+, CD34+, CD56+, CD117+	t(8;21)(q22;q22)	12
M2/t(6;9)	M2 oder M4 mit Basophilie		t(6;9)(p23;q34)	1
M2Baso/t(12p)	M2 (M2, M4, M6) mit Basophilie		t/del(12)(p11;p13)	3
M3/t(15;17)	M3/M3V	HLA-DR-, CD34-, CD2±, CD9±	t(15;17)(q22;q11)	12
M4/+4	M4 (M1, M2)		+4	1–2
M4Eo/inv(16)	M4Eo (M5, M2)	CD2+	inv/del (16)(p13;q22)	9
M5a/t(11q)	M5 (M4, M1, M2)		t/del(11q23)	5–6
M5b/t(8;16)	M5 (M4) mit Phagozytose	CD14+, CD64+	T(8:16)(p11;p13)	< 1

Wie häufig sind Leukämieerkrankungen?

In Mitteleuropa erkranken pro Jahr etwa 40 bis 50 unter einer Million Menschen an einer Leukämie. Allerdings weisen solche Morbiditätszahlen in den einzelnen Ländern starke Schwankungen auf. Da es in den verschiedenen Ländern keine generelle Meldepflicht für Krebserkrankungen gibt – auch in Deutschland wird das Krebsregister in den einzelnen Bundesländern sehr unterschiedlich gehandhabt –, basieren diese Zahlen zumeist auf den jeweiligen Mortalitätszahlen, wobei die Anzahl der Erkrankten der der an einer bestimmten Leukämie Verstorbenen gleichgesetzt wird. Da aber gerade Patienten mit chronischen Leukämien häufig nicht an der Leukämie, sondern an anderen Erkrankungen sterben, andererseits aber die Dauer der einzelnen Erkrankungen unterschiedlich ist, müssen diese Zahlen mit gewisser Vorsicht interpretiert und eher nach oben korrigiert werden. Legt man die Zahlen des saarländischen Krebsregisters zu Grunde, das weitgehend auch alle Krankheitsfälle erfasst, sind es immerhin schon 100 Menschen von einer Million, die an einer Leukämie erkranken. Dabei fallen etwa jeweils die Hälfte auf lymphatische und myeloische oder akute und chronische Leukämien, wobei allerdings erhebliche Unterschiede in Abhängigkeit vom Lebensalter zu registrieren sind. Nach verschiedenen Statistiken der letzten Jahrzehnte scheint die Häufigkeit der Leukämieerkrankungen zuzunehmen, in den höher zivilisierten Ländern offenbar rascher als in der Dritten Welt und die akuten Leukämien stärker als die chronischen. Von diesem Anstieg sind besonders ältere Menschen mit einem Maximum zwischen dem 75. und dem 85. Lebensjahr betroffen. Diese Beobachtung hängt sicherlich teilweise mit den veränderten Altersaufbau der Bevölkerung, zum Teil aber auch mit medizinischen Faktoren (besserer statistischer Erfassung, verbesserter ärztlicher Versorgung und Diagnostik) zusammen. Schließlich muss auch bedacht werden, dass die Bevölkerung in den Industriestaaten vermehrt unterschiedlichen Umwelteinflüssen ausgesetzt ist, welche die Entstehung von Leukämieerkrankungen begünstigen (Strahlenbelastung, chemische Noxen etc., s. S. 48 ff).

Geschlechts- und Altersverteilung

Bei allen Leukämieformen erkrankt das männliche Geschlecht häufiger als das weibliche (ca. 60:40 Prozent, 70:30 Prozent bei der chronischen lymphatischen Leukämie). Mit zunehmendem Erkrankungsalter verschiebt sich diese Relation noch weiter zu Ungunsten der Männer.

Sehr selten sind angeborene Leukämien. In der Fachliteratur wurden bislang 60 derartige Erkrankungsfälle mitgeteilt, zur überwiegenden Mehrzahl akute myeloische Formen. Ein erster Häufigkeitsgipfel aller Leukämien liegt zwischen dem zweiten und fünften Lebensjahr. In diesem jugendlichen Alter herrscht die akute lymphatische Leukämie vor. Sie ist mit 75 Prozent die Leukämie der Kindheit und der Jugend, im

Erwachsenenalter macht sie nur noch zirka 20 Prozent der Krankheitsfälle aus. Dagegen findet sich die chronische myeloische Leukämie im Kindesalter nur in 2 Prozent der Fälle, nimmt dann bis zum Ende des fünften Lebensjahrzehnts kontinuierlich zu um dann wieder seltener zu werden. Die chronische lymphatische Leukämie kommt in der Kindheit praktisch gar nicht vor, ist in der Jugend sehr selten, nimmt ab der zweiten Hälfte des vierten Lebensjahrzehnts stetig zu, sodass sie jenseits des 60. Lebensjahrs etwa zwei- bis viermal so häufig ist wie die chronische myeloische Leukämie. Die akute myeloische Leukämie ist in der Kindheit und Jugend, zwar viel seltener als die akute lymphatische Leukämie, aber dennoch die zweithäufigste Leukämieform. Sie erreicht ihr Maximum in der zweiten Hälfte des zweiten Lebensjahrzehnts und nimmt dann nach älteren Statistiken bis zum hohen Alter langsam ab. Mit der in letzter Zeit beobachteten neuerlichen Zunahme aller Leukämieformen zeigt sich dagegen ein steiler Anstieg der akuten myeloischen Leukämie vor allem ab dem 50. Lebensjahr.

Ethnische und geographische Faktoren

Geographische Besonderheiten sind offenbar mit ethnischen (rassischen) Faktoren gekoppelt. So ist beispielsweise die chronische lymphatische Leukämie im ganzen Orient, bei Chinesen und Japanern, aber auch in Afrika selten: Bantu-Neger in Südafrika erkranken weniger häufig an einer chronischen lymphatischen Leukämie als die weiße Bevölkerung im gleichen Gebiet. Dagegen scheinen beispielsweise Juden für die chronische lymphatische Leukämie besonders anfällig zu sein: So zeigte eine aus den 40er-Jahren stammende Studie aus Brooklyn, dass die dort lebenden Juden etwa doppelt so häufig an Leukämien erkranken wie die übrige Bevölkerung. Bei der asiatischen und schwarzen Bevölkerung der USA treten dagegen alle Leukämieformen seltener auf als beim weißen Bevölkerungsanteil.

Wie entsteht eine Leukämie?

Störung der Steuermechanismen

Normalerweise werden in unserem Organismus absterbende Zellen durch neue ersetzt. Es werden dabei nicht mehr neue Zellen gebildet, als zu Grunde gehen. Die Zellen teilen sich (proliferieren) und reifen aus (differenzieren) dem Bedarf entsprechend. Dieses Fließgleichgewicht (steady state) wird dadurch aufrechterhalten, dass die Zellneubildung durch bestimmte Hemmfaktoren gebremst wird, sobald das Defizit ausgeglichen ist. Dieser Steuerungsvorgang wird als negativen Feed-back (negative Rückkopplung) bezeichnet. So regeneriert sich unser Körper immer wieder neu, die verschiedenen Organe unterschiedlich schnell. Das lässt sich auch auf das Knochenmarksorgan übertragen, wo – je nach Notwendigkeit – so viele Blutkörperchen nachgebildet wie benötigt werden: bei Entzündungen beispielsweise mehr Leukozyten, bei Blutverlust mehr Erythrozyten und Thrombozyten. Ist der »Normalzustand« erreicht, werden wieder weniger Zellen produziert: So viele, wie normalerweise pro Zeiteinheit »aus Altersgründen« verschwinden.

Diese Vorgänge werden durch Gene gesteuert, die Bestandteile der Chromosomen (s. S. 175 ff) sind. Dabei unterscheidet man Gene, die das Wachstum, also die Zellteilung fördern, von solchen, die die Proliferation hemmen. Diese Gene werden als Protoonkogene oder Protoantionkogene bezeichnet. Diese Bezeichnung haben sie, weil sie – wie wir am Beispiel der CML-Entstehung noch sehen werden – zu Onkogenen oder Antionkogenen (Tumorsuppressorgenen), also zu Genen werden können, die das Wachstum von Tumoren ohne übergeordnete Steuerung stimulieren oder hemmen, wenn sie durch einen Fehler in der S-Phase des Zellzyklus (s. S. 179 f) aus ihrer angestammten Position im Chromosom entfernt werden und sich an ein anderes Chromosom anheften. Solche Chromosomenaberrationen kommen bei der Zellteilung häufig vor und werden normalerweise in der G2-Phase der Zellteilung repariert. Bei den meisten Genen, die lediglich Funktionsabläufe der Zelle (wie etwa Sekretproduktion bei Drüsenzellen) steuern, sind die Folgen nicht sonderlich gravierend, wenn sie diesen Reparaturmaßnahmen entgehen. Fatal ist es allerdings dann, wenn chromosomale Aberrationen bestimmter Gene, die Zellstimulation, Proliferation und Zelltod steuern, nicht entdeckt und repariert werden. Ereignen sich diese genetischen Veränderungen nicht an Geschlechts-, sondern an anderen Körperzellen, spricht man von einer somatischen Mutation.

Die Regulation der Funktionsabläufe erfolgt über Botenstoffe (Wachstumsfaktoren oder Zytokine, s. S. 23), die die Information an Rezeptoren in den Zellmembranen, an denen die Zytokine andocken, weiterleiten. Von dort erreicht die Botschaft über intrazelluläre Mechanismen, die Signalkaskade (s. S. 178), den Zellkern der Empfängerzelle, von dem eine weitere Reaktion ausgeht.

Bei Patienten mit Leukämien oder Tumoren ist diese Regulation und damit das quantitative Gleichgewicht zwischen Zellneubildung und Zelltod (Apoptose) gestört. Die kranken Zellen haben die Fähigkeit verloren den notwendigen Reifungsschritt von einer »Teilungszelle« in eine »Funktionszelle« zu tun. Sie verharren im Stadium der Teilungsfähigkeit. Doch teilen sie sich letztendlich seltener und langsamer als ihre gesunden Vettern im gleichen Reifungsstadium. Sie sind eben krank und mit vielen Defekten behaftet. Sie sind funktionell insuffizient. Dadurch wird ihre Lebensdauer teilweise sogar verlängert. Bei Kranken mit einer chronischen myeloischen Leukämie ist beispielsweise die Gesamtmenge der im Organismus vorhandenen Granulozyten auf das 10- bis 20fache der Norm gesteigert: Die ausgereiften Granulozyten verweilen im peripheren Blut bis zu 26 Tagen gegenüber normalerweise nur sechs bis acht Stunden. Als Ursache wird auch hier eine Störung der Funktions- und Regulationsmechanismen angenommen.

Der grundlegende Unterschied zwischen akuten und chronischen Leukämien liegt darin, dass bei den Kranken mit akuten Leukämien die pathologischen Zellen nicht ausreifen können. Bei ihnen findet sich dann ein monotones Bild gleicher unreifer Zellen in Blut und Knochenmark, während bei der chronischen myeloischen Leukämie bei starker Vermehrung der unreifen Vorstufen mehr oder weniger alle Reifungsstufen der Granulozytopoese bis hin zu ausgereiften Granulozyten oder bei der chronischen lymphatischen Leukämie fast ausschließlich ausgereifte Lymphozyten im Blut vertreten sind.

Wie wir schon gesehen haben, liegt die Ursache für diese Regulationsstörungen, die zu einer Leukämie führen, in erworbenen – erst im Laufe des Lebens entstandenen – Veränderungen am Erbmaterial einer oder mehrerer hämatopoetischer Stammzellen. Am besten bekannt ist eine solche genetische Veränderung bei Patienten mit einer chronischen myeloischen Leukämie: 1960 wurde bei ihnen das später so genannte Philadelphia-Chromosom (Ph-Chromosom) beschrieben. Bei diesem Chromosom der Ordnungs-Nr. 22 erscheint der »lange Arm« verkürzt (s. Abb. 8). Später fand man heraus, dass das fehlende Stück auf ein Chromosom C-9 übertragen wurde und das Chromosom 22 stattdessen ein Stück vom langen Arm von Chromosom 9 erhielt. Einen solchen Vorgang, der bei Zellteilungen relativ häufig vorkommt, nennt man reziproke Transloka-

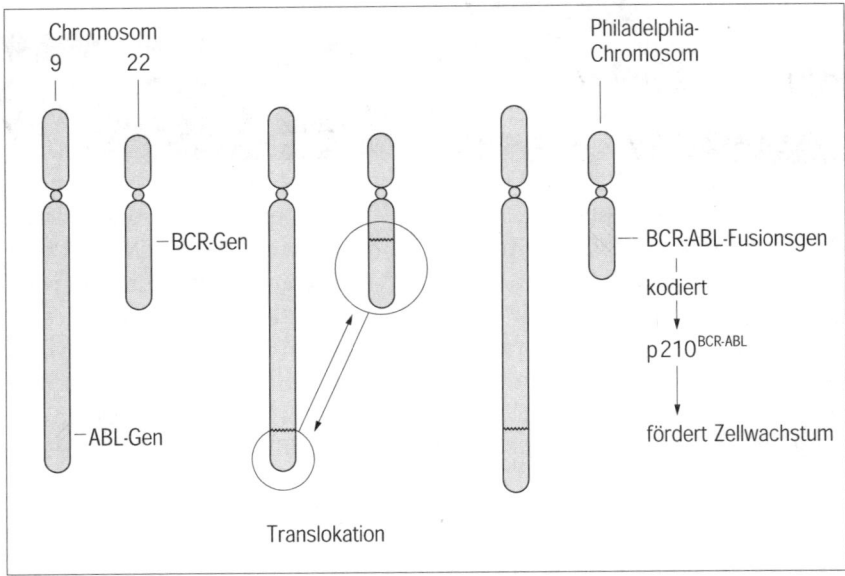

Abb. 8: Die Bildung des Philadelphia-Chromosoms

tion. Auf Chromosom 9 liegt der Bruchpunkt im Bereich des so genannten ABL-Genlocus, der bestimmte Funktionen im Bereich der »Signalkaskade« zwischen der Zellmembran und dem Zellkern reguliert. Der Bruchpunkt auf Chromosom 22 liegt im Bereich des BCR-Gens, dessen zelluläre Funktion unklar ist. Durch die Translokation entsteht auf Chromosom 22 ein neues Gen, das BCR-ABL-Fusionsgen. Dieses stimuliert die Bildung eines Proteins, des $p210^{BCR-ABL}$, das im Tierversuch onkogen (Krebs erregend) wirkt und möglicherweise für die permanente Wachstumsstimulation der CML-Zellen verantwortlich ist. Der Nachweis eines Ph-Chromosoms bei der Chromosomenanalyse der Knochenmarkzellen oder des BCR-ABL-Fusionsgens in peripheren Blutstammzellen in der Polymerasekettenreaktion (PCR) ist Beweis für das Vorliegen einer CML.

Inzwischen wurden auch für andere Leukämien derartige chromosomale Aberrationen beschrieben. Dabei handelt es sich zumeist ebenfalls um Translokationsmutationen, aber auch um Inversions- oder Deletionsmutationen, bei denen sich das abgebrochene Chromosomenstück andersherum wieder an das Chromosom anfügt wird oder ganz verloren geht. Abgekürzt werden diese Mutationen mit t für Translokation, **inv** für

Inversionen oder **del** für Deletionen, wobei diesen Buchstaben in Klammern die betroffenen Chromosomen und die Bruchstellen angefügt werden. Zum Beispiel bezeichnet t(9;22)(q11;q34) die Mutation, die zur Bildung des Philadelphia-Chromosoms führt. Deletionen werden auch durch ein »-« vor dem fehlenden Chromosom oder nach dem fehlenden Bruchstück bezeichnet: Beispielsweise -5 oder 5q- bei Fehlen eines Chromosoms 5 oder seines langen Armes. Bei etwa einem Drittel der CLL-Patienten lässt sich eine Trisomie 12, bei der das Chromosom 12 nicht paarweise, sondern dreifach vorhanden ist, nachweisen.

Welche anderen Faktoren können zu einer Leukämie führen?

In dem Bemühen, die Mechanismen der Krebs- und Leukämieentstehung zu ergründen, wurden zahlreiche nur erdenkliche Beziehungen zu verschiedenen Einflüssen geprüft, die als unmittelbare Ursache oder – mittelbar – zumindest als Kofaktoren der Krankheitsentstehung infrage kommen könnten. Besonders diskutiert werden gegenwärtig genetische Faktoren sowie chemische und physikalische Umwelteinflüsse, aber auch die Beteiligung von Viren an der Entstehung von Krebs und Leukämien.

Genetische Faktoren
An dieser Stelle soll nicht über genetische Veränderungen wie somatische Mutationen und andere chromosomale Aberrationen gesprochen werden, von denen schon die Rede war und die – durch welche Einflüsse auch immer – erst im Laufe des Lebens entstanden sind. Vielmehr sind hier angeborene genetische Faktoren gemeint.

Obwohl verschiedene Beobachtungen wie Berichte über familiäre Leukämiehäufung, auf konstitutionelle oder genetische Faktoren bei der Leukämieentstehung hindeuten, ließen sich konkrete Zusammenhänge bislang nur selten erkennen. Statistisch gesichert ist vor allem die Häufung von Leukämie bei Menschen mit Mongolismus. Bei dieser Erkrankung, der eine Trisomie 21 zu Grunde liegt, bei der das Chromosom 21 nicht paarweise sondern dreifach vorhanden ist, werden akute Leukämien bis zu 20-mal häufiger beobachtet als in der übrigen Bevölkerung. Dabei ist bemerkenswert, dass es sich bei der angeborenen Leukämie mongoloider Kinder meist um akute myeloische Leukämien handelt, bei einem späteren Auftreten der Leukämie dagegen in der Regel um akute lymphatische Leukämien. Eindrucksvoll wird auch der Einfluss genetischer Faktoren für die Entstehung von Leukämien bei eineiigen Zwillingen deutlich: Erkrankt ein Zwilling an einer Leukämie ist für den anderen Zwilling das Leukämierisiko um das Vierfache höher. Auch bei Geschwistern an Leukämie erkrankter Kinder soll das Leukämierisiko 2,5- bis 4-mal höher liegen als bei nicht verwandten Personen. Selbstverständlich müssen in derartigen Statistiken aber äußere leukämogene Einflüsse (Umweltfaktoren), die ebenfalls ursächlich in Betracht kommen können, ausgeschlossen werden.

Umweltfaktoren

Radioaktive- und Röntgenstrahlung (ionisierende Strahlung)

Anfang der 50er-Jahre stellte man bei den Überlebenden der Atombombenexplosion in Hiroshima und Nagasaki eine deutlich zunehmende Häufigkeit von Leukämieerkrankungen fest. Etwa acht bis zehn Jahre nach den Explosionen erreichte die Erkrankungsrate ihren Höhepunkt um dann wieder abzunehmen. Da die Häufigkeit der Erkrankungen abhängig war von der Entfernung der Betroffenen vom Hypozentrum der Bombenexplosionen und mit zunehmendem Abstand abnahm, muss die Leukämiezunahme in einem direkten, dosisabhängigen Zusammenhang mit der Strahlenbelastung stehen. Diese Annahme wurde in den Folgejahren durch verschiedene weitere epidemiologische Untersuchungen bestätigt: In den USA war die Leukämiehäufigkeit bei Röntgenärzten zwischen 1929 und 1948 8- bis 10-mal höher als bei röntgenologisch nicht tätigen Ärzten. In den folgenden Jahren sank die Leukämierate auf das Vier- bis Fünffache über der Kontrollgruppe ab – eine Beobachtung, die wahrscheinlich auf verbesserte Strahlenschutzbedingungen zurückzuführen war. Auch bei therapeutisch bestrahlten Patienten mit einer Bechterew-Erkrankung fand sich eine von der verabfolgten Strahlendosis abhängige Leukämiehäufigkeit. Schließlich sollen noch Untersuchungen an Arbeitern in atomtechnischen Betrieben, beispielsweise in Fabriken für Leuchtzifferblätter für Uhren oder in Werften, welche atombetriebene Schiffe mit Brennstoff beladen oder reparieren, erwähnt werden: Auch hier fand sich eine zu der verabreichten Strahlendosis proportional gesteigerte Leukämierate. Das wichtigste Ergebnis bei allen diesen Untersuchungen war, dass selbst kleine und kleinste Dosen von Röntgen- und anderen ionisierenden Strahlen die Entstehung von Leukämien begünstigen, wenn nicht gar auslösen können. Immer häufiger steht die Leukämieentstehung durch Niedrigststrahlung im öffentlichen Interesse und zur Diskussion, wenn beispielsweise in der Umgebung von Atomkraftwerken eine Häufung von Leukämiefällen beobachtet wird. Es gilt heute als erwiesen, dass ionisierende Strahlen somatische Mutationen, also chromosomale Veränderungen, im Bereich der Blutstammzellen hervorzurufen vermögen, die dann letztendlich eine Leukämie zur Folge haben können. Eine harmlose Schwellendosis für ionisierende Strahlen gibt es nicht. Doch bekommt man zwar nicht gleich eine Leukämie, wenn man einmal geröntgt wird, allerdings wird inzwischen von (fast) allen Ärzten eingesehen, dass auch Untersuchungen mithilfe von Röntgenstrahlen auf das wirklich notwendige Maß reduziert werden müssen.

Nichtionisierende Strahlen

Nur ein kleiner Teil der uns umgebenden energiereichen Strahlung ist ionisierend und bildet damit die Grundlage für das, was man im engeren Sinn als Radioaktivität bezeichnet. Doch sind die Menschen der Industriestaaten inzwischen einer kaum noch übersehbaren Menge von nichtionisierenden Strahlen unterschiedlicher Energie, Frequenz und Wirkung ausgesetzt. So hat in jüngster Zeit ein Bericht der US-amerikanischen Umweltbehörde EPA über das erhöhte Krebsrisiko durch elektromagnetische Felder Aufsehen und Unruhe ausgelöst. Dieser Bericht stützt sich auf 30 arbeitsmedizinische Studien vorwiegend an Arbeitern in der Elektro- und Elektronikindustrie. Doch wurde die Frage nach der Gesundheitsgefährdung durch elektromagnetische Strahlung erstmals schon 1979 aufgeworfen, als man beobachtete, dass Kinder, die in der Nähe von Stromtrassen wohnen, 2- bis 3-mal häufiger an Leukämien, Lymphomen oder Tumoren des Zentralnervensystems erkrankten als Kinder in »unbelasteten« Wohngebieten. Auch andere Beobachtungen in Frankreich und England an »Elektroarbeitern« scheinen diese Befunde zu untermauern, während Kritiker vor allem aus dem Bereich der Energieversorgungsunternehmen die Ergebnisse anzweifeln und andere Umweltfaktoren als Ursache ansehen. Da inzwischen auch in Tierversuchen und in Gewebekulturen durch die Einwirkung elektromagnetischer Felder Zellveränderungen, besonders an den Zellmembranen, beobachtet wurden, wird es immer wahrscheinlicher, dass schwere chronische oder sogar bösartige Krankheiten durch Elektrosmog ausgelöst werden können.

Die Diskussion um dieses Problem zeigt grundsätzliche Schwierigkeiten auf, die zu überwinden sind, wenn Kausalzusammenhänge zwischen der Entstehung bestimmter Krankheiten und zunächst hypothetischen Ursachen bewiesen oder zumindest wahrscheinlich gemacht werden sollen.

Viren als Auslöser von Leukämien?

Die Annahme, Leukämien beim Menschen und bei einigen Tieren wie Mäusen, Katzen, Rindern und Hühnern, könnten durch Viren hervorgerufen sein, ist – abgesehen von einer Ausnahme – eine bis heute nicht bewiesene Hypothese. Beim Menschen sind Leukämien – wie epidemiologische Untersuchungen zeigen konnten – keine übertragbaren Krankheiten: Kinder von Müttern, die während der Schwangerschaft an Leukämie erkrankt waren, erkranken nicht häufiger als andere Kinder an Leukämie, ebenso wenig Ehe- oder Lebenspartner von Leukämiepatienten oder Menschen, denen – versehentlich – Blut von Leukämiekranken übertragen wurde. Lediglich bei der chronischen lymphatischen Leukämie wurde vereinzelt eine familiäre Häufung gesehen, die jedoch wahrscheinlich genetisch bedingt ist. Dennoch hat es den Anschein, dass bei der Entstehung bestimmter Leukämien Viren eine Rolle spielen. Dies konnte für das HTLV-I (Human T-Cell Leukemia Virus) aufgrund epidemiologischer Studien wahrscheinlich gemacht werden. Das Virus – ein Retrovirus – ist endemisch in Teilen Japans, Afrikas und in der Karibik. Dennoch erkrankt nur einer von Tausend mit dem Virus Infizierten an einer T-Zell-Leukämie.

Grundlagen der Leukämie-behandlung

Die Behandlung von Patienten mit Leukämie besteht gegenwärtig in erster Linie in einer Chemotherapie mit Zytostatika (s. S. 52). Häufig wird der Begriff Chemotherapie mit Zytostatikabehandlung gleichgesetzt. Unter Chemotherapie versteht man aber auch die Behandlung von bakteriellen Infektionen mit Antibiotika. Chemotherapie ist also ein übergeordneter Begriff, unter dem sowohl die antibakterielle als auch die zytostatische Behandlung mit chemischen Substanzen zusammengefasst wird.

In den letzten Jahren hat immer mehr die Transplantation von Knochenmark (KMT) oder peripheren Blutstammzellen (PBSZT) an Bedeutung gewonnen (s. S. 77). Es handelt sich dabei im Prinzip auch um eine zytostatische Chemotherapie – jedoch mit viel höherer Dosierung als bei der »normalen« Behandlung –, die oft mit einer Ganzkörperstrahlentherapie kombiniert wird. Das im Idealfall durch diese Behandlung völlig zerstörte Knochenmark wird durch eigenes (autolog) oder fremdes (allogen) ersetzt.

Bei einigen Leukämiearten gehört inzwischen auch der Einsatz von Zytokinen (s. S. 75) zum Standard, nachdem große, anfänglich sicherlich überzogene Hoffnungen – allerdings mehr bei anderen malignen Erkrankungen – nicht in Erfüllung gegangen sind.

Die Strahlentherapie (s. S. 71), die in der Behandlung solider Tumore (Krebs) eine große Rolle spielt, tritt an Bedeutung hinter diesen Therapieformen weit zurück.

Die verschiedenen Behandlungsmöglichkeiten von Leukämiekranken konkurrieren nicht gegeneinander, sondern ergänzen sich. So wie Krankheiten immer ein individuelles Ereignis sind, bei deren Entstehung, Ausprägung und Verlauf außer den üblichen pathophysiologischen Abweichungen die biografische Vorgeschichte des einzelnen Kranken, seine seelischen Eigenheiten und sein spezielles soziales Umfeld mit eingehen, so werden auch die Therapie jedes Patienten und ihre Wirksamkeit durch dessen spezielle persönliche Eigenheiten bestimmt. Die im Folgenden dargestellten therapeutischen Maßnahmen können daher nur grobe Hinweise sein. Es ist die Aufgabe des behandelnden Arztes, für jeden Kranken einen Therapieentwurf zu schneidern, der dessen konkreten persönlichen Bedürfnissen angemessen ist. Dabei muss vor allem auch immer die Relation zwischen dem erhofften Therapieerfolg auf der einen und der Beeinträchtigung der Lebensqualität durch Nebenwirkungen der Behandlung auf der anderen Seite in Betracht gezogen werden.

Zytostatische Therapie

Unter dem Sammelbegriff Zytostatika werden alle jene Substanzen verstanden, die in geeigneter Menge verabreicht die Fähigkeit haben die Vermehrung der Zellen zu hemmen. Leider ist es bisher noch nicht gelungen ein Zytostatikum zu entwickeln, das nur pathologische und nicht auch gesunde Zellen trifft. So ist jede zytostatische Behandlung mit mehr oder weniger starken Nebenwirkungen belastet.

Einteilung und Wirkungsweise der Zytostatika

Die klinisch verwendeten Zytostatika können nach verschiedenen Unterscheidungsmerkmalen in verschiedene Gruppen eingeteilt werden: chemische Struktur, biochemische Wirkungsweise, Herkunft der einzelnen Substanzen und so weiter. Da aber die biochemische Wirkungsweise – sofern man sie überhaupt im Detail kennt – der einzelnen Stoffe in den unterschiedlichen Gruppen nicht immer einheitlich ist und manche Stoffe an unterschiedlichen Stellen des Stoffwechsels eingreifen, hat jede Einteilung zwangsläufig etwas Künstliches und gibt nur beschränkt die wahren Zusammenhänge wieder. Da alle Zytostatika im Generationszyklus der Zellen, wie er auf Seite 179 ff dargestellt ist, eingreifen, macht man sich die Wirkungsweise der Zytostatika am besten an diesem Stoffwechselschema klar. Daraus ergibt sich dann ein Einteilungsprinzip, das sowohl Herkunft als auch Wirkungsweise der einzelnen Substanzen berücksichtigt (s. Abb. 9).

In der G1-Phase des Generationszyklus, in der Bausteine (Nukleinsäuren und Proteine) und Enzyme für die folgende S-Phase produziert und gesammelt werden, sind besonders Folsäureantagonisten und Antimetabolite wirksam. Dabei handelt es sich um Analoge der Folsäure beziehungs-

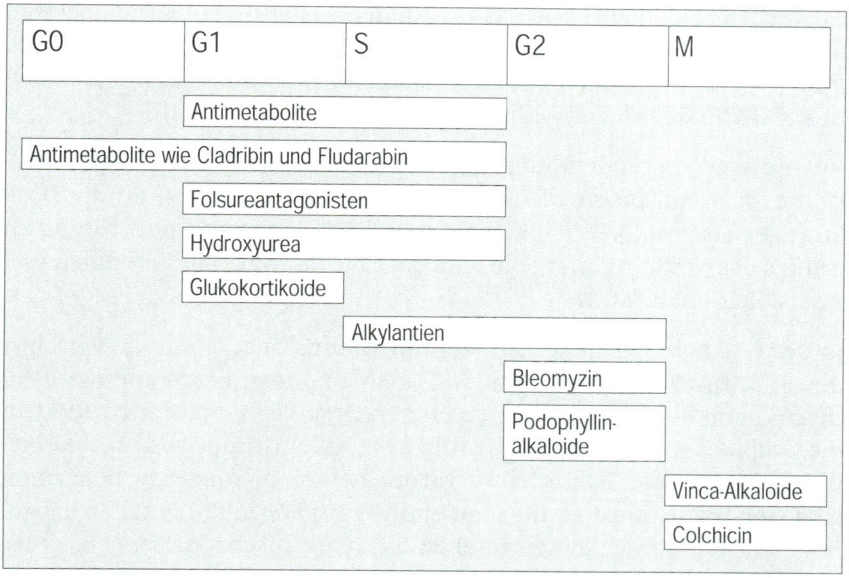

GO	G1	S	G2	M

Antimetabolite

Antimetabolite wie Cladribin und Fludarabin

Folsureantagonisten

Hydroxyurea

Glukokortikoide

Alkylantien

Bleomyzin

Podophyllin-alkaloide

Vinca-Alkaloide

Colchicin

Abb. 9: Angriffspunkte antineoplastischer Substanzen im Generationszyklus der Zellen

weise verschiedener Bausteine der Nukleinsäuren: Analoge sind chemisch nur ganz geringfügig veränderte Substanzen, die zwar – wie Kuckuckseier – in den Stoffwechsel eingeschleust werden, dort aber nicht die Funktion der ursprünglichen, unveränderten Substanz übernehmen können und so den Metabolismus der Zellen grundlegend stören. Dazu genügen zum Beispiel lediglich der Einbau von Schwefel- oder Fluormolekülen in Nukleinsäuren, um die spätere Synthese von DNS und RNS nachhaltig zu behindern (Abb. 10, S. 55). Während der G1-Phase des Zellzyklus werden diese »gefälschten« Nukleinsäuren in den RNS-Strang oder während der S-Phase in den DNS-Strang eingebaut. Wegen der auf diese Weise bewirkten molekularen Veränderungen der angebotenen Bausteine können die RNS und DNS nicht korrekt aufgebaut werden, wodurch dann mehr oder weniger alle Funktionen der betroffenen Zelle wie etwa auch die Eiweißsynthese, grundlegend gestört werden.

Das Vitamin Folsäure ist notwendig für die Biosynthese der Nukleinsäuren. Auch hierbei genügen geringfügige chemische Veränderungen an nur zwei Stellen des Moleküls um störend in den Stoffwechsel einzugreifen oder diesen zu behindern (s. Abb. 10).

Neuere Antimetabolite wie das Cladribin (Leustatin) und das Fludarabin (Fludara), die unter anderem in der Leukämiebehandlung Anwendung finden, sind, da sie auch in den RNS-Stoffwechsel eingreifen, zusätzlich in der G0-Phase des Zellzyklus wirksam (s. Abb. 9).

Auch die alkylierenden Substanzen greifen in der S-Phase des Generationszyklus ein, indem sie Alkylreste (chemisch: $-C_nH_{2n+1}$) an die DNS-Stränge anlagern. Dadurch kommt es unter anderem zu einer Störung im Gefüge der Nukleinsäuren, die dann zu Chromosomenabspaltungen und -translokationen führt.

In der G2-Phase verhindern bestimmte Substanzen, voran die verschiedenen Anthrazykline (z. B. Dauno-, Doxo- und Idarubicin) und das Bleomycin, eine Reparatur der geschädigten DNS. Diese Substanz gehört in die Gruppe der zytostatischen Antibiotika, einer Gruppe von Antibiotika, die nicht nur das Bakterienwachstum hemmen, sondern auch einen gewissen wachstumshemmenden Einfluss auf Warmblütlerzellen haben. Bei manchen dieser Arzneimittel ist die zytostatische Wirkung so groß, dass ihr antibakterieller Effekt dem zytostatischen gegenüber sogar zu vernachlässigen ist. Durch sie wird weniger die DNS-Synthese gestört, weshalb sie auch weniger Krebs erregend sein sollen als andere, wie beispielsweise alkylierende Zytostatika. Vielmehr setzen sich diese Substanzen zwischen die Basenpaare der DNS (Interkalation) und gehen mit ihnen eine Komplexbildung ein, wodurch der DNS-Strang – salopp ausgedrückt – verkleistert und folglich die Bildung von RNS gehemmt wird. Das führt dann dazu, dass – auch während der anderen Phasen der Generationszyklus – wichtige Informationen des Zellkerns die übrige Zelle nicht mehr erreichen können.

Während der Mitose hemmen vor allem pflanzliche Zytostatika die Zellteilung, indem sie in der Metaphase der Zellteilung die Spindelbildung blockieren. Das aus der Herbstzeitlosen gewonnene Colchicin, das am längsten bekannte Zytostatikum, wird heute in der Hämatologie kaum noch eingesetzt. Dagegen haben Alkaloide aus der Immergrünpflanze *Vinca rosea* inzwischen einen festen Platz in der Behandlung von Leukämien und malignen Lymphomen. Von den etwa dreißig bekannten Alkaloiden dieser Pflanze werden therapeutisch Vincaleukoblastin (Velbe),

Abb. 10: Die Strukturformeln von Antimetaboliten und Folsäureantagonisten und ihren physiologischen Vorbildern

Purin	Guanin	Uracil
6-Merkaptopurin	Thioguanin	5 Fluorouracil

Cytidin	Cytosin-Arabinosid (Cytarabin)

Folsäure

Methotrexat

Vincristinsulfat (Vincristin) und Eldesinsulfat (Eldesine) eingesetzt. Zu den pflanzlichen Zytostatika zählen auch die aus den den Berberidazeen zugehörigen Podophyllinarten gewonnenen Substanzen Etoposid und Teniposid, die jedoch – im Gegensatz zu Colchicin und den Vincaalkaloiden – keine Spindelgifte sind, sondern wahrscheinlich schon im prämitotischen Stadium der G2-Phase eingreifen.

Monotherapie – Polychemotherapie

Während über lange Zeit in der Frühphase der zytostatischen Behandlung nur ein Medikament bei den einzelnen Kranken eingesetzt wurde (Monotherapie), das dann ausgetauscht wurde, wenn es keine befriedigende Wirkung (mehr) zeigte, wird seit etwa drei Jahrzehnten häufig die gleichzeitige Gabe mehrerer Zytostatika aus unterschiedlichen Wirkstoffgruppen empfohlen (Polychemotherapie). Das Ziel der Polychemotherapie ist es, den Effekt einer Monotherapie zu übertreffen, ohne dass mit zunehmender Wirksamkeit durch ein Zusammenwirken der einzelnen Substanzen (Synergismus) die unerwünschten Nebenwirkungen und die Gefährlichkeit der Therapie in gleichem Ausmaß zunehmen. Mit anderen Worten: Im Idealfall soll ein Maximum an erwünschter Wirksamkeit bei einem Minimum an unerwünschten Nebenwirkungen erreicht werden. Außerdem hofft man auf diese Weise die anders kaum vermeidbare Gewöhnung an das verabreichte Medikament (Resistenzentwicklung) zu verhindern oder wenigstens zu vermindern. So wurden speziell zur Behandlung akuter Leukämien ausgesprochen komplizierte Behandlungsschemata entwickelt, auf die später noch detaillierter eingegangen werden soll.

Die bei der Polychemotherapie angewandten Therapieschemata haben Namen, die sich zumeist aus den Anfangsbuchstaben der einzelnen Medikamente zusammensetzen (z. B. TAD aus 6-Thioguanin + Ara-C (= Cytarabin) + Daunorubicin oder COAP aus Cyclophosphamid + Oncovin (= Vincristin) + Ara-C + Prednison) oder benannt sind nach der beschreibenden kooperativen Therapiegruppe (AMLCG von **AML** Cooperative Groupe, s. Abb. 14) oder nach den Autoren, die das Schema beschrieben haben, wie beispielsweise das Knospe-Schema bei der chronischen lymphatischen Leukämie.

Wie werden zytostatische Medikamente gegeben?

Eine zytostatische Behandlung kann oral oder parenteral erfolgen. Bei der oralen Behandlungsweise muss der Patient Tabletten oder Kapseln schlucken. Ihr Vorteil dabei ist die Unabhängigkeit des Kranken von einem Helfer, der die Injektionen vornimmt. Die Nachteile sind eine stärkere Belastung des Magens, eine nicht immer konstante Resorption des Wirkstoffs im Darm und gelegentlich die Unsicherheit, ob man »heute die Tabletten schon genommen hat«. Gerade aus dem letzten Grund ist es wichtig, genau nach einem Plan vorzugehen oder – noch besser – einmal in der Woche die Medikamente in einer unterteilten Tablettenbox, wie sie in Apotheken erhältlich sind, auf die verschiedenen Wochentage zu verteilen. So ist am ehesten gewährleistet, dass an jedem Tag die erforderlichen Medikamente genommen werden, zumal die Dosierung der Zytostatika manchmal von Tag zu Tag wechseln kann. Aber nicht für alle Behandlungen eignet sich die orale Applikationsweise, weil manche Medikamente für den Magen-Darm-Trakt nicht verträglich sind oder weil sie während der Passage durch Magen und Darm zerstört wurden oder weil die Dosis so groß ist, dass man diese Menge ohne ernstere Probleme gar nicht schlucken könnte. Aber im Allgemeinen werden die chronischen Leukämien oral, akute zumeist parenteral behandelt.

Bei der parenteralen Applikation werden die Medikamente – von einigen Ausnahmen abgesehen – intravenös (i. v.) in eine Vene gegeben. Das kann entweder mit einer Spritze relativ schnell oder mittels einer Infusion (Dauertropf) über einen mehr oder weniger langen Zeitraum erfolgen. Welcher der beiden Darreichungsweisen im speziellen Fall der Vorzug gegeben wird, hängt von der Dosierung, der Verträglichkeit und von dem Zeitraum ab, über den es gegeben werden soll. Ist beispielsweise die Substanz in einem kleinen Volumen gelöst und reizt in dieser Konzentration die Venenwand nicht, wird man sie als Spritze geben. In großen Lösungsmittelvolumen vorliegende Medikamente oder solche Mittel, die die Venenwand stark reizen und daher besser in großer Verdünnung appliziert werden, oder Medikamente, die kontinuierlich über einen längeren Zeitraum gegeben werden müssen, sollte man infundieren. Die Infusion erfolgt über eine kleine Metallkanüle (wegen ihrer Schmetterlings-ähnlichen Form »Butterfly« genannt), die in die Vene eingestochen an der Haut fixiert werden kann und nach der Infusion wieder entfernt wird, oder über einen mehr oder weniger langen in die Vene eingeführten Katheter, der über einen längeren Zeitraum liegen bleiben kann. Ein Nachteil solcher Venenkatheter ist, dass sie, auch wenn sie aus gewebefreundlichem Material (z. B. Teflon) sind, zu einer entzündlichen Reizung der betroffenen Venen führen können; ein Vorteil, dass der Kranke sich auch während der Infusion ziemlich frei bewegen, beispielsweise sitzen oder sogar umhergehen kann. Spezielle Venenkatheter (z. B. verschiedene Port-Systeme oder Hickman-Katheter) werden durch eine kleine Operation unter sterilen Bedingungen meist in die Unterschlüsselbeinvene (Vena subclavia) gelegt, wo sie unter entsprechender Pflege über sehr lange Zeit liegen bleiben können.

Da es gerade bei Patienten mit akuten Leukämien häufig zu einem Befall der weichen Hirnhäute (Meningen), einer Meningeosis leukaemica, kommt, Medikamente aber in der Regel die Blut-Hirn-Schranke nicht passieren können, also nicht aus dem Blut in die Gewebe des Zentralnervensystems gelangen können, werden bei diesen Erkrankungen Zytostatika prophylaktisch (vorbeugend) oder bei einem Befall kurativ (heilend) intrathekal (i. t.) in die Gehirn-Rückenmarks-Flüssigkeit (kurz: Liquor von liquor cerebrospinalis) injiziert. Zu diesem Zweck muss eine Lumbalpunktion durchgeführt werden. Diese wird unter örtliche Betäubung im Bereich der Lendenwirbelsäule vorgenommen. Dabei kann gleichzeitig etwas Liquor zu Untersuchungszwecken, etwa mit der Frage, ob sich Leukämiezellen darin befinden, abgenommen werden. So muss bei einem Patienten mit einer akuten Leukämie immer geklärt werden, ob und gegebenenfalls wie viele Leukämiezellen im Liquor vorhanden sind.

Gelegentlich kommt es bei chronischen Leukämien zu einem Befall der Pleura. Diese Komplikation ist durch eine Flüssigkeitsansammlung, einen Erguss, zwischen den beiden Pleurablättern (Lungen- und Rippenfell) gekennzeichnet. In einer solchen Situation kann der Erguss mit Hilfe einer Pleurapunktion, bei der in örtlicher Betäubung eine spezielle Punktionsnadel zwischen zwei Rippen vom Rücken aus in den Pleuraspalt eingeführt wird, abgesaugt und anschließend eventuell ein Zytostatikum intrapleural appliziert werden.

Anwendung der Zytostatika: Dauerbehandlung – Stoßbehandlung

Die Anwendungsart der Zytostatika ist unterschiedlich. Entweder erfolgt eine tägliche orale oder parenterale Gabe in relativ niedriger Dosierung oder es werden hoch dosierte Einzelgaben in mehr oder weniger großen Abständen gegeben. Eine strenge Regel für die jeweilige Anwendung einzelner Präparate gibt es nicht. So eignen sich die meisten alkylierenden Substanzen zur Dauerbehandlung, während Antimetaboliten, Folsäureantagonisten und zytostatische Antibiotika eher in Form von Zyklen (auch Stößen oder Kuren genannt) verabreicht werden. Im Prinzip stehen jedoch bei den meisten Zytostatika beide Wege offen. So werden orale Monotherapien häufiger kontinuierlich, parenterale Polychemotherapien eher zyklusweise durchgeführt.

Wie werden Zytostatika dosiert?

Zytostatika sind hochwirksame Medikamente, deren Dosierung eine Art Gratwanderung darstellt: Es soll ein Maximum an Wirksamkeit bei einem Minimum an Nebenwirkungen angestrebt und eine Über- oder Unterdosierung vermieden werden. Dazu ist eine jeweils für jeden Patienten individuelle Berechnung der Medikamentendosis erforderlich. Bewährt hat sich dafür eine bestimmte Substanzmenge mit der aus Körpergröße und -gewicht errechneten Körperoberfläche des Patienten zu multiplizieren (z. B. 650 mg Cyclophosphamid · 1,86 m^2 Körperoberfläche bei einem Patienten von 1,75 m Größe und 75 kg Gewicht ergibt eine Gesamtdosis von – leicht abgerundet – 1200 mg Zyklophosphamid). Zur Bestimmung der Körperoberfläche stehen kleine Rechenschieber oder so genannte Nomogramme zur Verfügung.

Welche Nebenwirkungen sind bei der Zytostatikabehandlung zu erwarten?

Zytostatika können nicht zwischen gut- und bösartigen Zellen unterscheiden. Daher werden im Prinzip alle Zellen des betroffenen Organismus – gesunde und kranke, je nach ihren Stoffwechseleigentümlichkeiten – gleichermaßen von einer zytostatischen Behandlung betroffen. Dass sich gesunde Zellen oder gesunde Gewebe jedoch in der Regel schneller wieder erholen als bösartige, liegt daran, dass die gesunden Zellen noch über besser funktionierende Kontrollmechanismen verfügen, die dafür sorgen, dass die durch Medikamente verursachten Schäden am genetischen Material der Zelle erfolgreicher repariert werden, als das in malignen Zellen möglich ist, deren Kontrollmechanismen – wie wir gesehen haben – grundlegend gestört sind. Bösartige Zellen sind hinsichtlich ihrer Vitalität defizitär und daher empfindlicher als gesunde. Dennoch ist jede zytostatische Behandlung mit mehr oder weniger starken Nebenwirkungen belastet.

Dabei muss man unterscheiden zwischen objektiven Nebenwirkungen, die zumeist nur messbar sind und vom Patienten nicht bemerkt werden, und den vorwiegend subjektiven Störungen, die den Patienten in besonderer Weise belasten und sein Wohlbefinden in oft erheblichem Ausmaß beeinträchtigen. Andererseits ist auch die Schwere der vorhandenen Grunderkrankung zu berücksichtigen, die ihrerseits bereits schwerste Störungen des Allgemeinbefindens mit heftigen Schmerzen, organischen Funktionsausfällen und mehr auslöst. Diese krankheitsbedingten Beschwerden interferrieren mit den therapiebedingten und führen nicht selten zu schweren seelischen Krisen. Es ist daher die Pflicht eines jeden Arztes, die wahrscheinlichen und möglichen Risiken jeder zytostatischen Therapie mit dem Kranken und seinen Angehörigen zu besprechen und auch während der Behandlung für den Kranken mit seinen vielfältigen Fragen und Ängsten zur Verfügung zu stehen. Für jeden Kranken ist es vor allem auch wichtig, um bei neu hinzugetretenen Beschwerden diese mit seinem behandelnden Arzt zu besprechen oder die Fragen zu stellen, ob diese durch die Chemotherapie verursacht sein könnten, was dagegen zu tun sei und ob sich möglicherweise Konsequenzen für die Behandlung daraus ergeben müssen. Da aber in diesem Rahmen nicht alle möglichen Beschwerden besprochen werden können, soll hier lediglich auf die häufigsten Nebenwirkungen einer Zytostatikabehandlung, bezogen auf das jeweilige Organsystem, eingegangen werden.

Magen-Darmtrakt
Die Nebenwirkungen, unter denen der Patient am meisten und oftmals schon zu Beginn der Chemotherapie zu leiden hat, sind Übelkeit, Brechreiz und Erbrechen. Sie sind zumeist nicht so sehr die Folge einer direkten Schädigung der Magenschleimhaut, sondern werden vielmehr durch eine direkte Einwirkung des Zytostatikums auf das Brechzentrum im Gehirn hervorgerufen. Das erklärt auch, warum diese Beschwerden nicht bei allen Zytostatika gleichermaßen auftreten, sondern bei einigen mehr, bei anderen weniger. Oftmals werden gerade diese Beschwerden aber

auch ausgelöst durch andere, mehr psychische Mechanismen, und vor allem auch durch die Erwartung, dass die Übelkeit oder der Brechreiz auftreten – besonders dann, wenn der Patient schon bei vorhergehenden Behandlungen darunter zu leiden hatte. Manchmal muss sich der Patient dann schon übergeben, wenn zu Beginn der Behandlung nur eine völlig harmlose Kochsalz-, Zucker- oder Vitamininfusion läuft – oder wie eine Patientin, an die ich mich noch aus meiner Klinikzeit erinnere, sich schon dann übergeben musste, wenn sie den Infusionsständer über den Flur rollen hörte. Hier ist das Auftreten der geschilderten Nebenwirkungen fast als ein bedingter Reflex anzusehen, der nur noch indirekt mit der Chemotherapie zu tun hat. Ich möchte damit sagen, dass sich häufig die Ursachen solcher Begleiterscheinungen verwischen und nicht immer voneinander zu trennen sind. Sie sind damit auch abhängig von der äußeren Atmosphäre, in der die Behandlung stattfindet: In einer entspannten, freundlichen Umgebung treten solche Nebenwirkungen weit seltener und oft weniger gravierend auf als in einer angespannten und unfreundlichen.

> Obwohl Übelkeit, Brechreiz und Erbrechen von den Patienten mit am unangenehmsten empfunden werden, hinterlassen sie, wenn sie – meist schon kurze Zeit nach der Behandlung – abgeklungen sind, in der Regel keine bleibenden Folgen.

Was kann man gegen diese Beschwerden tun?

Es gibt eine Reihe von Medikamenten, die Übelkeit und Erbrechen bessern können (Antiemetika). An vorderster Stelle steht hier das Metoclopramid, das unter den Handelsnamen Paspertin, Gastrosil und MCP – um nur einige zu nennen – bekannt ist. Es greift direkt am Brechzentrum des Gehirns an und kann als Injektion, Tablette, Tropfen oder Zäpfchen verabreicht werden. Als Nebenwirkung dieser Substanz soll hier nur eine, besonders bei höherer Dosierung auftretende Unruhe mit Müdigkeit und Abgeschlagenheit genannt werden. Diese treten weniger bei Alizaprid, mit Handelsnamen Vergentan auf, das allerdings nur als Injektionslösung und als Tablette zur Verfügung steht. Ohne Anspruch auf Vollständigkeit sollen hier noch Ondansetron (Zofran), Dolasetron (Anemet), Granisetron (Kevatril), Tropisetron (Navoban) und Alizaprid (Vergentan) erwähnt werden. Eine gute antiemetische Wirkung hat auch Dexamethason (Fortecortin), ein Glukokortikoid, in Kombination mit den genannten Mitteln. Daneben gibt es eine Reihe von Psychopharmaka

– Neuroleptika und Sedativa –, die zum Teil ebenfalls eine direkte antiemetische Wirkung haben, besonders erfolgreich jedoch bei dem psychogenen Erbrechen verabreicht werden können.

Zum anderen kann man sich gerade bei diesen Nebenwirkungen mit
einer darauf abgestimmten Lebens- und Ernährungsweise selbst helfen.
Psychische, intellektuelle und – wenn es geht – auch physische Ablenkung kann hilfreich sein gegen diese Nebenwirkungen. Im Prinzip kann
man alles essen, worauf man Appetit und Lust hat. Die Erfahrung hat
jedoch gezeigt, dass man Speisen und Getränke meiden sollte, welche die
Magenschleimhaut reizen und nach dem Essen »schwer im Magen liegen«. Das sind vor allem Kaffee, manche alkoholische Getränke, saure
und fette Speisen sowie scharf angebratenes Fleisch. Dem fehlenden
Appetit kann eventuell mit einem Aperitif vor dem Essen nachgeholfen
werden. Fühlt man sich durch den Geruch von Essen angeekelt oder
abgestoßen, sollten kalte Speisen bevorzugt werden, da diese weniger
Geruch entwickeln. Bei häufigem Erbrechen und gleichzeitigem Durchfall müssen verlorene Flüssigkeit und Salze ersetzt werden; dazu eignet
sich besonders eine etwas stärker gesalzene Gemüse-, Hühner- oder Rind-
fleischbrühe.

Da einige Zytostatika über die Nieren ausgeschieden werden, ist es
wichtig, während der gesamten Chemotherapie viel zu trinken (Mine-
ralwasser, Tees, Fruchtsäfte oder Cola-Getränke). Wenn man über längere Zeit nicht ausreichend Nahrung zu sich nehmen kann und in ein
»kalorisches Defizit« gerät, kann man dem durch die zusätzliche (!)
Einnahme flüssiger Fertignahrungen gegensteuern (Astronautenkost,
s. S. 172 f). Diese können auch vom Arzt verschrieben werden. Sie
sind in verschiedenen Geschmacksrichtungen (z. B. Schokolade, Va-
nille, verschiedene Früchte, die aber oft einen »chemischen« Beige-
schmack haben) lieferbar und gelegentlich sogar wohlschmeckend.
Mit ihnen kann man mühelos »so nebenbei« am Tag 1000 bis
1500 kcal zusätzlich zu sich nehmen.

Daneben können während einer Chemotherapie am Magen-Darmtrakt
auch echte entzündliche Nebenwirkungen wie **Schleimhautschwellun-
gen und Geschwüre** auftreten. Diese machen sich besonders unangenehm im Mund mit einer Entzündung von Zunge und Mundschleimhaut
oder Speiseröhre bemerkbar. Die Beschwerden können dazu führen, dass
der Kranke trotz guten Appetits nichts essen kann, weil jede Nahrungs-
aufnahme und jedes Schlucken mit starken Schmerzen verbunden ist.

Diese Nebenwirkungen treten insgesamt selten auf, häufiger sind sie unter der Behandlung mit Methotrexat und 5-Fluorouracil, das jedoch bei der Behandlung von Leukämien kaum verwendet wird. Bei einer leichten Schleimhautentzündung des Mundes wirken Mundspülungen mit einem starken, selbst gekochten Kamillentee sehr gut lindernd. Auch Spülungen mit Betaisodona Mundantisepticum, das man je nach Geschmack im Verhältnis 1 : 4 bis 1 : 8 (1 Teil Betaisodona + 3 bis 7 Teile Wasser) verdünnen muss, wirken sehr gut schmerzlindernd und beugen einer zusätzlichen Infektion der entzündeten Schleimhaut mit Bakterien, Pilzen oder Viren vor. Kommt es trotz dieser Maßnahmen zur Ausbildung von Aphthen (kleine, schmerzhafte Schleimhautdefekte), muss konsequent mit Betaisodona gespült werden. Lindernd wirkt auch ein zusätzliches Betupfen der Aphthen mit konzentrierter Kamillosan-Lösung oder mit Helago-Öl. Bei sehr starker Infektion der Mundschleimhaut mit Herpes-Viren muss eventuell eine Behandlung mit Aciclovir-Tabletten erwogen werden. Pilzinfektionen der Mundschleimhaut – meist Mundsoor durch Candida-Hefen – und der Speiseröhre sprechen meist gut an auf Mundspülungen mit und Einnahme von Nystatin- (z. B. Moronal) oder Amphotericin-B-Lösung oder -Lutschtabletten (z. B. Ampho-Moronal). Nur bei stärkeren Immundefekten ist eine Behandlung der Pilzinfektion mit Tabletten (z. B. Sempera, Diflucan) notwendig. Selbstverständlich müssen die hier erwähnten Medikamente von Ihrem behandelnden Arzt verordnet und in ihrer Anwendung überwacht werden.

Hin und wieder treten auch **Geschmacksstörungen** auf: »Alles schmeckt wie nasse Pappe«. Da jedoch meistens die Qualitäten Süß, Sauer, Bitter und Salzig noch unterschieden werden können, dürfte es sich häufig eher um eine Störung des Geruchssinns handeln. Doch werden von den Patienten Geruchsstörungen nur selten angegeben – wahrscheinlich, weil sie nicht als besonders unangenehm empfunden werden. Diese Störungen bilden sich jedoch nach Ende der Therapie in der Regel wieder zurück.

Häufiger kommt es auch zu **Durchfällen (Diarrhöen)**. Für diese gilt – wie für das Erbrechen –, dass sie durchaus auch eine psychovegetative Ursache haben können, also psychogen über das vegetative (unwillkürliche) Nervensystem ausgelöst sein können. Sie bessern sich meistens von selbst nach dem Ende des Behandlungszyklus. »Stopfende« Nahrungsmittel, wie Schokolade, schwarzer Tee, roher, auf einer Glasreibe geriebener Apfel und Bananen können aber hilfreich sein. Wichtig ist bei anhaltendem Durchfall – wie auch beim Erbrechen – eine ausreichende Salz- und Flüssigkeitszufuhr. Durchfälle, die nur über einen oder zwei Tage anhalten, sind kein Grund zur Beunruhigung, dauern sie jedoch länger oder finden sich Blut- oder größere Schleimhautbeimengungen im Stuhl, muss nach einer organischen Ursache gesucht werden. Hier muss man zunächst einmal an unspezifische Schleimhautentzündungen des Darmes, hervorgerufen durch Zytostatika oder – gerade bei Patienten mit einem Immundefekt unter Zytostatikabehandlung – an bakterielle oder auch durch Pilze (z. B. *Candida albicans*) verursachte Infektionen denken. Zur diagnostischen Klärung ist dann oft eine Stuhlkultur (Untersuchung des Stuhls auf pathogene Keime und Pilze) oder/und eine Koloskopie (Dickdarmspiegelung) erforderlich. Während bakterielle Darmentzündungen (auch mit Salmonellen) oft nicht mit speziellen Antibiotika behandelt werden müssen – der Durchfall selbst ist oft schon die beste Therapie des Durchfalls –, ist eine solche Behandlung bei Leukämiekranken, bei denen zumeist auf Grund ihrer Erkrankung und der Zytostatikatherapie eine Abwehrschwäche besteht, doch notwendig.

Gelegentlich tritt unter einer zytostatischen Behandlung (z. B. mit Vincristin oder Bleomycin) eine durch diese Medikamente bedingte **Verstopfung (Obstipation)** auf. Meistens genügt es schon diese zu lindern oder zu vermeiden, wenn man sich ballaststoffreich ernährt, zum Beispiel mit Vollkornprodukten, Haferflocken, Obst, vor allem auch Trockenobst, Gemüse, Weizenkleie und geschroteten Leinsamen, die gut mit Joghurt eingenommen werden können. Doch ist zu beachten, dass Ballaststoffe nur dann ihre volle, den Stuhlgang regulierende Wirkung entfalten können, wenn man auch reichlich dazu trinkt. Außerdem haben sie oft so unangenehme Nebenwirkungen wie Blähungen, die aber gut mit Kümmeltee, mit Lefax- oder Sab simplex-Tabletten zu behandeln sind. Bei anhaltender Verstopfung können auch leichte Abführmittel wie Milchzucker (aus dem Reformhaus) und seine Derivate (Lactulose oder Bifiteral) oder Quellstoffe (z. B. Mucofalk) eingenommen werden. Man sollte sich aber vor stärkeren, auch pflanzlichen Abführmitteln (z. B. Sennesblätterprodukten) hüten: Ihr therapeutischer Erfolg beruht nämlich auf einer Reizung oder sogar einer Entzündung der Darmschleimhaut. Dadurch kommt es in der Folge mit der starken Flüssigkeitsausscheidung über den Darm zu einem Kaliumverlust, der dann von sich aus wieder zu einer Obstipation führen kann. Am besten fragen Sie immer Ihren Arzt, bevor Sie derartige Medikamente nehmen.

Knochenmark

Da, wie wir oben schon erfahren haben, alle, insbesondere aber die sich schnell teilenden Körperzellen durch eine zytostatische Behandlung geschädigt werden, kommen die unerwünschten Wirkungen der Zytostatika besonders stark in Veränderungen des Blutbilds zum Ausdruck als Folge einer – oft nur vorübergehenden – Schädigung des Knochenmarks. Besonders betroffen sind davon die Leukozyten und die Thrombozyten. Oftmals zwingt sogar eine medikamentenbedingte Leuko- oder Thrombozytopenie zur Verschiebung eines Therapiezyklus, zu einer Dosisverminderung der Zytostatika oder gar zum Therapieabbruch. Da aber gerade Leukämien mit Thrombozytopenie und gelegentlich auch mit einer Leukozytopenie einhergehen, gehört oft viel Erfahrung und Fingerspitzengefühl dazu, zu erkennen, ob die Zytopenie krankheits- oder therapiebedingt ist. Mitunter hilft hier nur die zytologische und/oder histologische Untersuchung des Knochenmarks zur letztendlichen Klärung dieser Frage. Für die Fortführung einer Chemotherapie ist sie oft von elementarer Wichtigkeit.

Symptome, die auf eine Leukozytopenie, besonders eine Granulozytopenie, hinweisen können, sind – oft hohes – Fieber und bakterielle Entzündungen der Mundschleimhaut. Sie treten aber meist erst auf, wenn die Granulozytenzahl deutlich unter 1000/µl abgefallen ist. Nasenbluten oder petechiale (flohstichartige) Blutungen besonders an den Unterschenkeln deuten auf eine erhebliche Thrombozytopenie (meist unter 10 000 bis 20 000/µl) hin. Müdigkeit, Abgeschlagenheit und Atemnot, besonders bei körperlichen Belastungen (Treppensteigen), sowie eine Blässe der Haut und Schleimhäute – gut sichtbar an den Bindehäuten der Augenlider – können Zeichen einer Anämie sein.

Was kann bei einer Schädigung des Knochenmarks getan werden?
Bei einer **Leukozytopenie** muss sich der Kranke besonders vor Infektionen schützen, zum Beispiel sollte er Menschenansammlungen (wie Straßenbahn, Kaufhaus) und klimatisierte Räume, in denen die verbrauchte Luft immer wieder umgewälzt, gefiltert (?) und – je nach Jahreszeit – gekühlt oder angewärmt sind, meiden. Gelegentlich ist es sogar unvermeidlich, dass Antibiotika prophylaktisch (vorbeugend) gegeben werden müssen, um eine ernste Gefährdung des Kranken durch eine Infektion zu vermeiden. Aufwändig und nur von vorübergehender Wirkung sind Transfusionen von HLA-identischen Granulozyten.

Bei Leukämie-Patienten und anderen Patienten mit lang dauernder Neutropenie kann eine vorbeugende Isolierung zur Infektionsprophylaxe in einem Einzelzimmer, das mit gefilterter Luft versorgt ist, in Betracht kommen. Angehörige und Personal sollen den Raum nur nach sorgfältiger Händedesinfektion mit Mundschutz und steriler oder frischer Kleidung betreten. Lebensmittel sollen in diesen Räumen nicht offen gelagert werden.

Eine **Granulozytopenie** kann neuerdings auch mit gentechnisch hergestellten (rekombinanten) Wachstumsfaktoren (s. S. 75 f) behandelt werden, besonders mit G-CSF, das unter den Handelsnamen Neupogen oder Granocyte im Handel ist. Frühere Befürchtungen, dass durch die Gabe von Wachstumsfaktoren auch noch verbliebene Leukämiezellen zum Wachstum stimuliert werden, da sie auch CSF-Rezeptoren tragen und möglicherweise stimulierbar sein können, konnten bisher nicht bestätigt werden. Doch ist diese Frage auch ein Untersuchungsthema bei Leukämie-Therapiestudien. Auch durch die Gabe von Glukokortikoiden (Kortison) kann schon in relativ niedriger Dosierung die Granulozytenzahl im Blut angehoben werden.

Bei einer **Thrombozytopenie** – eine merklich vermehrte Blutungsneigung besteht im Allgemeinen bei einer Thrombozytenzahl von weniger als 50 000/µl, bedrohlich sind auf jeden Fall Thrombozytopenien unter 20 000/µl – ist jede Blutung ein gefährliches Risiko, das unbedingt vermieden werden muss. Insofern sollte der Kranke sorgsam mit Handwerkszeug, auch Messern und Ähnlichem umgehen und – so weit das überhaupt geht – Unfälle vermeiden: Leben Sie risikoarm. Bei lange anhaltenden starken Thrombozytopenien müssen Transfusionen mit Thrombozyten von möglichst HLA-identischen Spendern durchgeführt werden. Die Blutungsgefährdung kann auch bei sehr niedrigen Thrombozytenzahlen durch Einnahme von Glukokortikoiden vermindert werden.

Bei einer **Anämie** müssen Sie sich schonen und körperliche Tätigkeiten nur dann ausführen, wenn Sie sich dazu in der Lage fühlen. Andererseits gibt es seit einigen Jahren Empfehlungen, die Kranken mit einer chronischen Blutarmut ein regelmäßiges, wohl dosiertes körperliches Training vorschreiben, um auf diese Weise die körpereigenen Stimuli der Blutbildung anzuregen. Manche Patienten, besonders ältere, die auch an einer Herzschwäche oder Durchblutungsstörungen leiden, benötigen schon früher Bluttransfusionen, etwa bei einem Hb von 9 g/dl; andere fühlen sich bei einem Hb von 7 g/dl noch relativ wohl und leistungsfähig: So tapezierte eine unserer Patientinnen, eine junge Frau, die an einer akuten myeloischen Leukämie erkrankt war, ihre Küche, als sie einen Hb von 7,2 g/dl hatte. Dieses Beispiel soll zeigen, dass gerade bei der Anämie die Toleranzschwelle individuell sehr unterschiedlich ist, sodass generelle Empfehlungen kaum möglich sind. Meiner Ansicht nach sollte einerseits mit Bluttransfusionen nicht gegeizt werden, um die Lebensqualität dadurch zu verbessern; andererseits sollte man das Risiko unerwünschter Begleiterscheinungen (z. B. Unverträglichkeiten) und Folgen (z. B. Hepatitis) bei der Indikationsstellung für die Gabe von Fremdblut mit einkalkulieren, auch wenn diese Risiken durch entsprechende Voruntersuchungen und Sicherheitsmaßnahmen während der Transfusion immer geringer werden: Ein Restrisiko kann trotz aller Vorsichtsmaßnahmen nie ausgeschlossen werden.

Haarausfall

Der Verlust der Körperbehaarung (Alopezie), insbesondere der Kopfhaare ist wohl die bekannteste Nebenwirkung der Chemotherapie und wird von den meisten Patienten wegen seiner entstellenden Wirkung besonders gefürchtet. Er tritt bei den verschiedenen Zytostatika, meist auch in Abhängigkeit von der Dosierung, in unterschiedlicher Häufigkeit und Stärke und oft erst beim zweiten oder dritten Therapiezyklus auf. Leider gibt es gegen ihn kein besonders wirksames vorbeugendes oder Gegenmittel. Manchmal hilft es, wenn man während der Chemotherapie eine Kältekappe trägt. Sie wird etwa eine halbe Stunde vor Beginn der Behandlung auf dem Kopf befestigt und soll noch einige Zeit nach den Injektionen getragen werden. Durch die Kälte – die Kappe wird im Tiefkühlschrank »aufgeladen« – wird der Stoffwechsel in der Kopfhaut verlangsamt, wodurch die Schädigung der Haarwurzelzellen durch die Zytostatika vermindert wird. Eine Wirkung dieser Maßnahme tritt nicht bei der Applikation aller zytostatischer Medikamente ein. Sie ist nur zu erwarten, wenn die Medikamente innerhalb eines kurzen Zeitraums als Spritze oder Kurzinfusion gegeben werden.

Auch die Einnahme von Gelatine-haltigen Kapseln (in der Apotheke unter dem Handelsnamen Pantovigar als Medikament oder im Reformhaus erhältlich) verlangsamt gelegentlich den Haarausfall oder fördert das Nachwachsen der Haare.

Kommt es dennoch zum Verlust der Kopfhaare, kann aus kosmetischen oder psychologischen Gründen eine Perücke verordnet werden, deren

Kosten in der Regel von den Krankenkassen übernommen werden. Es empfiehlt sich, diese Anschaffung schon frühzeitig, bei den ersten Anzeichen von Haarausfall, zu beantragen, damit der Friseur oder Perückenmacher die Ersatzhaare nach Ihrer Frisur und Haarfarbe herstellen kann. Meistens wird nur so das Ergebnis kosmetisch befriedigend und niemand bemerkt, dass Sie eine Perücke tragen.

Beruhigend ist es zu wissen, dass schon relativ kurze Zeit nach dem Ende der Chemotherapie die Haare wieder nachwachsen – wie manche Patienten berichten – sogar schöner, voller und fester als vorher.

Nieren und Blase

Da bei jeder erfolgreichen zytostatischen Behandlung Zellen zerstört werden, kommt es fast regelmäßig im Verlauf der Therapie zu einem Anstieg der Harnsäure im Serum, einem Abbauprodukt der Nukleotide des Zellkerns, das über die Nieren ausgeschieden wird. Dadurch ergibt sich die Gefahr einer Verstopfung der Nierenkanälchen durch Harnsäurekristalle, wodurch es zu einem Nierenversagen und zur Bildung von Nierensteinen kommen kann, die, wenn sie sich im Harnleiter festsetzen, zu Nierenkoliken und einer Harnstauungsniere führen können.

Um diese Komplikationen zu vermeiden, ist es wichtig, dass der Patient während einer Chemotherapie viel trinkt (zwei bis vier Liter Flüssigkeit pro Tag). Nützlich kann es eventuell auch sein, Säure in Form von Zitronensaft oder in der Salatsauce zu sich zu nehmen, weil damit der Urin angesäuert wird und die Harnsäure nicht so leicht auskristallisiert. Den gleichen Effekt hat die Einnahme von Uralyt-Pulver.

Auch hat sich die Verordnung von Allopurinol (wie Zylorik, Uripurinol) zur Senkung des Harnsäurespiegels im Blut und damit der Harnsäureausscheidung im Urin als sinnvoll erwiesen. Allopurinol hemmt die Bildung von Harnsäure und die stattdessen ausgeschiedenen Stoffwechselprodukte (Oxypurine) lagern sich nicht in den Nieren ab und bilden keine Steine. Unabhängig von diesen durch Harnsäure hervorgerufenen Nierenschädigungen können einige Zytostatika unmittelbar Nierenschäden hervorrufen. Am bekanntesten ist das bei Platinverbindungen (Cisplatin und Carboplatin). Um diese Nierenschäden zu vermeiden, soll vor und nach Infusion dieser Mittel eine »forcierte Diurese« durchgeführt werden: Das sind Infusionen mit einer größeren Menge von Kochsalz- und Zuckerlösungen versetzt mit Harn treibenden Medikamenten (Furosemid wie etwa Lasix und/oder Mannit) und – zur Vermeidung von Elektrolytstörungen – mit Kaliumchlorid (KCl) und Magnesiumsalzen. Aber auch andere Zytostatika (z. B. Zyklophosphamid, Methotrexat, BCNU und CCNU) können dosisabhängig Nierenschäden verursachen. Deshalb sind während jeder zytostatischen Behandlung häufige Kontrollen der Nierenwerte im Serum (Kreatinin und Harnstoff) und des Urins unabdingbar. Trotz aller dieser Maßnahmen bleibt es dem Patienten nicht erspart, während jeder Chemotherapie viel Flüssigkeit zu sich zu nehmen.

Auch Blasenentzündungen sind während einer zytostatischen Behandlung keine Seltenheit. Sie haben ihre Ursache in bakteriellen Infektionen infolge der allgemeinen Abwehrschwäche oder toxischer Schädigung der Blasenschleimhaut durch bestimmte Zytostatika, vor allem durch Ifosfamid (Holoxan) und Zyklophosphamid (z. B. Endoxan). Gerade dabei kann es auch zu einer Blutausscheidung im Urin kommen. Für den Patienten ist es sehr wichtig, dass er bei den ersten Anzeichen einer Blasenentzündung (Brennen beim Wasserlassen, übermäßig häufiger Harndrang mit jeweils auffallend kleinen Portionen und eventuell blutiger Urin) seinen behandelnden Arzt auf diese Beschwerden hinweist.

Keimdrüsen

Auch Ovarien und Hoden werden durch eine zytostatische Behandlung, besonders durch die heute fast üblichen Polychemotherapien, oft geschädigt: Die primären Geschlechtshormone Östradiol und Testosteron sinken ab. Die durch diesen Hormonmangel hervorgerufenen Symptome entsprechen denen, wie sie auch durch psychische Stressreaktionen verursacht sein können: Bei vielen Frauen kommt es zum Ausbleiben der Regel, bei Männern werden weniger oder keine befruchtungsfähigen Samenzellen mehr gebildet; häufig ist auch die Libido, der Wunsch nach Zärtlichkeit und Sexualität, vermindert. Bei jüngeren Patienten können sich diese Störungen nach Beendigung der Chemotherapie wieder mehr oder weniger vollständig zurückbilden.

Da alle Zytostatika auch die Ei und Samen produzierenden Zellen schädigen, können, falls es während oder nach einer zytostatischen Behandlung zu einer Befruchtung kommt, kindliche Missbildungen auftreten. So behandelte Kranke sollen daher während und mindestens fünf Jahre nach einer Chemotherapie auf die Zeugung von Kindern verzichten. Vor Beginn einer Chemotherapie muss bei Frauen im gebärfähigen Alter eine Schwangerschaft ausgeschlossen werden. Es ist auch zu empfehlen, dass sie in dieser Zeit Ovulationshemmer einnehmen, obwohl durch die Hor-

monstörungen die Ausreifung befruchtungsfähiger Eizellen eher un-
wahrscheinlich ist. Diese im Rahmen der Kontrazeption orale Zufuhr
von Östrogen hat auch den positiven Nebeneffekt, dass die durch den
therapiebedingten Hormonmangel hervorgerufenen Wechseljahr-ähnli-
chen Beschwerden vermindert werden oder sogar ganz verschwinden.
Erkrankte Männer sollten sich vor Beginn der Chemotherapie überlegen,
ob sie nicht Samenflüssigkeit in einer Samenbank einfrieren lassen
wollen, wenn die Familienplanung noch nicht abgeschlossen ist.

Letztendlich ist es bei diesen sexuellen Störungen – egal ob ihre Ursache
in der Chemotherapie oder in der Psyche des Kranken oder in beidem zu
sehen ist – wichtig, dass die/der Kranke und ihr/seine Partner/in sie als
gegeben hinnehmen und sich nicht dadurch noch zusätzlichen Stress –
und erwartungsgemäß auch Frustrationen – aufbürden, indem man mit
Gewalt dagegen angeht.

Nervensystem

Die häufigste und leichteste Auswirkung von Zytostatika auf das Nervensystem ist die oben schon besprochene Reizung des Brechzentrums im
Gehirn.

Einige Zytostatika, besonders Vinca-Alkaloide (an erster Stelle Vincristin),
führen zu einer **Polyneuropathie**, einer Schädigung der peripheren
Nerven. Die Beschwerden beginnen meist mit einem leichten Kribbeln
in den Fingerspitzen oder Zehen, später kommt es dann zu einer Störung
der Feinsensibilität, sodass es beispielsweise schwierig ist, einen kleine-
ren Gegenstand aufzuheben und ohne Hilfe der Augen zu erkennen oder
ein Hemd zuzuknöpfen, weil man den Knopf nicht richtig fühlt. Auch das
Gehen kann bei fortgeschrittener Symptomatik erheblich gestört sein.
Bei den ersten Anzeichen einer Neuropathie sollte das wahrscheinlich
verursachende Medikament abgesetzt und durch ein anderes, nicht oder
weniger neurotoxisches ersetzt werden. Danach bessern sich die Beschwerden meist sehr langsam – doch kann dieser Regenerationsprozess
durch hoch dosierte Gaben von Vitamin B_1 (weniger sicher auch Vitamin B_6 und B_{12}) in Form von Tabletten oder Spritzen beschleunigt werden. Wichtig für den Patienten ist es aber, dass er die ersten (mutmaß-
lichen) Anzeichen einer Polyneuropathie seinem Arzt berichtet, damit er
dann die richtigen Konsequenzen einleiten kann.

Atmungsorgane

Manche Zytostatika (z. B. Myleran und Bleomycin) können zu einer Bindegewebsbildung oder -vermehrung in den Lungen führen. Dadurch wird der Gasaustausch in den Lungen, also die Aufnahme von Sauerstoff (O_2) aus der Atemluft durch das Blut und die Abgabe von Kohlendioxid (CO_2) in die Atemluft behindern. In fortgeschrittenem Zustand kann das zu einer, besonders bei körperlicher Belastung, störenden Atemnot führen. Das verursachende Medikament muss dann möglichst sofort abgesetzt werden. Außerdem kann durch eine Gabe von Glukokortikoiden in höherer Dosierung versucht werden, den Fibrosierungsprozess zu stoppen. Weiterhin sollte durch eine gezielte Atemgymnastik die noch vorhandene Atemkapazität aktiviert und gesteigert werden.

Herz

Einige Zytostatika (vor allem die Anthrazykline Adriblastin und – in geringerem Maße – Daunoblastin) können den Herzmuskel schädigen und eine schwere Herzinsuffizienz (Herzschwäche) und eventuell auch Herzrhythmusstörungen auslösen. Da das Risiko einer Herzschädigung mit zunehmender Dosis wächst, gilt für diese Medikamente eine Höchstgesamtdosis, die nicht oder nur unter strenger Abwägung von Nutzen und Risiko überschritten werden darf. Auch bei älteren Patienten, die schon ein vorgeschädigtes Herz haben, sollte die Indikation zur Gabe dieser Medikamente sehr eng gestellt werden.

Die Behandlung mit ionisierenden Strahlen

Die Strahlentherapie wird hier nur deshalb an zweiter Stelle erwähnt, weil sie – neben chirurgischer und Chemotherapie – zu den drei tragenden Säulen in der Behandlung von Karzinomen gehört. Bei der Behandlung von Leukämien hat sie, wie auch die chirurgische Therapie, eine nur untergeordnete Bedeutung.

Die Behandlung mit ionisierenden Strahlen kann im Prinzip auf zweierlei Weise erfolgen:

1. durch Bestrahlung von außen durch die intakte Haut (perkutan) mit Spezialgeräten, die elektromagnetische Strahlen oder Teilchenstrahlen (Korpuskularstrahlen) aussenden, oder
2. durch Bestrahlung von innen nach Injektion eines radioaktiven Isotops.

Die Bestrahlung

Grundtyp der elektromagnetischen Strahlen sind die Röntgenstrahlen, wobei die Bestrahlung mit klassischen Röntgenstrahlen im therapeutischen Bereich der modifizierten Therapie mit ultraharten Strahlen gewichen ist. Häufiger werden gegenwärtig Strahlentherapien mit den sehr energiereichen γ-Strahlen durchgeführt, wie sie beispielsweise von radioaktivem Kobalt und Cäsium abgegeben werden. Korpuskularstrahlen sind α- oder β-Strahlen, wie sie beim Zerfall von radioaktiven Substanzen entstehen, oder Neutronen- oder Elektronen-Strahlen, die mit Linearbeschleunigern oder Neutronengeneratoren erzeugt werden. Maßeinheit der radioaktiven Bestrahlung ist 1 Gray (Gy), wobei therapeutische Dosierungen etwa zwischen 20 und 50 Gy Herddosis (gemessen bzw. berechnet für das Ziel der Bestrahlung, z. B. den Tumor) liegen. Die Strahlenart wird nach Lage und Sitz des zu bestrahlenden Krankheitsherdes gewählt. γ- und Röntgenstrahlen sind hart und dringen tief in den Körper ein. α- und β-Strahlen sind weich und haben nur geringe Penetranz.

Bei der Leukämiebehandlung gibt es – wie oben schon angedeutet – nur wenige Indikationen für den Einsatz einer Strahlentherapie:

– zur Vermeidung eines Befalls der weichen Hirnhäute bei der **ALL** (meningiosis leucaemica) und
– zur Behandlung eines solchen bei der **AML** wird eine Schädelbestrahlung durchgeführt;
– vor einer Knochenmarktransplantation muss der Patient außer einer hoch dosierten Chemotherapie eine Ganzkörperbestrahlung zur Zerstörung der blutbildenden Gewebe über sich ergehen lassen (s. S. 80);
– bei der **CML** kann unter bestimmten Voraussetzungen eine Bestrahlung der Milz oder meist sehr schmerzhafter Knochentumore (s. S. 116),
– bei der **CLL** ebenfalls eine Milzbestrahlung oder die Strahlenbehandlung großer, störender Lymphknotenpakete indiziert sein.

Die akuten Nebenwirkungen einer Strahlenbehandlung beschränken sich zumeist auf das Bestrahlungsfeld und sind abhängig von der appli-

zierten Strahlendosis. Fast immer kommt es im Bereich der Strahlenfelder zu einer sonnenbrandartigen Hautreizung mit Rötung, leichter
Schwellung und verstärkter Pigmenteinlagerung (Braunfärbung). Diese
Bereiche dürfen während der Bestrahlung nicht gewaschen werden –
eine Einschränkung, die für bestimmte Körperregionen von vielen Patienten als sehr unangenehm empfunden wird, sondern sollen zweckmäßigerweise mit entzündungshemmendem Puder (z. B. Azulon- oder
Ro-Derm-Puder) mehrmals täglich behandelt werden. Bei größeren Bestrahlungsfeldern kann es kurze Zeit (eine bis zwei Stunden) nach der
Bestrahlung zu Allgemeinreaktionen wie Müdigkeit, Abgeschlagenheit
oder leichteren Kopfschmerzen kommen, die als Strahlenkater bezeichnet werden. Diese Beschwerden klingen zumeist nach kurzer Zeit wieder
ab. Im Übrigen entsprechen die Nebenwirkungen denen, die bei einer
Chemotherapie auftreten, wenn die entsprechenden Organe mit im Bestrahlungsbereich liegen.

Eine Bestrahlung des Kopfes führt zum Haarausfall im Bereich des Strahlenfeldes. Da bei den akuten Leukämien – falls erforderlich – der ganze
Kopf bestrahlt wird, muss der Kranke mit einem totalen Ausfall der
Kopfbehaarung rechnen, wenn diese nicht schon vorher bei der Chemotherapie verloren wurde. In Abhängigkeit von der verabreichten Strahlen-Gesamtdosis regenerieren sich die Haarwurzelzellen wieder nach
einer mehr oder weniger langen Zeit, bei Dosen wie sie bei den akuten
Leukämien angewandt werden, dauert es etwa zwei bis drei Monate, bis
die Haare wieder zu wachsen beginnen. Da bei der Kopfbestrahlung
vorbeugende Maßnahmen wie die Anwendung der Kältehaube nicht in
Betracht kommen, kann man versuchen die Regenerationszeit der Haare
wie auf Seite 67 beschrieben durch die Einnahme von Gelatinekapseln
(Pantovigar Kapseln oder aus dem Reformhaus) zu beschleunigen. Durch
die Bestrahlung im Bereich des Kopfes oder des Halses (z. B. bei großen,
störenden Lymphknoten im Verlauf lymphatischer Leukämien) kann es
auch zu einer vorübergehenden Schädigung der Speicheldrüsen und der
Mund- und Rachenschleimhaut kommen. Diese machen sich unangenehm mit Mundtrockenheit, dem Bedürfnis, dauernd trinken zu müssen
und eventuell auch Geschmacksstörungen bemerkbar. Diese Beschwerden bilden sich nach einiger Zeit wieder zurück. Bis dahin kann man
versuchen die Mundtrockenheit durch Lutschen von sauren Bonbons
oder durch Spülen des Mundes mit Kamillen- oder Salbeitee erträglich
zu halten. Auch gibt es in Apotheken Sprays mit künstlichem Speichel
(wie Glandosane), die vorübergehend Linderung verschaffen.

Bei einer Strahlung im Bereich des Bauches, zum Beispiel von Milz oder Lymphknotenpaketen im Bauchraum, kann es wiederum in Abhängigkeit von der Größe des Strahlenfeldes und der Strahlendosis zu einer mehr oder weniger umschriebenen Schädigung der Darmschleimhaut und damit zu Durchfällen kommen. Dabei gelten die gleichen Maßnahmen, wie sie auf Seite 61 ff beschrieben werden. Oft hilft hier auch die Einnahme von Perenterol-Kapseln (ein Präparat aus nicht pathogenen Hefepilzen) oder kleine Einläufe mit Colifoam-Schaum, wenn die Schädigung der Darmschleimhaut im Enddarm oder dem letzten Drittel des Dickdarms (Colon sigmoideum und Ende des Colon descendens) liegt. Aber auch diese Schädigung bildet sich im Laufe der Zeit zurück.

Bestrahlungen am Brustkorb müssen in erster Linie im Bereich des Mittelfells (Mediastinum) durchgeführt werden, da hier viele Lymphknoten liegen. Diese können bei einer starken Vergrößerung die zum Herz führenden Blut- oder die Lymphgefäße im Brustraum blockieren. Bei Bestrahlungen dieser Region wird oft die Schleimhaut der Speiseröhre in Mitleidenschaft gezogen. Dies führt zu mehr oder weniger starken Schluckbeschwerden, die so heftig sein können, dass der Kranke vorübergehend auf passierte oder gar flüssige Nahrung angewiesen ist. Auch hier haben sich die oben schon erwähnten flüssigen Fertignahrungen (s. S. 172 ff) bewährt.

Die stärksten subjektiven und objektiven Nebenwirkungen treten bei der Knochenmarktransplantation auf, zu deren Vorbereitung eine sehr hoch dosierte Chemo- und Strahlenbehandlung durchgeführt wird. Welche Maßnahmen dagegen ergriffen werden, soll in dem Kapitel über die Knochenmarktransplantation (s. S. 81 ff) besprochen werden.

Die Behandlung mit Radioisotopen

Bei der »Strahlentherapie von innen« werden je nach Indikation unterschiedliche radioaktive Substanzen intravenös oder lokal injiziert – bei einer Beteiligung des Bauch- oder Rippenfells an einer malignen Erkrankung beispielsweise in den Bauch- oder Brustraum. Die häufigste Isotopen-Behandlung in der Hämatologie war die vor etwa zwei Jahrzehnten viel benutzte, heute von anderen Therapiemöglichkeiten in den Hintergrund gedrängte Behandlung mit radioaktivem Phosphor (^{32}P) bei Vorliegen einer der myeloproliferativen Erkrankungen (s. S. 129 ff). Der radioaktive Phosphor reichert sich nach der Injektion vorwiegend im Knochenmark, aber auch in Leber und in Lymphknoten an. Er wird von sich dort teilenden Zellen aufgenommen, die er dann zerstrahlt. Die Kunst dieser Behandlung liegt dabei darin, die benötigte Strahlenmenge (gemessen in Millicurie = miCi oder Megabecquerel = MBq) richtig zu dosieren, sodass gesunde Zellen weitgehend geschont werden oder bei der Polycythaemia vera (s. S. 130 f) nur so viel Vorstufen roter Blutkörperchen untergehen, dass ein annähernd normales Blutbild resultiert. Der volle therapeutische Effekt kann erst nach zwei bis drei Monaten beurteilt werden. Beim Ausbleiben des Erfolgs kann eine erneute Injektion eventuell mit einer etwas höheren Dosis gegeben werden.

Da die Strahlenbelastung bei der Radioisotopentherapie verglichen mit der Ganzkörperröntgenbestrahlung relativ gering ist, sind kurzfristig bei dieser Form der Strahlentherapie kaum Nebenwirkungen zu erwarten, während langfristig wegen der krebserregenden Potenz dieser Substanz Sekundärkarzinome oder infolge einer Schädigung des Knochenmarks eine Osteomyelofibrose (s. S. 131 f) entstehen können. Bei jungen Patienten wird daher die Indikation zu dieser Form der Behandlung sehr eng gestellt. Man wird sich für sie nur dann entscheiden, wenn alle anderen Therapiemöglichkeiten ausscheiden.

Behandlung mit Zytokinen

Zytokine sind hormonartige Stoffe, die Informationen zwischen den Zellen des blutbildenden und des lymphatischen Systems vermitteln. Ihre Funktion wird auf Seite 181 f eingehender beschrieben. Seit es möglich wurde, diese Stoffe gentechnologisch in größerem Umfang als rekombinante Wachstumsfaktoren oder Zytokine zu produzieren, haben sich Hoffnungen daran geknüpft, mit ihnen eine sanfte Ergänzung oder gar Alternative zur zytostatischen Behandlung an die Hand zu bekommen. Diese Hoffnungen haben sich bislang nicht oder nur in geringem Umfang erfüllt.

Bei der Behandlung hämatologischer und onkologischer Erkrankungen wurden zwar schon fast alle bisher zur Therapie verfügbaren Zytokine erprobt, befriedigende Ergebnisse hat man aber nur mit Interferonen in der Behandlung von Leukämien und verwandten Erkrankungen erzielt.

Die **Wachstumsfaktoren** G-CSF (Granocyte, Neupogen) und GM-CSF (Leukomax) erwiesen sich zur Verkürzung der neutropenischen Phase im Verlauf zytostatischer Therapien als wirksam, wodurch ganz allgemein die zytostatischen Behandlungsmöglichkeiten verbessert wurden: Neutropenien sind nicht mehr der limitierende Faktor der Chemotherapie.

Erythropoetin, ein in der Niere gebildetes Hormon, ist der am längsten bekannte Wachstumsfaktor. Es stimuliert die Erythrozytopoese. Nachdem die Möglichkeit besteht, es gentechnologisch in größeren Mengen herzustellen, wird es auch vermehrt zur Behandlung der Anämie bei hämatologischen Erkrankungen und nach Chemotherapie eingesetzt. Es wird unter den Handelsnamen Erypo und NeoRecormon vertrieben.

Thrombopoetin (TPO), das die Thrombozytopoese stimuliert und inzwischen auch mit modernen Verfahren in großen Mengen produziert werden kann, ist derzeit noch in klinischer Erprobung im Rahmen der Behandlung der therapiebedingten Thrombozytopenie.

Interferone sind Stoffe, die im Körper von (beispielsweise) durch Antigene aktivierten Zellen gebildet werden und bei der Auslösung und Aufrechterhaltung einer Abwehrreaktion wichtige Funktionen haben. Alpha-Interferon (IFN-α) wird von Makrophagen, Beta-Interferon (IFN-β) von Fibroblasten (Bindegewebszellen) und Gamma-Interferon (IFN-γ) von aktivierten T-Lymphozyten gebildet. Diese sind zusammen mit anderen Zytokinen dafür verantwortlich, dass wir uns auch bei banalen Infekten wie bei einer Erkältung so schlecht und abgeschlagen fühlen und erhöhte Temperatur oder gar Fieber haben.

Von den verschiedenen Interferonen hat bisher vor allem das IFN-α (Intron, Roferon) bei einigen wenigen Indikationen die erwarteten Hoffnungen erfüllt: Es zeigt bei der Haarzell-Leukämie (s. S. 126 f) und bei der primären oder essenziellen Thrombozythämie (PTH, s. S. 129 f) eine Ansprechrate von über 75 Prozent, bei der chronischen myeloischen Leukämie (CML, s. S. 124) von 70 bis 80 Prozent und einigen niedrigmalignen Non-Hodgkin-Lymphomen (s. S. 133 ff) von bis zu 70 Prozent; auch einige solide Tumoren (echte Krebserkrankungen), von denen hier nicht die Rede sein soll, reagieren recht gut. Bei Kranken mit einer chronischen lymphatischen Leukämie und akuten myeloischen Leukämie ist die Ansprechrate mit unter 40 Prozent eher bescheiden. IFN-γ (Immukin) kann bei einem Versagen der Behandlung mit IFN-α auch bei der chronischen myeloischen Leukämie versucht werden.

Interferone müssen anfangs meist täglich und später mehrfach pro Woche unter die Haut (subcutan, s. c.) injiziert werden, was viele Patienten selbst lernen können. Zur Vermeidung stärkerer Nebenwirkungen, an die man sich während der Behandlung gut gewöhnen kann, beginnt man meist mit einer niedrigen Dosierung, die dann gesteigert wird. Auch kommt es seltener zu Nebenwirkungen, wenn die Injektion abends vorgenommen wird.

An Nebenwirkungen treten meist grippeähnliche Beschwerden auf: erhöhte Temperatur, seltener hohes Fieber, Müdigkeit, Abgeschlagenheit, Kopf-, Glieder- und Gelenkschmerzen. Aber auch neurologische Symptome wie Empfindungsstörungen und psychische, wie beispielsweise depressive Verstimmung, können beobachtet werden. Meist bessern sich diese Beschwerden nach einiger Zeit oder sie verschwinden ganz. Nur selten zwingen die Nebenwirkungen zum Abbruch der Behandlung. Der Kranke selbst kann sich bei den grippeähnlichen Symptomen so verhalten, wie er es auch sonst bei simplen Erkältungen tut. Er lässt sie über sich ergehen, bis sie wieder verschwinden oder lindert sie, indem er etwa eine Stunde vor der Spritze 2 Tabletten (1000 mg) Paracetamol einnimmt. Dabei muss er sich aber auch vor Augen halten, dass gerade hier die Nebenwirkungen auch Teil der Wirkung des Medikaments sind: Vielleicht hilft dieses Wissen die Beschwerden besser zu ertragen.

Immuntherapie

Eine neue Möglichkeit der gezielten Behandlung mit gentechnologisch hergestellten monoklonalen Antikörper hat bei einigen malignen B-Zell-Lymphomen (s. S. 133) ausgesprochen gute Erfolge gezeigt. Der zurzeit einzige als Arzneimittel zugelassene Antikörper (Rituximab) ist gegen das CD20-Antigen maligner B-Lymphozyten gerichtet. Er wurde auch zur Behandlung der CLL eingesetzt.

Knochenmarktransplantation

Nach den Erfahrungen der letzten Jahre gehört die Knochenmarktransplantation (KMT) zu den Standardtherapien der Leukämien. Unter guten Bedingungen können echte Heilungen erreicht werden. Während die Knochenmarktransplantation früher als »Therapie der letzten Wahl« für fortgeschrittene Krankheitsstadien galt, ging man vor einigen Jahren dazu über, die Transplantation schon frühzeitig nach der Diagnosestellung in die Therapieplanung miteinzubeziehen.

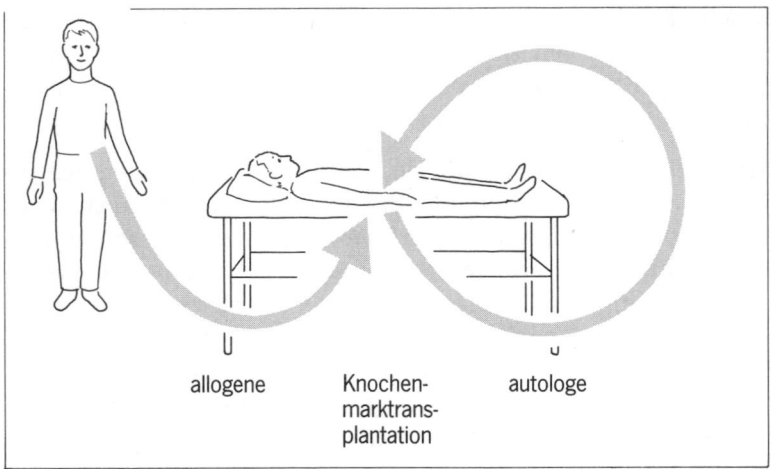

allogene   Knochen-   autologe
marktrans-
plantation

Abb. 11: Autologe und allogene Knochenmarktransplantation

Je nach Herkunft des gespendeten Knochenmarks unterscheidet man zwischen einer allogenen und einer autologen Knochenmark- transplantation (Abb. 11): Bei der allogenen Transplantation stammt das Mark von einer anderen Person als dem Empfänger, bei der auto- logen Knochenmarktransplantation wird dem Empfänger eigenes Mark übertragen, das ihm zu einem früheren Zeitpunkt zum Zwecke der späteren Retransplantation entnommen und tiefgekühlt aufbewahrt wurde.

Doch wird in letzter Zeit immer weniger das Knochenmark selbst ge- nommen, sondern zunehmend mehr werden aus dem Blut des Spenders oder des Patienten Blutstammzellen, die sich sonst nur im Knochenmark und lediglich zu einem verschwindend geringen Prozentsatz im Blut finden, gewonnen. Sie sind charakterisiert durch das Oberflächenanti- gen CD34, werden demnach als CD34-positive Zellen bezeichnet. Nach einer entsprechenden Vorbehandlung des Spenders mit rekombinanten Wachstumsfaktoren (z. B. Interleukin 3, GM- oder G-CSF, s S. 75) können diese Zellen im Blut angereichert und eine um ein Vielfaches gesteigerte Ausbeute an Stammzellen gewonnen werden. Bei der autologen Stamm- zellgewinnung sind derzeit verschiedene Methoden in der Entwicklung, die so gewonnenen Zellen von malignen (Leukämie-)Zellen zu reinigen

(Purging-Verfahren). Diese peripheren Blutstammzellen (PBSZ) werden dem Patienten dann nach der Chemo- und eventueller Strahlentherapie wieder infundiert. Diese Form der Transplantation hat gegenüber der klassischen KMT den Vorteil, dass dem Patienten oder dem Fremdspender der belastende Eingriff der Knochenmarkentnahme erspart bleibt und dass die zurückübertragenen PBSZ schneller Blutzellen produzieren.

Die allogene Knochenmark- oder Stammzelltransplantation

Eine allogene Knochenmarktransplantation ist indiziert, wenn erkranktes – wie bei Leukämien – oder funktionsuntüchtiges Knochenmark – wie bei Panmyelopathien oder schweren angeborenen Immundefekten – durch gesundes, funktionstüchtiges Mark ersetzt werden soll. Da es sich bei Knochenmark um immunkompetentes Gewebe handelt, das – im Gegensatz zu anderen Organen wie Nieren oder Herz – von sich aus immunologisch, etwa gegen den Knochenmarkempfänger, reagieren kann, ist für Therapieerfolg und Krankheitsprognose die Auswahl eines passenden Spenders von größter Wichtigkeit. Der beste Spender ist der, dessen HLA-Merkmale (s. S. 186 ff) mit denen des Empfängers voll und ganz übereinstimmen. Mit jedem nicht übereinstimmenden HLA-Merkmal (Mismatch) verschlechtert sich die Prognose erheblich. In Abbildung 23 auf Seite 188 ist der Stammbaum der Familie einer unserer Patientinnen, der wegen einer chronischen myeloischen Leukämie Knochenmark transplantiert wurde, dargestellt. Sie hatte das Glück, viele Geschwister zu haben, von denen bei mehreren die HLA-Merkmale voll übereinstimmten (ihre Schwestern E. T.-F., M. T., unsere Patientin R. T. und ihr Bruder R. T.). Sie ist seit einigen Jahren ohne Medikamente frei von Krankheitszeichen. Doch es geht nicht immer so gut, nur etwa 20 Prozent der Leukämie-Patienten haben einen HLA-identischen Spender. Um die Chancen zu verbessern, einen möglichst kompatiblen allogenen Spender zu finden, haben mehrere Transplantationszentren und Blutbanken so genannte Knochenmarkregister aufgestellt, in denen die HLA-Merkmale spendewilliger Personen gesammelt werden.

Ablauf einer allogenen Knochenmarktransplantation

Erste Voraussetzung für eine allogene Knochenmarktransplantation (Abb. 11) ist, dass ein passender Spender in der Familie des Kranken oder über ein Knochenmarkregister gefunden wird. Dann müssen bei dem Patienten alle möglichen bakteriellen Herde im Körper (wie Zähne, Mandeln, Nasennebenhöhlen) saniert werden, damit von ihnen zu einem späteren Zeitpunkt, etwa nach der Konditionierungsphase, wenn alle Abwehrfunktionen des Kranken darniederliegen, keine infektiöse Streuung ausgehen kann.

In der **Konditionierungsphase** wird mit einer Kombination aus Ganzkörperbestrahlung und hoch dosierter Chemotherapie, manchmal auch allein durch eine hoch dosierte Kombinationschemotherapie, das gesamte Knochenmark und das lymphatische System des Kranken zerstört. Durch dieses Maßnahmenbündel sollen die patienteneigenen Immunreaktionen und – soweit noch vorhanden – gesunden Knochenmarkzellen abgetötet werden, um eine Abstoßung des übertragenen fremden Knochenmarks zu verhindern; andererseits sollen aber auch die kranken Zellen im Patientenmark aus therapeutischen Gründen vernichtet werden. Einen oder wenige Tage danach erhält der Kranke das Knochenmark des Spenders, das diesem in Vollnarkose aus den dorsalen Anteilen des Beckenkamms beispielsweise mit einer Jamshidi-Nadel durch mehrere Punktionen entnommen wurde, langsam intravenös. Eine ernste Gefährdung des Spenders besteht – außer dem sehr geringen Narkoserisiko – bei Beachtung üblicher Vorsichtsmaßnahmen, wie sie vor Operationen üblich sind, nicht.

Die Zeit von der Konditionierung bis zum Anwachsen des transplantierten Knochenmarks in den leeren Markräumen ist die gefahrenreichste Zeit der ganzen Prozedur, da der Kranke keinerlei Abwehrmöglichkeiten hat. Auf Grund der Störung der sog. Mukosabarriere, durch die normalerweise schon an den Schleimhäuten des Magen-Darmtrakts und der Atmungsorgane Krankheitserreger am Eindringen in den Körper gehindert werden, und auf Grund der – bezweckten – Agranulozytose (Fehlen der Granulozyten) sowie der Schwächung der zellulären und hormonalen Immunabwehr als Folge der Konditionierung und durch immunsuppressive Medikamente, die eine GvHR (s. S. 81 ff) verhindern sollen, besteht eine hochgradige Infektanfälligkeit. Da selbst die kleinste Infektion – auch mit Erregern, die bei Menschen mit funktionsfähigem Abwehrsystem keine Krankheit hervorrufen – für den Kranken in dieser Phase eine lebensbedrohliche Gefährdung darstellt, werden die Patienten in speziellen keimfreien Räumen untergebracht und vorbeugend mit Antibiotika behandelt. Diese Zeit der Isolation dauert unterschiedlich lang und ist davon abhängig, wie schnell das transplantierte Knochenmark seine Funktion aufnimmt.

Nebenwirkungen und Komplikationen der allogenen Knochenmarktransplantation

Die frühen Nebenwirkungen der Knochenmarktransplantation sind durch die Konditionierung verursacht und entsprechen – wenn auch in stärkerem Ausmaß – denen, die wir von der Strahlen- und Chemotherapie her kennen: Übelkeit und Erbrechen, Schleimhautentzündungen, Durchfälle, Blasenentzündungen und Haarausfall. Diese Erscheinungen bilden sich jedoch nach einiger Zeit wieder restlos zurück. Behandelt werden sie, wie es oben bei den Nebenwirkungen der zytostatischen und Strahlentherapie besprochen wurde. Gefürchtete Frühkomplikationen sind eine spezielle Lungenentzündung, die interstitielle Pneumonie, eine Schädigung der Leber durch Verschluss der Lebervenen und eine Schädigung des Herzmuskels. Spätfolgen können eine Schädigung der Keimdrüsen, bei Kindern Wachstumsstörungen und – nach längerer Zeit – das Auftreten von Zweitkarzinomen infolge einer Schädigung anderer Gewebe durch die Strahlen- und zytostatische Vorbehandlung sein.

Die Graft-versus-host-Reaktion

Die wichtigsten und häufigsten Komplikationen der allogenen Knochenmarktransplantation sind die akute und die chronische »Graft-versus-Host-Reaktion« (GvHR). Da Knochenmark immunkompetente Zellen enthält, die gegen Fremdantigen reagieren, ist es nicht erstaunlich, dass das transplantierte Knochenmark gegen den Transplantatempfänger, den Wirt, immunologisch reagiert. Wenn der Wirt nicht so massiv vorbehandelt worden wäre, würde auch er gegen das Transplantat reagieren und es abstoßen. Die Stärke dieser GvHR ist abhängig von der Übereinstimmung der HLA-Merkmale von Transplantatspender und -empfänger, besonders der HLA-DR- bzw. HLA-D-Merkmale. Diese Übereinstimmung wird vor der Transplantation in einer gemischten Lymphozytenkultur (MLC vom englischen Mixed Lymphocyte Culture) getestet. Aus dem Blut von Spender und Empfänger werden die Lymphozyten isoliert und zusammen in einer Gewebekultur »aufeinander losgelassen«. Je geringer die gemessene Reaktion ist, desto größer ist die Übereinstimmung und desto besser ist die Prognose für ein Gelingen der Transplantation. Leider stimmen aber oft, besonders bei Fremdspendern, die HLA-Merkmale nicht so optimal überein wie bei unserer Patientin R. T. (s. S. 188), sodass eine GvHR in Kauf genommen werden muss. Aber auch bei Übereinstimmung der HLA-Merkmale kann es zu einer GvHR kommen. Je nachdem, wann diese Reaktion auftritt, unterscheidet man zwischen einer akuten und einer chronischen Graft-versus-Host-Krankheit (GvHD vom englischen GvH-Disease).

Die **akute Graft-versus-Host-Krankheit** tritt innerhalb der ersten Monate nach der Transplantation auf und wird nach klinischen Kriterien in vier Stadien eingeteilt: Es können flüchtige Hautausschläge bis starke Hautveränderungen, milde Formen einer Leber- und/oder Darmbeteiligung bis zu schweren Krankheitserscheinungen auftreten. Da eine akute GvHD je nach Schweregrad vor allem wegen häufiger, schwerer infektiöser Komplikationen eine lebensbedrohliche Erkrankung darstellt, wird routinemäßig eine vorbeugende Behandlung mit Methotrexat, das wir schon als Zytostatikum kennen gelernt haben und das in niedrigerer Dosierung immun-suppressiv wirkt, oder mit Cyclosporin A (Sandimmun) durchgeführt. Diese prophylaktische (vorbeugende) Behandlung wird über Monate fortgeführt und kann beim Ausbleiben einer GvHD langsam ausschleichend abgesetzt werden, wie bei unserer Patientin R. T. Eine dennoch auftretende GvHD kann dann mit Glukokortikoiden, Zyklophosphamid oder Antiseren gegen Lymphozyten – Antilymphozyten-Serum (ALS) oder Antithymozyten-Serum (ATS) – behandelt werden.

Die **chronische Form der Graft-versus-Host-Krankheit** tritt erst im späteren Verlauf nach der Transplantation, oft erst nach drei Monaten oder noch später auf. Ihre Symptome ähneln denen von Autoimmunkrankheiten, bei denen das Immunsystem gegen körpereigene Gewebe, zum Beispiel Bindegewebe, wie gegen Transplantate reagiert. Wie bei den so genannten Kollagenosen (z. B. dem Lupus erythematodes) kann es zu chronisch-entzündlichen Hautausschlägen, Haarausfall, verminderter Speichel- und Tränenproduktion infolge chronischer Entzündungen der entsprechenden Drüsen, von Schleimhäuten und dergleichen kommen. Die Behandlung erfolgt wie bei der akuten GvHD mit Glukokortikoiden und Immunsuppressiva (z. B. niedrig dosierten Zytostatika).

Allogene Transplantation Ja oder Nein?

Hält man sich die hier beschriebenen, zum Teil sehr aggressiven Therapiemaßnahmen mit ihren oft quälenden Nebenwirkungen und zeitweiligen Einschränkungen der Lebensqualität vor Augen, stellt sich die Frage, ob sich dieser Aufwand an körperlichen und seelischen Belastungen lohnt, ganz zu schweigen von den immensen Kosten. Zudem geht es vielen Kranken, vor allem mit einer chronischen myeloischen Leukämie in der chronischen Phase über lange Zeit oft subjektiv sehr gut, während die angebotenen modernen Therapieformen und dabei besonders die Knochenmarktransplantation von dem Kranken die Mobilisierung aller noch vorhandenen Kräfte fordert und ihn damit oft überfordert. Die ersten Wochen nach der Konditionierung, in denen er abgeschirmt in einem sterilen Raum liegt, kaum Besuch empfangen darf und nur wenig Kontakt mit den vermummten Schwestern, Ärzten, Pflegern und Besuchern möglich ist und in denen er von den Nebenwirkungen der Chemo- und Strahlentherapie, von Durchfällen, Übelkeit, Erbrechen, schmerzhaften Schleimhautgeschwüren im Mund und am Darmausgang gequält wird, lassen ihn oft mit seinem Schicksal hadern und die Frage stellen, ob die Entscheidung »durch diese Hölle zu gehen« richtig war. In dieser Zeit sollte sich der Kranke immer auch die Frage nach den möglichen Alternativen stellen und sich vor Augen halten, dass diese Gratwanderung der einzige Weg ist, der die Chance zu Genesung bietet. Auch wenn die Zeit stillzustehen scheint, geht sie doch weiter. Oft glaubt der Kranke, diese Zeit des Grübelns, des Zweifelns und Haderns nur mithilfe von Beruhigungsmitteln überstehen zu können. Aber schon bald sieht er in eine neue Zukunft. Alle Zweifel an der Richtigkeit der Entscheidung sind verschwunden. Der Tenor José Carreras, der an einer akuten lymphatischen Leukämie erkrankt war und Knochenmark transplantiert bekam, beschreibt in seiner Autobiografie diese Zeit. Es ist eine Schilderung, die Mut macht.

Die autologe Knochenmark- oder Stammzellentransplantation

Eine autologe Knochenmarktransplantation (KMT) oder Stammzellentransplantation (PBSZT) wird vor allem dann durchgeführt, wenn für einen Patienten mit einer akuten Leukämie kein passender Spender zur Verfügung steht. Voraussetzung ist auch, dass mit einer Chemotherapie eine komplette Remission erzielt wurde. Über Erfolge der autologen Knochenmarktransplantation bei Patients mit chronischen Leukämien liegen bisher nur wenig Erfahrungen vor.

Der Ablauf der autologen Transplantation

Da bei der autologen Transplantation in der Regel periphere Blutstammzellen verwendet werden, wird hier der Ablauf der Stammzellentransplantation kurz geschildert. Nach Ende der Chemotherapie soll der Patient sich in einer kompletten Remission befinden. Dann kann unter der Gabe von G-CSF mit der Gewinnung der CD34-positiven Stammzellen mithilfe eines Zellseparators begonnen werden. Bei dieser Leukapherese wird dem Patienten aus einer großkalibrigen Vene kontinuierlich (etwa 40 bis 60 ml/min.) Blut entnommen. Im Zellseparator, durch den das Blut fließt, werden Leukozyten, unter denen sich die Stammzellen befinden, von restlichem Blut, das dem Spender (hier dem Patienten) gleichzeitig wieder zurückinfundiert wird, getrennt. Die so gewonnenen Zellen werden durch verschiedene Verfahren (Purging), an deren Optimierung noch geforscht wird, von Leukämiezellen gereinigt, rasch bis etwa –80°C eingefroren und über längere Zeit in flüssigem Stickstoff bei –196°C aufbewahrt. Die längste bisher beobachtete Lagerungszeit, ohne dass die Zellen nach dem Auftauen einen Vitalitätsverlust zeigten, lag bei über zehn Jahre. Zur Transfusion werden die Zellen rasch aufgetaut und dem Patienten intravenös gegeben. Diesem Schritt geht die Konditionierung mit Hochdosis-Chemotherapie, oft kombiniert mit Ganzkörperbestrahlung (s. S. 72 f), voraus, wie wir sie schon von der allogenen KMT kennen.

Komplikationen der autologen Transplantation

Die wesentlichen Komplikationen treten durch die Konditionierung des Patienten auf und entsprechen den oben bei der allogenen Transplantation beschriebenen. Selbstverständlich kommt es nach einer autologen Transplantation nicht zu einer GvH-Reaktion, da die Transplantatzellen immunologisch mit denen des Empfängers identisch sind.

Alternative und Außenseitertherapien

Fast täglich wird der Leser von Zeitungen, Zeitschriften, Magazinen, Illustrierten und anderen Drucksachen konfrontiert mit Wunderheilungen unheilbarer Kranker, die die Schulmedizin aufgegeben hat, durch angeblich unschädliche Substanzen, die aus Pflanzen, Tierorganen oder aus dem Blut des Patienten gewonnen wurden. Auch Freunde des Kranken, die von seinem Schicksal betroffen sind und ihm Gutes angedeihen lassen wollen, haben von irgendwelchen Wunderbehandlungen gehört, die Freunden von Freunden und deren Freunden geholfen haben sollen. Meistens sollen solche Behandlungsmethoden auf »natürliche«, »biologische«, »ganzheitliche« oder irgendwie anders bezeichnete Weise die Krankheit beseitigen. Sehr oft handelt es sich bei solchen Berichten um unrichtige Behauptungen, um Übertreibungen, um Irrtümer, oft aber auch um eine unseriöse »Bauernfängerei« oder sogar »Beutelschneiderei«, die Geschäfte mit der Not unheilbar Kranker macht. Die angepriesenen Mittel oder Maßnahmen sind oft sehr teuer und ihre Kosten werden von den Krankenkassen nicht übernommen. Ein Wirksamkeitsnachweis, wie er von den Pharmafirmen dem Bundesinstitut für Arzneimittel und Medizinprodukte (BfArM) vor der Zulassung von Arzneimitteln vorgelegt werden muss, existiert in der Regel nicht, ebenso wenig werden mögliche Nebenwirkungen erwähnt, wie sie selbstverständlich auch bei unwirksamen Mitteln vorkommen können und die häufig allergischer Natur sind. So kam es beispielsweise vor einigen Jahren durch ein Mittel, das den obskuren Namen »Carnivora« trug, da es aus fleischfressenden Pflanzen hergestellt sein sollte, und auf das viele Kranke große, aber unberechtigte Hoffnungen setzten, zu tödlichen allergischen Reaktionen.

Trotz dieser Einschränkungen ist es kurzsichtig sämtliche alternativen Krebs-Therapien in Bausch und Bogen zu verdammen. Die Geschichte der Medizin lehrt uns immer wieder, wie in der Vergangenheit auf dem Boden von Theorien, die wir nach unserm heutigen Wissen für falsch halten, Medikamente von großer Wirksamkeit entwickelt wurden. Zu denken ist hier beispielsweise an die Entdeckung des Quecksilbers als Syphilistherapeutikum im 16. Jahrhundert oder des Wismuts zur Behandlung von entzündlichen Erkrankungen des Magens noch im letzten Jahrhundert.

Auch durch moderne wissenschaftliche Erkenntnis begründet sind alle Maßnahmen, die mit dem Ziel appliziert werden, das Immunsystem unseres Körpers zu kräftigen. Dabei wird der Begriff Immunsystem allerdings oft sehr weit gefasst, jedenfalls über die relativ engen Grenzen hinaus, die wir diesem in unserem Körper weit verteilten, nicht auf ein Organ beschränkten Abwehrsystem zusprechen. Wenn unsere gegenwärtigen Krebstheorien auch nur zu einem Teil zutreffend sind, so bestimmt die funktionale Dualität des Immunsystems weitgehend das Schicksal des einzelnen Krebskranken. Nicht nur die Art und Geschwindigkeit von Wachstum und Ausbreitung einer Krebserkrankung wird durch die Leistungsfähigkeit des Immunsystems bestimmt, wahrscheinlich ist es von diesem sogar abhängig, ob eine bestimmte somatische Mutation überhaupt zu einer Krebserkrankung führt oder als einfache zelluläre Fehlleistung beseitigt wird. Da das Immunsystem offenbar eine zentrale Rolle bei Entstehung und Verlauf von malignen Erkrankungen spielt, ist es verständlich, dass immer wieder über neue und andersartige Versuche berichtet wird, die Funktion dieser organischen Abwehr zu verbessern. Die Unsicherheit der Aussagen über die letztendliche Wirksamkeit dieser Empfehlungen ist größtenteils dadurch bedingt, dass die Funktionsfähigkeit des Immunsystems nur punktuell durch klinische Untersuchungen zu prüfen und in ihrer Gesamtheit zu erfassen ist.

Die bisher bekanntesten und am meisten heutzutage bei Krebskranken eingesetzten alternativen Medikamente sind die Wirkstoffe verschiedener Mistelarten. Inzwischen gibt es zahlreiche exakte pharmakologische, biochemische und immunologische Untersuchungen, welche die Wirkungen von Mistelextrakten nachgewiesen und unter anderem eine immunologische Wirksamkeit wahrscheinlich gemacht haben. Misteln sind bekanntlich halbparasitär wachsende Pflanzen. Von Kennern wird behauptet, dass die Wirksamkeit unterschiedlich ist, abhängig von dem Wirtsbaum, auf dem die für einen Auszug verwendete Pflanze gewachsen ist. Bereits diese Aussage weist darauf hin, dass zur Durchführung einer optimal wirksamen Mistelbehandlung spezielle Kenntnisse des Therapeuten gehören, die vielleicht ebenso wichtig sind wie die bei der Applikation von Zytostatika.

Homöopathie

Die Homöopathie stellt ein in sich geschlossenes, auf exakter Beobachtung und jahrzehntelanger Erfahrung beruhendes Spiegelbild der Schulmedizin dar. Die fundamentalen Grundzüge der Homöopathie, vor allem die Behauptung der therapeutischen Wirksamkeit von Minimaldosen und ihre Zunahme durch »Potenzierung«, gewinnen unter dem Eindruck moderner Feldtheorien und der Möglichkeit von Energietransfer an Transparenz. Selbst kenntnisreiche, strenge Homöopathen stehen aber der homöopathischen Therapie von Krebskranken zurzeit noch skeptisch gegenüber. Die bisherigen Erfahrungen lassen eine breite Anwendung solcher Theorien auch nicht als zweckmäßig erscheinen.

Jedem Kranken, der sich – aus welchen Gründen auch immer – ärztlichen Rat außerhalb der Schulmedizin holen will, kann nur empfohlen werden, in seiner Auswahl kritisch zu sein und nicht jedem Erfolgsbericht unbesehen Glauben zu schenken. Außerdem sollte der Kranke seine Wünsche und Pläne mit seinem behandelnden Arzt besprechen.

Ein paar Worte zu »Therapiestudien«

Fast jeder Patient, der an einer therapiebedürftigen Leukämie, besonders an einer akuten Form, erkrankt ist, wird einmal vor die Frage gestellt, ob er bereit sei an einer »Studie teilzunehmen« oder »in eine Studie eingebracht« zu werden. Mit einer solchen Frage ist er meistens überfordert und fühlt sich – oft zu Recht – damit allein gelassen. Deshalb dürfte es ganz nützlich und hilfreich sein etwas mehr über solche Studien zu wissen.

Bislang sind nahezu fünfzig Medikamente mit zytostatischer Wirkung bekannt. Nachdem man gelernt hatte, dass die Wirkung dieser Substanzen verbessert werden kann, wenn mehrere von ihnen gleichzeitig oder in einem bestimmten zeitlichen Abstand verabreicht werden, ergab sich die Frage nach besonders günstigen Kombinationsmöglichkeiten. Diese Frage ist aber nur durch eine genaue klinische Beobachtung der Kranken zu beantworten.

Das Prinzip dieser Studien beruht darauf, dass zwei Gruppen von Kranken, die sich in Art und Stadium ihrer Erkrankung sowie in möglichst vielen anderen klinischen Merkmalen entsprechen, mit zwei verschiedenen Medikamenten oder Medikamentenkombinationen behandelt werden. Die Therapieergebnisse der beiden Gruppen bezüglich der Remissionshäufigkeit, Überlebenszeit, Lebensqualität, Nebenwirkungen und anderer Kriterien werden dann miteinander verglichen. Da aber Leukämien vergleichsweise seltene Erkrankungen sind, müssen die verschiedenen Kombinationen gleichzeitig an mehreren Kliniken, also überregional geprüft werden, um statistisch signifikante Ergebnisse zu bekommen, da die statistische Abweichung von einem Mittelwert umso kleiner wird, je größer die einzelnen Patientengruppen sind. Um bei allen in eine Studie aufgenommenen Kranken gleiche Aussagebedingungen zu haben, wird das gesamte therapeutische Vorgehen von vornherein akribisch festgelegt. Die Studien werden, daher als prospektiv bezeichnet – im Gegensatz zu retrospektiven Untersuchungen, bei denen Krankengeschichten vom Patienten mit gleichen Erkrankungen im Nachhinein ausgewertet werden.

Mit Therapiestudien soll also Klarheit darüber erzielt werden, welche von mehreren Zytostatikakombinationen (Therapieschemata) den besten Therapieerfolg hat. Zur Veranschaulichung ist in Abb. 12 das Protokoll einer fiktiven Therapiestudie, das Studiendesign, dargestellt. Damit das Ergebnis solcher Studien statistisch aussagekräftig und überzeugend (stringent) wird, müssen sie nach sehr strengen, meist in Zusammenarbeit mit Statistikern entwickelten Regeln durchgeführt werden. Dazu werden die Patienten, die sich selbstverständlich zuvor mit der Teilnahme an der Studie einverstanden erklären müssen, nach dem Zufallsprinzip der einen oder anderen Gruppe zugeordnet. Diese Randomisierung kann nach einem Losverfahren durchgeführt, aber auch nach anderen Prinzipien. Jedenfalls muss gewährleistet sein, dass die beiden zu vergleichenden Gruppen wenigstens annähernd gleich groß sind. Dann soll die Behandlung in den beiden unterschiedlichen Therapiearmen nach einem strengen Zeit- und Dosierungsplan möglichst exakt durchgeführt werden. Individuell notwendige Begleitmedikationen – wie zum Beispiel Antibiotika bei komplizierten Infekten, Schmerz- oder Schlafmittel – erhalten die Patienten zusätzlich in der jeweils notwendigen Dosierung. In festgelegten Zeitabständen sind dann bestimmte Kontrolluntersuchungen (z. B. Blutbild, Sternalpunktion oder Röntgenaufnahmen) zur Dokumentation des Therapieerfolges durchzuführen.

So wichtig derartige Studien zum Vergleich unterschiedlicher Therapieformen sein mögen, kommt doch immer wieder Kritik an ihnen auf. Diese Kritiken finden auf verschiedenen Ebenen statt und sind statistisch, pharmakologisch, physiologisch und ärztlich-ethisch begründet. In internationalen Metastudien (Nachuntersuchungen mit neuen Klassifizierungen) wird immer wieder die fehlende Homogenität der Untersuchungsgruppen, aber auch die Ungenauigkeit der applizierten Therapie-Schemata und die Individualisierung der Begleitbehandlung moniert. Die ärztlich-ethischen Bedenken nehmen Anstoß vor allem an der Tatsache, dass alle Kranken, die an derartigen prospektiv-randomisierten Studien teilnehmen, einem strikten Therapie-Schema unterworfen sind, das keinen Raum lässt für die auf die Person des jeweiligen Kranken zugeschnittene individuelle Gestaltung der Behandlung. Auch die bei vielen Schwerkranken notwendige psychologische Betreuung ist natürlich nicht im-

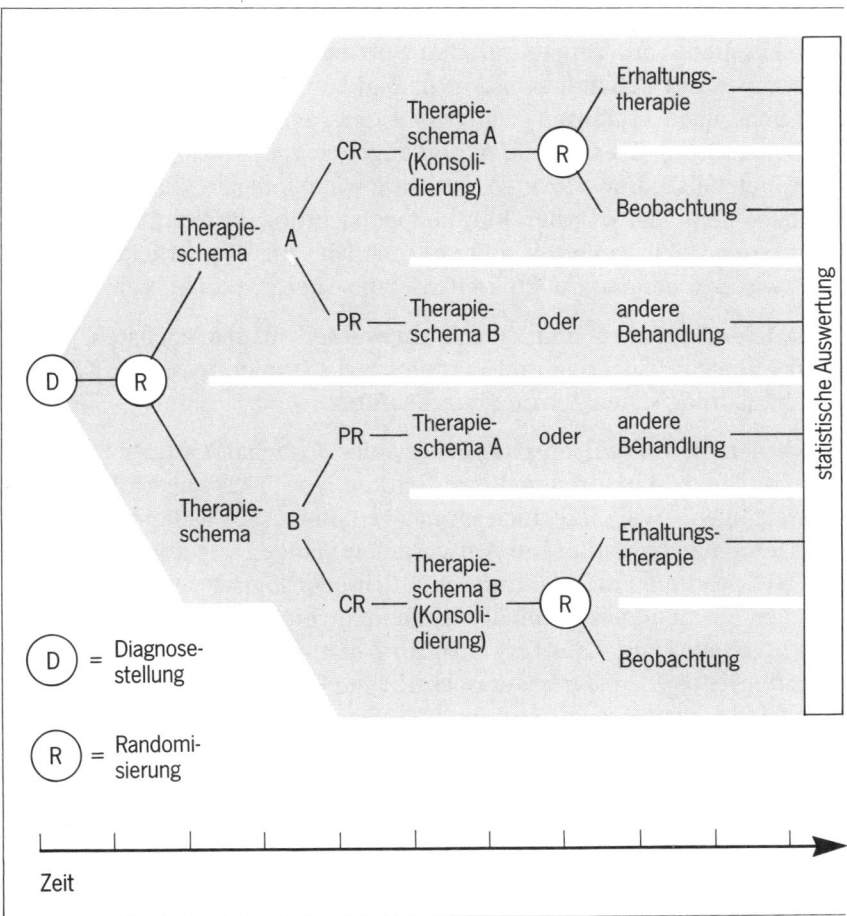

Abb. 12: Mögliches Behandlungsschema bei einer fiktiven Therapiestudie

mer in Einklang zu bringen mit Gruppenbildungen einzelner Kranker und einem statistischen Auswertungsdesign.

Trotz dieser Bedenken kommen wir nicht um die Notwendigkeit herum Verfahren zu entwickeln und anzuwenden, die uns ein möglichst klares Bild geben von der Leistungsfähigkeit einzelner Therapieverfahren. Diese Verfahren müssen allerdings so gestaltet sein, dass sie ärztliche Essenzials (also unverzichtbare ärztliche Forderungen) nicht aufgeben: Eine auf den einzelnen Kranken zugeschnittene, im Verlauf der Krankheit jederzeit veränderbare Therapie. Ohne Zweifel dürfte es kaum möglich sein diese Forderungen mit den Notwendigkeiten einer prospektivrandomisierten Behandlungsform in Einklang zu bringen. Doch dürfte die Suche nach Verfahren, die sowohl einer streng individuellen Krankenbehandlung gerecht werden und zugleich die Leistungsfähigkeit der einzelnen Behandlungsformen eindeutig widerspiegeln, keineswegs aussichtslos sein. Bei subtiler Krankenbeobachtung und präziser, genau normierter Dokumentation sollte es möglich sein, eine Brücke zu schlagen zwischen den jetzt noch kontroversen Therapiekonzepten.

Trotz aller Bedenken und Vorschläge werden in den nächsten Jahren noch immer prospektive und randomisierte Studien in vielen Kliniken und hämatologischen Zentren durchgeführt.

So werden oft von wissenschaftlicher Seite Vorbehalte an der Fragestellung und der statistischen Bewertbarkeit von Therapieerfolgen oder -misserfolgen – wie diese auch immer gemessen sein wollen – angemeldet. Denn man bekommt nur Antworten auf Fragen, die man auch stellt, und ist schon die Fragestellung inhaltlich oder logisch fehlerhaft, so ist mit dem Studienergebnis nicht viel anzufangen oder – was noch folgenschwerer sein kann – das Ergebnis führt in eine falsche Richtung. Doch derartige Kritiken an der wissenschaftlichen Relevanz solcher Studien an dieser Stelle weiter zu zitieren und zu formulieren, würde den Rahmen des vorliegenden Buches sprengen.

Wie sollen Sie sich nun als Kranker verhalten, wenn Ihnen die Entscheidung über die Aufnahme in eine Therapiestudie, zu der Sie ja vor Beginn der Behandlung Ihr Einverständnis – in der Regel schriftlich – geben müssen, abverlangt wird? Viele Patienten werden mit einer solchen Entscheidung verständlicherweise überfordert sein. Zunächst müssen Sie sich darüber informieren. Sprechen Sie mit Ihrem behandelnden Arzt über den Aufbau der Studie, die angewandten Medikamente, die möglicherweise zu erwartenden Nebenwirkungen, wie andere Kranke vor Ihnen auf die zur Auswahl stehenden Medikamentenkombinationen reagiert haben, die Begleitmedikation und in welchen Abständen welche Untersuchungen erforderlich sind. Lesen Sie Informationsschriften für die Patienten über die Studie genau durch und nehmen sie sie als Grundlage für weitere Fragen. Lassen Sie sich nicht unter Druck setzen und zu einer Entscheidung drängen, auch wenn Ihnen Ihre Situation als brisant und so dargestellt wird, dass sofort mit einer Behandlung begonnen werden muss. Einige Tage, an denen Sie sich mit Ihrem (Ehe-)Partner,

Ihren Freunden, Verwandten oder Ihrem Hausarzt beraten können, sollten vor dem Beginn jeder Therapie immer möglich sein, ohne dadurch die Krankheitssituation wesentlich zu verändern. Lassen Sie sich nicht mit Floskeln abspeisen, auch nicht wenn Ihr behandelnder Arzt (z. B. der Stationsarzt) über seine Arbeitsüberlastung klagt. (Gewiss ist die Personalsituation an den Kliniken angespannt und wird es in den nächsten Jahren eher mehr als weniger werden.) Dennoch muss er sich die Zeit nehmen, auf Ihre Fragen möglichst erschöpfend einzugehen. Sie können ihm aber dabei helfen, indem Sie sich vor dem Gespräch Notizen machen, damit sie nichts von dem vergessen, was Sie fragen möchten, andererseits sich aber auch Notizen von dem machen, was der Arzt Ihnen sagt: Es ist ja auch für den Arzt »nervend«, wenn er bestimmte Fragen immer wieder beantworten muss. Denken Sie daran, dass auch der Arzt »nur ein Mensch« und ermüdbar ist und auch noch von anderen Patienten mit ähnlichen Problemen wie den Ihren konfrontiert wird. Kann er Ihnen nicht alle Fragen befriedigend beantworten, sprechen Sie mit dem Ober- oder Chefarzt. Aber denken Sie auch daran, dass die auf der Station tätigen Krankenschwestern und -pfleger Ihnen viele Ihrer Fragen oft ebenso kompetent beantworten können wie die Ärzte: Das Krankenpflegepersonal hat hier zulande eine erstklassige Ausbildung und mit Kranken in ähnlicher Situation wie Sie selbst große Erfahrungen. Dieser Informationsaufwand wird sich für alle Beteiligten allemal lohnen: Für Sie, da Sie an der Therapieentscheidung mitgewirkt haben, und für Ihren Arzt – auch wenn er es noch nicht weiß oder wahrhaben will – und das Pflegepersonal, das Sie in Ihren persönlichen Nöten jetzt versteht. Erfahrungsgemäß ist die Zusammenarbeit zwischen Ärzten, Pflegepersonal und gut informierten Patienten für alle Seiten besonders fruchtbar. Für den Arzt ist es auf lange Sicht weniger zeitaufwendig und befriedigender, wenn er bei seinem Patienten auf einem gewissen Wissensstand aufbauend über Veränderungen in seinem Krankheitsverlauf informieren kann: Aus dem Nichtwissen des Kranken kann sehr leicht ein Misstrauen dem Arzt gegenüber entstehen, das sich störend und belastend auf die weitere Zusammenarbeit, von der alle Beteiligten abhängig sind, auswirken kann.

Aber auch wenn Sie sich dazu entschlossen haben, an einer Therapiestudie teilzunehmen, sollten Sie sich die Möglichkeit vorbehalten, Ihre Zustimmung jederzeit zu widerrufen, wenn beispielsweise die Nebenwirkungen der Behandlung für Sie unerträglich werden sollten oder wenn die Therapie nicht den erwarteten Erfolg zeigt. Sie sollten sich aber auch dann wieder vorher bei Ihrem Arzt informieren, ob eine andere Behandlungsweise weniger Nebenwirkungen haben oder Erfolg versprechender sein könnte. Treffen Sie auch hier keine Entscheidung überstürzt oder aus einer momentanen Stimmung heraus, sondern stimmen Sie sich immer mit Ihrem behandelnden Arzt ab.

Die einzelnen Krankheitsbilder

Die verschiedenen Leukämieformen haben nur wenig Gemeinsames: Sie unterscheiden sich in Ätiologie und Pathogenese, in der Herkunft ihrer Zellen, in den klinischen Befunden, in ihrem Verlauf, in ihrer Therapie und schließlich in ihrer Prognose. Aber gerade diese letzten Punkte und die sich daraus ergebenden Konsequenzen sind es, die den Leukämiekranken und seine Angehörigen interessieren:
– Welche Therapie leitet sich aus welchen Befunden ab?
– Wie kann sich dadurch der Verlauf ändern?
– Wie kann die Verlaufsänderung beurteilt werden und welchen Einfluss hat sie auf die Prognose?

Für den Patienten und seine Angehörigen ergibt sich daraus, was sie selbst tun können, um die Situation des Kranken zu verbessern. Im Folgenden soll daher auf die einzelnen Krankheitsbilder detailliert eingegangen werden.

Die akuten Leukämien

Da sich die akuten Leukämien, vor allem die akute lymphatische (ALL) und die verschiedenen Formen der akuten myeloischen Leukämie (AML), in Verlauf, Befunden und Prognose sehr ähnlich sind, sollen sie hier gemeinsam besprochen werden und ihre Unterschiede nur von Fall zu Fall hervorgehoben werden.

Was versteht man unter einer akuten Leukämie?

Akute Leukämien sind bösartige Erkrankungen hämatopoetischer Zellen. Sie führen unbehandelt innerhalb sehr kurzer Zeit zum Tod. Gekennzeichnet sind sie durch das massenhafte Auftreten unreifer Zellen (Blasten), die nicht in der Lage sind, weiter auszudifferenzieren (s. S. 43 ff). Sie erscheinen im peripheren Blut, in Knochenmark und anderen Geweben. Die Blasten sind funktionell wertlos. Sie haben einen gemeinsamen klonalen Ursprung, das heißt: sie stammen alle von *einer* entarteten Stammzelle ab, die bestimmte

Steuerungsfunktionen verloren hat. Dadurch sind diese Zellen dazu »verdammt«, fortwährend in einem frühen Entwicklungsstand zu beharren. Die außer Kontrolle geratene Ausbreitung der Leukämiezellen im Knochenmark führt zu einer Verdrängung der übrigen blutbildenden Zellen, besonders der Zellen der Erythro- und Thrombozytopoese: Die normale Blutbildung ist unzureichend oder versagt gänzlich.

Welche Beschwerden und Befunde sind typisch für eine akute Leukämie?

Zu den ersten klinischen und immer vordergründigen Symptomen der akuten Leukämien gehören daher die durch eine Verminderung der Erythrozyten und/oder der Thrombozyten bedingten Erscheinungen – also eine Anämie und/oder eine Thrombozytopenie.

Die Entwicklung des Beschwerdebildes, das den Patienten zum Arzt führt, ist bei den akuten Leukämien – im Gegensatz zu den chronischen, bei denen sich die Vorgeschichte länger zurückverfolgen lässt – meist sehr rasch. Oft werden als erste Symptome eine durch die Anämie bedingte verminderte Leistungsfähigkeit, Müdigkeit, Abgeschlagenheit oder Atemnot schon bei mäßiger körperlicher Belastung geschildert.

Häufig führen auch Symptome, die auf die Thrombozytopenie zurückzuführen sind, zum Hausarzt: Nasenbluten, nur schwer stillbare Blutungen nach Zahnextraktion oder mehr oder weniger banale Verletzungen, oft sind es auch *»petechiale«*, *»flohstichartige«*, punktförmige Blutungen, besonders an den abhängigen Körperpartien, zum Beispiel den Schienbeinen, derentwegen der Kranke den Hausarzt aufsucht. Bei Kranken mit einer akuten myelomonozytären Leukämie (AML-M4, s. S. 97) und einer akuten Monozytenleukämie (AML-M5, s. S. 97) lassen Ansammlungen von Leukämiezellen in der Haut, so genannte leukämische Infiltrate, oft an eine Hautkrankheit denken. Leukämische Infiltrate können auch im Zentralnervensystem, dem Gehirn oder den weichen Hirnhäuten (Meningen) auftreten und zu uncharakteristischen Kopfschmerzen führen, zu Benommenheit oder neurologischen Ausfällen, wie Lähmungen, Gefühls- oder Sehstörungen. Orientiert sich die Diagnostik dann nur an den Einzelsymptomen, kann dadurch eine frühzeitige Diagnosestellung verhindert oder verzögert werden. Dagegen führt eine einfache Untersuchung des Blutbildes meist sehr schnell zur richtigen Verdachtsdiagnose.

Seltener kommt es infolge eines Mangels an funktionstüchtigen weißen Blutkörperchen zu – eher örtlich begrenzten – Infektionen der Mandeln, des Zahnfleisches oder am Darmausgang (z. B. perianale Abszesse). Aber auch ohne nachweisbare Entzündungen tritt oft hohes Fieber auf.

Bei der körperlichen Untersuchung des Kranken fallen bei den verschiedenen Krankheitsformen in unterschiedlichem Maß Vergrößerungen von Milz, Leber und/oder Lymphknoten auf. So sind bei einem Teil der lymphatischen Formen (ALL) Lymphknoten- und Milzschwellungen oft vorhanden, während bei den myeloischen Formen (AML) Lymphknotenvergrößerungen selten sind, die Milz jedoch fast immer geschwollen ist.

Blutbild und andere Laborbefunde

Die **Leukozytenzahl** des Blutes kann normal, erhöht oder auch vermindert sein. Bei der akuten lymphatischen Leukämie finden sich bei der Erstdiagnose meist Leukozytenzahlen um 30 000/µl, sehr selten über 100 000/µl, bei einem Viertel der Patienten fallen die Granulozyten sogar unter 500/µl ab. Im Gegensatz dazu können bei der akuten myeloischen Leukämie die Leukozyten häufiger auf Werte über 100 000/µl erhöht sein. Niedrige oder normale Leukozytenwerte werden sehr oft bei der akuten Monozytenleukämie (AML-M5, s. S. 97) und der akuten Megakaryozytenleukämie (AML-M7, s. S. 97) gefunden. Bei der Mehrzahl der AML-Patienten sind die Leukozyten wenig erhöht (bis 25 000/µl) oder erniedrigt (weniger als 4000/µl).

Im **Differenzialblutbild** treten neben den meist nur spärlich vorhandenen, ausgereiften Leukozyten (Granulozyten, Lymphozyten, Monozyten) abnorme Zelltypen (je nach der Art der Leukämie: Myeloblasten, Lymphoblasten, Paramyeloblasten u. a.) auf. Dieses Nebeneinander von ausgereiften und völlig unreifen Zellen ist ein Charakteristikum der akuten Leukämie und wird als »Hiatus leucaemicus«, auf Deutsch etwa »leukämische Lücke«, bezeichnet, da Zwischenstufen der Granulozytopoese zwischen den unreifen und reifen Leukozyten fehlen und somit eine »Reifungslücke« klafft.

Eines der wesentlichen Merkmale der akuten Leukämie ist die zu Beginn der Erkrankung zumeist schon mehr oder weniger ausgeprägte **Anämie**.

Fast immer findet sich eine Verminderung des Hämoglobins auf Werte von unter 11 g/100 ml.

Fast ebenso charakteristisch wie die Anämie ist die **Thrombozytopenie**, die bei 90 bis 95 Prozent der Patienten schon bei der Erstdiagnose vorhanden ist. Die Zahl der Blutplättchen liegt meist unter 100 000/µl, eine schwere hämorrhagische Diathese (Blutungsneigung) tritt jedoch zumeist erst bei Werten unter 10 000/µl auf.

Die übrigen Laborwerte sind nur wenig und uncharakteristisch verändert: Die Blutkörperchensenkungsgeschwindigkeit (BSG) ist meist schon zu Beginn der Erkrankung stark beschleunigt; die LDH-(Laktatdehydrogenase-)Aktivität und die Harnsäurekonzentration sind häufig infolge des gesteigerten Zellumsatzes erhöht.

Auch bei der **zytologischen Untersuchung des Knochenmarks** zeigt sich in typischen Fällen ein sehr eintöniges Bild. Auf dem Höhepunkt der Erkrankung wird es von den charakteristischen Vorstufen der Leukozyten völlig beherrscht, reife Granulozyten oder erythrozytopoetische Vorstufen treten in diesem Stadium der Erkrankung ganz in den Hintergrund. Lediglich in einem frühen Stadium kann das Knochenmark bei oberflächlicher Betrachtung einen fast normalen Eindruck machen. Oft liegen hier pathologische Myeloblasten oder Paramyeloblasten inselförmig zusammen.

Eine weitere zur Klassifizierung der akuten Leukämien wichtige Untersuchungsmethode ist die **zytochemische Differenzierung** der Leukämiezellen (s. S. 39 ff): Mit drei verschiedenen Färbemethoden (POX-, PAS- und NASDA-Färbung) lassen sich zusammen mit den morphologischen Unterscheidungskriterien in der Pappenheim-Färbung (s. S. 35) bei der akuten myeloischen Leukämie sieben Untergruppen voneinander abgrenzen. Bei der akuten lymphatischen Leukämie können mit Hilfe immunzytologischer Untersuchungen weitere Untergruppen definiert werden. In den Tabellen 2 und 3 auf S. 39, 41 sind die akuten Leukämien und die zu ihrer Diagnose führenden zytochemischen, immunologischen und molekulargenetischen Charakteristika aufgelistet.

Welche Untergruppen der akuten Leukämien gibt es?

Die **AML-M1** ist die »klassische« akute myeloblastische Leukämie. Die im peripheren Blut und im Knochenmark vorherrschenden Zellen ähneln

den normalen Myeloblasten, doch ist der Kern im Verhältnis zur Zellgröße vergrößert und hat mehrere Nukleolen (Kernkörperchen). Das
Zytoplasma ist dagegen relativ vermindert und kann rötliche (azurophile)
Granula besitzen. Die Summe dieser Blasten muss, um die FAB-Kriterien
(s. Tab. 2 S. 39) zu erfüllen, mehr als 30 Prozent der nichterythropoeti-
schen Knochenmarkzellen betragen.

Die **AML-M2** ähnelt der AML-M1, doch haben hier die Blasten in ihrem
Zytoplasma als Zeichen einer etwas weiteren Differenzierung zunehmend mehr azurophile Granula und so genannte Auer-Stäbchen, bei
denen es sich wahrscheinlich um missgebildete azurophile Granula handelt.

Die pathologischen Zellen bei der **AML-M3** sind charakterisiert durch die
für Promyelozyten typischen Granula, die allerdings in Größe und Form
oft sehr stark variieren, Auer-Stäbchen liegen hier bündelweise zusammen. Diese akute Promyelozytenleukämie (APL) geht häufig mit schweren Blutgerinnungsstörungen einher.

Bei der **AML-M4** finden sich Blasten wie bei der AML-M2 zusammen mit
Monozyten ähnelnden (= monozytoiden) Blasten. Diese monozytoiden
Blasten in der Überzahl charakterisieren dann die **AML-M5**, die akute
Monozytenleukämie.

Eine **AML-M6** oder Erythroleukämie liegt vor, wenn mehr als 50 Prozent
kernhaltige Erythrozyten-Vorstufen und gleichzeitig mindestens 30 Prozent Blasten wie bei der AML-M1 oder AML-M2 gezählt werden. Außerdem finden sich fast regelmäßig erythrozytäre Vorstufen im peripheren
Blut.

Die **AML-M7**, die Megakaryozytenleukämie, ist charakterisiert durch
Blasten mit stark variierender Form und Größe, die Ähnlichkeit mit
Lymphoblasten wie bei der ALL-L1 und ALL-L2 haben. Zytochemisch
und immunzytologisch lassen sich diese jedoch leicht voneinander trennen. Sie leiten sich von den Vorläuferzellen der Megakaryozyten ab und
werden daher als Megakaryoblasten bezeichnet.

Bei der **ALL-L1** werden das Knochenmark und das periphere Blut beherrscht von einem einheitlich kleinen Zelltyp mit schmalem, blauem
Zytoplasmasaum. Der Kern ist rund mit einem homogenen Chromatin-
gerüst.

Die Blasten der **ALL-L2** haben eine unterschiedliche Zellgröße mit breitem Zytoplasmasaum. Die Kerne sind verschieden geformt und haben ein homogenes, manchmal auch fein gepunktetes Chromatin und einen prominenten Nukleolus.

Bei der **ALL-L3** herrscht ein gleichförmig großer Zelltyp vor mit weitem tiefblauen Zytoplasma, in dem sich auffällige Vakuolen (Hohlräume) befinden. Der Kern ist groß, rund bis oval mit homogenem oder auch gepunktetem Chromatin und hat mindestens einen prominenten Nukleolus.

Daneben gibt es noch Formen der akuten Leukämie, die nicht durch das Schema der FAB-Klassifikation erfasst sind, die akute unreifzellige Leukämie (AUL) und die **AML-M0**.

Die Blasten der akuten unreifzelligen Leukämie (AUL) können morphologisch und zytochemisch weder der myeloischen noch der lymphatischen Zellreihe zugeordnet werden. Immunzytologisch dagegen sind eindeutige myeloische oder lymphatische Differenzierungsmerkmale nachweisbar.

Die AML-M0 kann als Untergruppe der AUL aufgefasst werden. Während hier die Blasten morphologisch und zytochemisch ebenfalls keine eindeutigen myeloischen oder lymphatischen Differenzierungsmerkmale aufweisen, lassen sich immunzytologisch zweifelsfrei myeloische Merkmale finden.

Wie ist der Verlauf einer akuten Leukämie?

In den letzten Jahren konnten der Verlauf und damit auch die Prognose der akuten Leukämie deutlich verbessert werden; dennoch handelt es sich um sehr ernste Erkrankungen. Spontanremissionen, also Heilungen ohne therapeutische Maßnahmen, waren immer und sind auch heute noch eine absolute Seltenheit.

Oberstes Ziel jeder Behandlung ist es daher eine **Remission** zu erreichen. Allgemein wird derzeit zwischen einer Voll- und einer Teilremission unterschieden. Eine komplette oder Vollremission (CR) wird als ein Zustand definiert, in dem sämtliche Krankheitszeichen verschwunden, Blutbild und Knochenmark vollständig normalisiert sind. Der Blastenanteil im Knochenmark darf 5 Prozent aller kernhaltigen Knochenmarkzellen nicht übersteigen – ein Prozentsatz, der immer noch einer absoluten Gesamtzahl von 10^9 Blasten im Organismus des Kranken entspricht. Meist erkennt man aber selbst an diesen unreifen Zellen auch kaum noch pathologische Merkmale. Werden Krankheitsbild, Blut- und Knochenmarksveränderungen lediglich verbessert, ohne dass der Zustand einer Vollremission erreicht wird, spricht man von einer mehr oder weniger guten partiellen oder Teilremission (PR). Als »minimal residual disease« (zu Deutsch etwa minimale Resterkrankung) wird ein Krankheitsstadium bezeichnet, in dem die Leukämiezellen nur molekularbiologisch, aber nicht mehr morphologisch nachgewiesen werden können.

Aber auch Remissionen sind labile Zustände, die sehr oft wieder in einen Rückfall, ein Rezidiv, übergehen. Die dann folgenden Remissionen sind in der Regel schwieriger zu erreichen als die Erstremission und meist von kürzerer Dauer. Aus diesem Grund ist auch die Beantwortung der Frage nach dem therapeutischen Vorgehen während der Remission von größter Wichtigkeit.

Welche Prognose haben die akuten Leukämien?

Ohne Behandlung führen die akuten Leukämien in der Regel innerhalb weniger Monate zum Tod. Milde Verlaufsformen (»smouldering leukemias« = schwelende Leukämien) sind sehr selten. Die ALL im Kindesalter ist heute mit einer entsprechenden Therapie für die meisten Patienten zu einer heilbaren Krankheit geworden. Auch bei Erwachsenen hat die ALL eine deutlich günstigere Prognose als die AML. Zwar kann in beiden Leukämiegruppen eine Vollremission bei 70 bis 80 Prozent der Patienten erzielt werden, doch kommt es bei Patienten mit einer AML häufiger und früher zu Rückfällen. Die Dauer der Remissionen und die Häufigkeit von Rezidiven hängt ganz besonders von der Art der Postinduktions- und Postremissionstherapien ab, also von den Behandlungsmaßnahmen nach der Induktionstherapie und nach Eintreten einer Remission. Hier wird immer weiter nach neuen Möglichkeiten und Formen gesucht.

Wie kann man aus Befunden Rückschlüsse auf die Prognose ziehen?

Gewisse Rückschlüsse auf den Verlauf und die Prognose der Erkrankung ergeben sich nicht nur daraus, ob eine ALL oder eine AML festgestellt wurden, sondern auch aus anderen Befunden bei der Diagnosestellung wie beispielsweise aus dem Blutbild, molekularbiologischen und immunzytologischen Befunden, aber auch aus dem klinischen Verlauf.

Die Prognose ist ungünstiger bei Kranken, die bei der Erstuntersuchung bereits mehr als 25 000 Leukozyten/µl haben. Doch ist auch bei Vorliegen sehr niedriger initialer Leukozytenzahlen (< 2000/µl) der Krankheitsverlauf weniger günstig als bei Zellzahlen zwischen 2000 und 25 000/µl. Von vornherein stark verminderte Erythrozyten- und Thrombozytenwerte sind ebenfalls im Hinblick auf die Prognose ungünstiger. Schließlich bestehen sehr enge Beziehungen zwischen dem das Blutbild bestimmenden Zelltyp und dem Verlauf der Krankheit.

Mit zunehmender Kenntnis genetischer Veränderungen bei den verschiedenen Leukämien lässt sich auch mit diesen Methoden eine prognostische Rangliste aufstellen. Dabei hat sich beispielsweise die Translokation t(8;21)(q22;q22) oder die Inversion inv(16)(p13;q22) als prognostisch gut, das Fehlen der Chromosomen 5 oder 7 oder deren langer Arme (-5 oder -7 bzw. 5q- oder 7q-) als schlecht erwiesen. Auch durch die Immunphänotypisierung von Oberflächenantigenen lassen sich Befunde mit günstiger und ungünstiger Prognose ausmachen. Als prognostisch günstig wird gewertet, wenn wenig CD13-, CD14- oder CD34-positive Zellen, als ungünstig der Nachweis CD11b- oder CD11c-positiver Zellen, um nur einige Beispiele aufzuzeigen. In Tabelle 4 sind Prognosefaktoren bei Kranken mit akuter myeloischer Leukämie zusammengefasst. Diese treffen mit geringen Abweichungen auch für Patienten mit einer akuten lymphatischen Leukämie zu.

● Tab. 4: Prognostische Faktoren bei akuter myeloischer Leukämie (AML)

Bewertung	relativ günstig	relativ ungünstig
1. Zeit zwischen Symptombeginn und Diagnose	weniger als 1 Monat	mehr als 3 Monate
2. Allgemeinzustand nach Karnofsky-Skala (s. Tab. 5, S. 103)	besser als 50%	schlechter als 50%
3. Lebensalter	unter 50 Jahre	über 60 Jahre
4. Blutzellwerte a) Thrombozyten b) Hämoglobin, Erythrozytenzahl c) Granulozytenzahl (reife) d) Leukozytenzahl (vornehmlich leukämische Blasten)	 über 100×10^9/l Anämie gering über 500/µl weniger als $5-20 \times 10^9$/l	 unter 20×10^9/l Anämie stark unter 10–200/µl mehr als $50-100 \times 10^9$/l

Bewertung	relativ günstig	relativ ungünstig
5. Zelltyp der Leukämie (AML):		
a) typische AML), Peroxidase positiv	Auer-Stäbchen +	Peroxidase stark positiv
b) undifferenzierte Form (AUL) (Peroxidase negativ, Esterase negativ, Auer-Stäbchen negativ)	ungünstiger als a)	
c) Monozytenleukämie (Esterase stark positiv)	ungünstiger als b)	
d) Blastenschub einer CML	weit ungünstiger als c)	
6. Molekulargenetik	t(8;21)(q22;q22) inv(16)(p13;q23)	-5, 5q- -7, 7q- 11q- und andere
7. Fieber, klinisch dokumentierte Infektion, mikrobiologisch dokumentierte Infektion	keine	vorhanden
8. hämorrhagische Phänomene	fehlend bis gering	stark, generalisiert
9. zentralnervöse Symptome, psychopathologische Symptome	keine	Meningosis leucaemica, leukämische Infiltrate, zerebrovaskuläre Krankheit
10. kardiovaskuläre Symptome	keine	Zeichen koronarer Herzkrankheit oder Herzinsuffienz
11. bronchopulmonale Symptome	keine	Bronchitis, Pneumonie, sinubronchiales Syndrom
12. gastrointestinale Symptome	keine	Ulkuskrankheit, Proktitis, Abszess, Salmonellose oder Parasitose
13. leberbedingte Symptome	keine	Hepatopathie ohne oder mit Ikterus

Bewertung	relativ günstig	relativ ungünstig
14. nierenbedingte Symptome	keine, endogene Kreatinin-Clearance über 80 ml/min bei 1,73 m² KO	signifikante Nephropathie, zum Beispiel durch Hyperurikämie, Infekt, vaskulär bedingt
15. harnwegsbedingte Symptome	keine	chronischer Infekt, Konkremente

Die kompletten Remissionsraten bei der akuten myeloischen Leukämie liegen bei Erwachsenen in großen Therapiestudien mit über 200 Patienten zwischen 53 und 71 Prozent (im Mittel 63 Prozent), bei Kindern zwischen 70 und 80 Prozent. Die 5-Jahres-Überlebensrate aller in diesen Studien behandelter erwachsenen Kranken bewegt sich allerdings nur zwischen 10 und 15 Prozent, jedoch bis zu etwa 35 Prozent bei den Patienten, die durch die Therapie in eine komplette Remission kamen.

Da die Prognose der akuten lymphatischen Leukämie sehr viel mehr von unterschiedlichen Faktoren, wie dem Alter des Patienten oder dem immunologischen Typus der Leukämiezellen, abhängt, lassen sich solche Durchschnittswerte bei diesen Patienten schwerer ermitteln. So nimmt beispielsweise die Wahrscheinlichkeit eine komplette Remission zu erreichen mit zunehmendem Alter ab: Bei Kindern zwischen 1 und 10 Jahren liegt sie bei 95 Prozent, im Alter von über 50 Jahren bei nur mehr 60 Prozent.

Der individuelle Verlauf

Bei solchen Zahlen zu Verlauf und Prognose der akuten Leukämien muss man sich aber immer vor Augen halten, dass sie das errechnete Resultat von Therapiestudien sind. In sie gingen gute und schlechte Therapieergebnisse von einer großen Zahl von Patienten ein. Wie bei allen Statistiken können solche Zahlen nur mit sehr großer Vorsicht auf den einzelnen Kranken angewandt werden: Sein individuelles Therapieergebnis kann besser, aber auch schlechter als der Durchschnitt sein. Immer müssen wir bedenken, dass es in der Medizin niemals sichere Voraussagen geben kann. Alle Prognosen sind nur wahrscheinlich und der erste Fehler jeder Statistik ist, dass das Wahrscheinliche nicht eintritt, der zweite, dass das Unwahrscheinliche eintritt. Zu bedenken ist ferner, dass jedes Arzneimittel außer der vom behandelnden Arzt gewünschten Wirkung immer auch unerwünschte Wirkungen (Nebenwirkungen) in unbekannter Zahl hat. Welche Wirkung des Gesamtspektrums aller Wirkungen bei den einzelnen Kranken wirkt, ist stets von vielen individuellen Faktoren abhängig. Statistiken über therapeutische Erfolge und Misserfolge haben eine große wissenschaftliche Bedeutung und sind ein Wegweiser für das ärztliche Tun, für den einzelnen Kranken sagen sie wenig. Andererseits können statistische Zahlen aber auch dem Kranken helfen seine Situation realistischer einzuschätzen und zu erkennen, dass trotz der Schwere der Erkrankung Hilfe möglich ist und dass mit der fatalen Diagnose der Schicksalsweg nicht nur in eine Richtung laufen muss.

● **Tab. 5: Karnofsky-Skala zur Objektivierung der Fähigkeiten und Möglichkeiten von Patienten (General Performance Status, GPS)**

A. fähig zu normaler Aktivität und Arbeit, keine spezielle Versorgung notwendig	100%	normal, keine Klagen, keine Krankheitszeichen
	90%	fähig zu normaler Aktivität, aber geringe Krankheitszeichen vorhanden
	80%	normale Aktivität und Belastbarkeit, mäßige Krankheitszeichen vorhanden
B. Arbeitsunfähigkeit, kann zu Hause leben, sich um persönliche Sorgen kümmern, jedoch ist Hilfe in manchen Bereichen notwendig	70%	sorgt für sich selbst, unfähig zur Entfaltung normaler Aktivität oder aktiver Tätigkeit
	60%	sorgt meist noch für sich selbst, gelegentliche Hilfe notwendig
	50%	erhebliche Hilfeleistung notwendig, häufige ärztliche Hilfe
C. unfähig zur Selbstsorge, bedarf Pflege bzw. Krankenhauspflege	40%	schwerbehindert, spezieller Hilfe bedürftig
	30%	sehr schwer behindert, Hospitalpflege zweckmäßig, keine Lebensgefahr
	20%	Hospitalpflege notwendig, sehr krank, aktive lebensunterstützende Maßnahmen notwendig
	10%	moribund, rasches Fortschreiten der lebensbedrohlichen Erkrankung

Wie werden die akuten Leukämien behandelt?

Chemotherapie

Durch Intensivierung und Systematisierung der Behandlung akuter leukämischer Erkrankungen sind in den vergangenen Jahren beachtliche Erfolge erzielt worden. Großen Anteil an dieser Entwicklung hat die Bildung überregionaler kooperativer Behandlungsgruppen, die sich zur Durchführung so genannter multizentrischer Studien (s. S. 87 ff) zusammengeschlossen haben und konsequent Erfolg versprechende medikamentöse Kombinationen auf ihre Wirksamkeit prüften und gegeneinander hinsichtlich Nutzen und Risiko für den Patienten abwägten. Auf diese Weise wurden zahlreiche therapeutische Schemata erarbeitet, deren Wirksamkeit und Verträglichkeit trotz aller wissenschaftlichen Vorarbeiten beim einzelnen Kranken individuell getestet werden müssen. So sind Dosierung, zeitliche Folge und Rhythmus der einzelnen Applikationen möglichst weitgehend den individuellen Gegebenheiten jedes einzelnen Kranken anzupassen. Dabei sind außer den initialen Blutwerten vor Beginn der Therapie das Alter des Patienten, sein Allgemeinzustand, seine seelische Verfassung zu berücksichtigen, Vorhandensein oder Fehlen von Zweiterkrankungen oder Komplikationen, der Funktionszustand des Immunsystems und anderer wichtiger Organe Kriterien, deren Reaktion auf die einzelnen Medikamente einkalkuliert werden müssen. Der behandelnde Arzt sollte daher Wirkungsmechanismen und Nebenwirkungen der angebotenen antileukämischen Wirkstoffe möglichst genau kennen und sie mit dem Kranken besprechen: Nur ein aufgeklärter Patient kann eine gute therapeutische Partnerschaft zu seinem Arzt entwickeln.

Gedankliche Grundlage aller bisher gebräuchlichen zytostatischen Behandlungsverfahren ist die therapeutische Ausnutzung eines großen zelltoxischen Potenzials verschiedener Chemikalien unterschiedlicher Herkunft. Ihr ideales Ziel ist die Vernichtung sämtlicher Leukämiezellen an allen Orten des erkrankten Organismus. Um dieses Ziel zu erreichen, wurden komplizierte Therapieschemata entwickelt, durch die bei einem Minimum an Nebenwirkungen ein Maximum an Wirksamkeit angestrebt wird. Diese Schemata setzen sich aus sehr unterschiedlichen Medikamenten zusammen, die sich in ihrer erwünschten Wirksamkeit gegenseitig unterstützen sollen, gleichzeitig aber infolge des unterschiedlichen Spektrums an unerwünschten Wirkungen der einzelnen Substanzen die Summe aller Nebenwirkungen möglichst gering gehalten wird (s. auch S. 56: Monotherapie – Polychemotherapie).

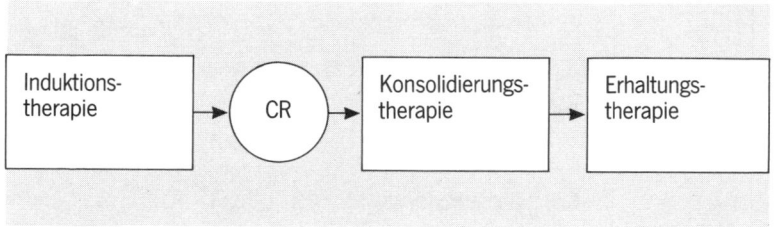

Abb. 13: Die verschiedenen Phasen in der Behandlung der akuten myeloischen Leukämie

Die Therapie der akuten Leukämien setzt sich aus mehreren Phasen zusammen (Abb. 13). Ziel der ersten Phase, der Induktionsphase, ist es eine Remission zu erreichen, die dann in der Konsolidierungsphase intensiviert und stabilisiert werden soll. Daran schließt sich eine Erhaltungs- oder Dauertherapie an, die bei anhaltender Remission eventuell über Jahre durchgeführt wird. Die in den verschiedenen Phasen zum Einsatz gebrachten Medikamentenkombinationen unterscheiden sich in den einzelnen Therapiestudien, welche die Wirksamkeit unterschiedlicher Therapiemöglichkeiten miteinander vergleichen und quantifizieren. Als Beispiel für die Behandlung der AML ist in Abbildung 14 das Therapieschema der Deutschen Kooperativen AML-Gruppe (AMLCG) von 1990 wiedergegeben, das zwar nicht mehr ganz aktuell ist, doch passagenweise noch so angewendet wird und eindrucksvoll die Kompliziertheit solcher Medikamentenkombinationen verdeutlicht. Während der Therapiephasen sind in gewissen Abständen Knochenmarkuntersuchungen notwendig, um den Therapieerfolg zu dokumentieren oder bei den ersten Anzeichen eines Rezidivs das Behandlungsschema zu wechseln.

Die Therapie eines Rezidivs gestaltet sich insofern immer schwieriger, als die Leukämiezellen resistent oder »immun« gegen einzelne oder mehrere Zytostatika werden. Der kranke Organismus hat sich an diese Medikamente gewöhnt, sie zeigen keine Wirkung mehr. Es müssen dann andere und meist auch aggressivere Kombinationen verwendet werden. Diesem Problem kann man jedoch durch eine allogene oder autologe Knochenmarktransplantation bis zu einem gewissen Grad aus dem Weg gehen.

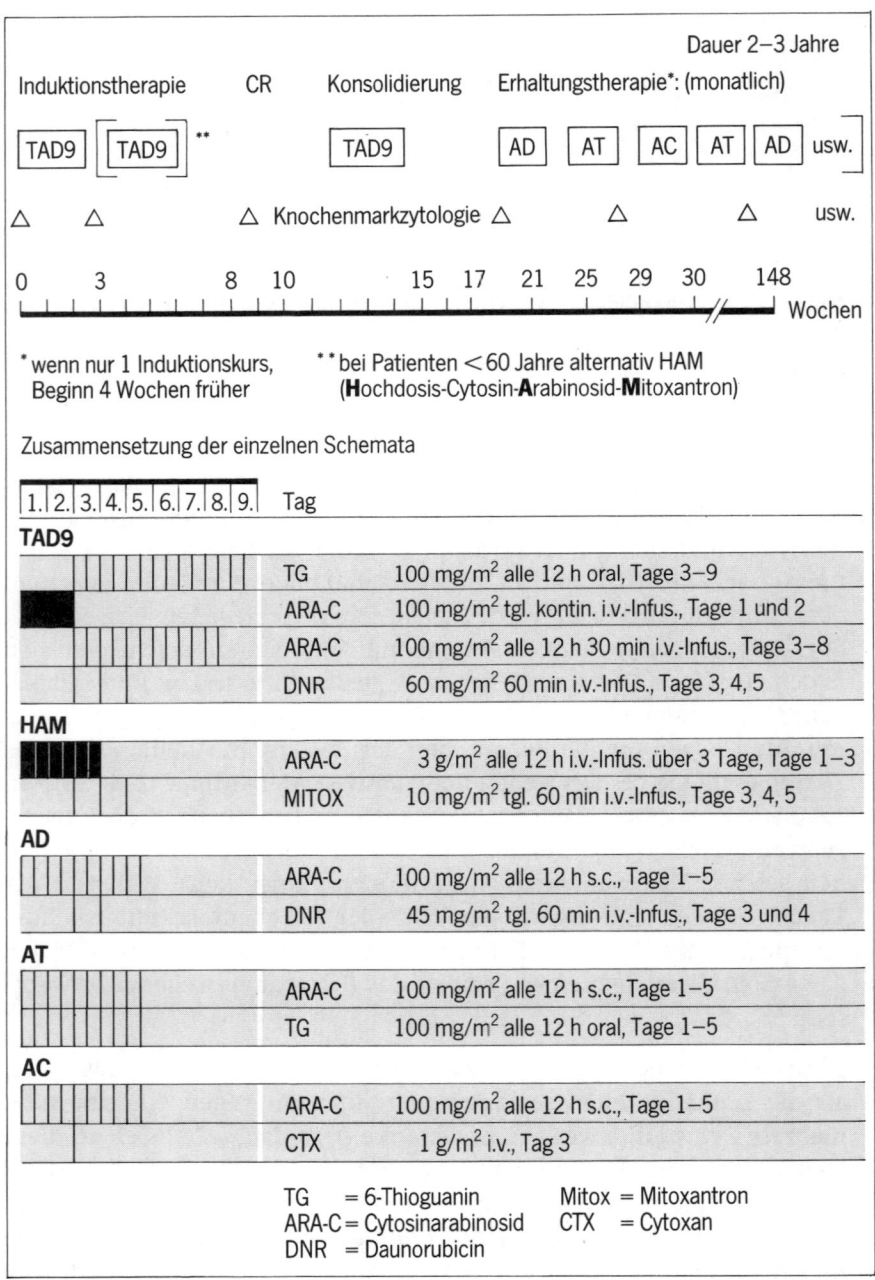

Abb. 14: Schema der AMLCG (AML Cooperative Group) zur Behandlung der akuten myeloischen Leukämie

Die Sonderstellung der akuten Promyelozytenleukämie

Eine Besonderheit stellt die Behandlung der akuten Promyelozytenleukämie (AML-M3, APL) dar. Diese Form der Leukämie zeigt eine besondere Chromosomenanomalie, die Translokation t(15;17). An dieser Translokation ist das Gen für den Retinolsäurerezeptor, der eine Rolle bei der Ausdifferenzierung der Granulozyten spielt, beteiligt, wodurch es zu einem Differenzierungsstopp auf der Ebene der Promyelozyten kommt. Dieser Defekt kann durch die Gabe von All-Trans-Retinolsäure (ATRA) ausgeglichen werden, sodass damit hohe Remissionsraten bei APL-Patienten erzielt werden können. Bessere Ergebnisse bekommt man noch durch die Kombination von ATRA mit Zytostatika, vor allem Anthrazyklinen wie Daunorubicin (s. S. 57).

Knochenmarktransplantation

Wie auf S. 77 ff schon ausführlich dargelegt, gehört die Knochenmarktransplantation (KMT) mehr und mehr zu den Standardtherapien bei Kranken mit akuten Leukämien. Unter besonders günstigen Voraussetzungen können mit Hilfe dieses biologisch schwierigen Verfahrens sogar echte Heilungen erreicht werden – wenn auch zu einem hohen Preis, der in dem erheblichen Konditionierungsrisiko vor der eigentlichen Transplantation, in den Frühkomplikationen und – nach allogenen Transplantationen – in der Graft-versus-Host-Krankheit zu sehen ist. An allen Transplantationszentren wird mit großem zeitlichen und materiellen Aufwand nach Methoden und Möglichkeiten gesucht die ernsten Nebenwirkungen und das hohe Risiko der Knochenmarktransplantation zu vermindern und dadurch die Prognose zu verbessern.

> Da die Chance einer völligen Heilung von Patienten mit akuten Leukämien mit Hilfe von Zytostatika allein verschwindend gering ist, sollte möglichst immer auch die Möglichkeit einer Knochenmarktransplantation geprüft werden. Dabei ist es jedoch wichtig, den wahrscheinlichen Nutzen und das Risiko kritisch gegeneinander abzuwägen.

Bei der akuten myeloischen Leukämie wird als optimaler Zeitpunkt für eine allogene Knochenmarktransplantation die erste Vollremission angesehen, falls ein möglichst HLA-kompatibler (s. S. 186 ff) Familienangehöriger als Spender zur Verfügung steht. Die Indikation für eine Knochenmarktransplantation mit dem Knochenmark eines Fremdspenders besteht bei Patienten mit einer akuten myeloischen Leukämie nur, wenn die Prognosemerkmale (s. S. 100 f) ungünstig sind. Die Transplantation wird meist in der ersten oder auch erst in der zweiten Vollremission durchgeführt. Findet sich kein passender Familien- oder Fremdspender, was immerhin für etwa 80 Prozent der Leukämiekranken gilt, kann oder sollte eine autologe Knochenmarktransplantation in der zweiten Vollremission angestrebt werden, nachdem die dazu benötigten Stammzellen während der ersten kompletten Remission entnommen und mit entsprechenden Maßnahmen (Purging, s. S. 84) vorbehandelt wurden.

Weniger einheitlich als bei der akuten myeloischen Leukämie wird die Indikation zur Knochenmarktransplantation bei der akuten lymphatischen Leukämie gesehen. Hier strebt man bei Kranken mit Hochrisikomerkmalen eine allogene Knochenmarktransplantation mit Knochenmark von Familien- oder Fremdspendern in der ersten Teil- oder Vollremission an. Dagegen bringt sie für die übrigen ALL-Patienten keinen Überlebensvorteil gegenüber einer alleinigen Chemotherapie, weshalb davon in aller Regel Abstand genommen wird. Auch zu einer autologen Transplantation wird nach heutigem Wissen nicht geraten, da bei der ALL nach einer autologen PBZT das Rezidivrisiko sehr viel höher ist als bei der AML und die transplantierten Patienten gegenüber denen, die lediglich eine Chemotherapie erhielten, keinen Vorteil haben.

Mit welchen Maßnahmen wird die zytostatische Behandlung unterstützt?
Da die Behandlung von Kranken mit einer akuten Leukämie – wie wir gesehen haben – reich an Nebenwirkungen ist, die den Kranken ernstlich gefährden können, sollen während der Chemotherapie vorbeugende Maßnahmen und gezielte Untersuchungen zur frühzeitigen Erkennung von behandlungsbedingten Komplikationen regelmäßig vorgenommen werden um rechtzeitig therapeutisch eingreifen zu können. Solche »supportiven Maßnahmen« sind für das Überleben der Leukämiekranken von entscheidender Bedeutung.

Sinken im Verlauf der Therapie die Granulozyten unter 1000/µl ab, muss mit einem erhöhten Infektionsrisiko gerechnet werden. Um in solchen Phasen den Kranken möglichst wenig zu gefährden, wird er in einem Einzelzimmer untergebracht und die Zahl seiner Besucher beschränkt. Auch Kinder sollen möglichst nicht zu Besuch kommen. Besucher und Personal sollten einen Mundschutz tragen und die Hände vor Betreten des Zimmers desinfizieren. Da in ungekochten Speisen Krankheitserreger sein können, sollte der Patient unbedingt darauf verzichten.

Wegen der geringen Granulozytenzahl im Blut und der Schädigung des Immunsystems durch Krankheit und Therapie ist der Verlauf von Infektionskrankheiten zumeist untypisch. Häufig fehlen die klassischen Entzündungszeichen, auch hohes Fieber ist seltener als sonst üblich. Wichtig sind daher häufige, gründliche Untersuchungen, um Entzündungen, die in der Regel von der Haut, dem Magen-Darm-Trakt oder der Lunge mit dem Bronchialsystem ausgehen, zu erkennen. Es hat sich bewährt, schon vor Beginn der Therapie Ausscheidungsprodukte (Stuhl, Urin und Sputum) des Patienten und Abstriche von Haut und Schleimhäuten bakteriologisch untersuchen zu lassen, um sein spezielles Bakterienspektrum zu kennen und zu wissen, gegen welche Antibiotika diese Erreger empfindlich sind. Denn meist sind es die bei intaktem Abwehrsystem ungefährlichen »körpereigenen« Bakterien, die bei schweren Störungen der Körperabwehr zu ernsten Infektionen führen können. Oft werden auch vorbeugend Antibiotika und Antimykotika (gegen Bakterien und Pilze gerichtete Arzneimittel) gegeben.

Das Blutungsrisiko steigt bei den akuten Leukämien mit zunehmender Verminderung der Thrombozytenzahl. Eine untere Zahlengrenze, oberhalb der kein Blutungsrisiko besteht, konnte zwar bisher nicht festgestellt werden, doch sinkt das Blutungsrisiko unter 1 Prozent, wenn die Thrombozytenzahl im Blut des Kranken über 20 000/µl steigt. In Abhängigkeit vom Gesamtzustand des Kranken – besonders bei ausgedehnten Schleimhautentzündungen, starkem Erbrechen oder lang andauerndem Husten – müssen Plättchentransfusionen erwogen werden. Um eine Antikörperbildung gegen HLA-Merkmale, die sich in der Thrombozytenmembran befinden, bei zufällig ausgewählten Blutspendern zu vermeiden, kann es sinnvoll sein, HLA-kompatible Spender heranzuziehen. Dabei ist es auch möglich, dass ein Patient einen oder auch mehrere Spender hat, denen mit Hilfe eines Blutzellseparators nötigenfalls mehrfach Thrombozyten in größerer Menge abgenommen werden können, wobei die übrigen Blutbestandteile dem Spender wieder zurücktransfundiert werden.

Die chronischen Leukämien

Die chronischen Leukämien, vor allem die chronische myeloische Leukämie und die chronische lymphatische Leukämie, ähneln sich in ihrem Verlauf, ihrer Behandlung und Prognose viel weniger, als dies die akuten

Leukämien untereinander tun, sodass sie nur schlecht gemeinsam besprochen werden können. Vielmehr werden sie jeweils einer Gruppe von Erkrankungen zugeordnet, mit denen sie bezüglich der erkrankten Organe (Knochenmark oder lymphatisches System) sowie der pathophysiologischen Mechanismen, also den Mechanismen ihrer Entstehungsweise, mehr verbunden sind. So wird die chronische myeloische Leukämie den myeloproliferativen Erkrankungen oder dem myeloproliferativen Syndrom (MPS), die chronische lymphatische Leukämie den malignen Lymphomen, speziell den Non-Hodgkin-Lymphomen (NHL), zugerechnet. Auf diese Krankheitsgruppen soll nach der Besprechung der chronischen Leukämien im Einzelnen noch kurz eingegangen werden (s. S. 133 ff), zumal gerade zu den Non-Hodgkin-Lymphomen außer der chronischen lymphatischen Leukämie noch einige andere Erkrankungen mit potenziell leukämischem Verlauf gehören, bei denen also im Blut pathologische Zellen auftauchen können.

Die chronische myeloische Leukämie (CML)

Was versteht man unter der chronischen myeloischen Leukämie?

Die chronische myeloische Leukämie ist eine chronische Erkrankung des granulozytopoetischen Systems, deren Charakteristikum eine Vermehrung von Granulozyten und ihrer Vorstufen im Blut, in Knochenmark und auch in anderen Organen ohne erkennbare Ursache ist. Die pathologischen Zellen sind nach unserem heutigen Verständnis klonalen Ursprungs, stammen von einer einzigen entarteten Zelle ab. In über 90 Prozent der Fälle findet sich das Philadelphia-Chromosom (Ph-Chromosom, s. S. 44 f) als Ausdruck dieses krankhaften Zellklons.

Welche Beschwerden und Befunde sind typisch für eine CML?

Der Beginn der Erkrankung ist immer schleichend. Das Allgemeinbefinden ist zunächst nur wenig oder gar nicht gestört. Die Diagnose wird daher meist zufällig gestellt, oft bei einem Arztbesuch aus irgendeinem anderen Grund. Dabei ist es schwierig bei der Diagnosestellung den eigentlichen Krankheitsbeginn zurückzurechnen.

Oft führen den Patienten auch erst die für ein fortgeschrittenes Stadium typischen Krankheitszeichen, beispielsweise Beschwerden, die von einer deutlich vergrößerten Milz verursacht werden, eine Anämie, eine vermehrte Blutungsneigung oder auch ein banaler Infekt, erstmals zum Arzt. Die Kranken klagen dann über ein zunehmendes Druck- oder Schweregefühl im linken Oberbauch, das oft nach den Mahlzeiten noch zunimmt, oder über allgemeine Schwäche und Mattigkeit, über zunehmende Müdigkeit und Atemnot bei körperlicher Belastung, oft auch über Appetitlosigkeit und Gewichtsabnahme. Die Körpertemperatur kann leicht erhöht sein, auch ohne dass Beschwerden oder Befunde auf einen Infekt hinweisen würden.

Bei der klinischen Untersuchung des Patienten lässt sich in den meisten Fällen (bei 94 Prozent) eine vergrößerte Milz tasten, auch die Leber kann tastbar vergrößert sein. Auffällig ist auch bei etwa drei Viertel der Kranken eine mehr oder weniger umschriebene Druck- oder Klopfempfindlichkeit des Brustbeins, die manchmal sogar in ausgesprochene Schmerzen übergehen kann. Nur selten finden sich dagegen schon in der Frühphase Lymphknotenschwellungen oder leukämische Hautinfiltrate, die als relativ harte, scharf umschriebene, bräunliche, schmutzig graue oder bläuliche, teils runde, teils flache Knoten von Linsen- bis Walnussgröße einzeln oder gehäuft in Erscheinung treten können.

Blutbild und andere Laborbefunde

Die **Leukozytenzahl** ist nicht nur von Fall zu Fall sehr wechselnd, sondern weist auch beim gleichen Patienten erhebliche Schwankungen auf. In Abhängigkeit vom Erkrankungsstadium ist sie mehr oder weniger stark erhöht und kann bis auf 500 000/µl und mehr ansteigen.

Im **Differenzialblutbild** findet man neben den reifen Granulozyten stets auch unreife Zellformen bis zu den Promyelozyten und Myeloblasten, wobei alle Reifungsstufen vertreten sind: Ein »Hiatus leucaemicus« (s. S. 95), wie er bei der akuten myeloischen Leukämie charakteristisch ist, findet sich bei der chronischen myeloischen Leukämie nicht. Besonders typisch ist auch eine Vermehrung der Basophilen und der Eosinophilen.

Bei etwa einem Drittel der Patienten besteht von vornherein eine **Anämie** mit einem Hb von unter 11 g/100 ml.

Die **Thrombozytenzahl** kann vermindert, aber auch erhöht sein. Dabei können Werte bis über eine Million pro μl gefunden werden. Manchmal ist beim Vorliegen einer solchen Thrombozytose bei der Diagnosestellung eine Entscheidung darüber zu fällen, ob es sich wirklich um eine chronische myeloische Leukämie oder um eine primäre Thrombozythämie (PTH, s. S. 129 f) handelt, nur schwer möglich. Hilfreich kann bei dieser Überlegung dann die Bestimmung des Ph-Chromosoms oder der molekulargenetische Nachweis der BCR-ABL-Translokation (s. S. 46) sein. Das Ausmaß dieser Thrombozytose wie auch der Thrombozytopenie (und der Anämie) ist für die Festlegung des Therapiebeginns von besonderer Bedeutung.

Von diagnostischer Bedeutung für die Erkennung der chronischen myeloischen Leukämie gerade in Zweifelsfällen ist das Verhalten der alkalischen Leukozytenphosphatase (**ALP**), deren Aktivität bei der chronischen myeloischen Leukämie regelmäßig stark erniedrigt ist oder völlig fehlt (s. S. 39 f).

Im **Knochenmark** findet sich bei ausgeprägtem Krankheitsbild eine starke Vermehrung der granulozytopoetischen Vorstufen mit einer Betonung der jüngeren Zellformen. Charakteristischerweise ist das Knochenmark sehr zellreich, das quantitative Verhältnis von erythrozytopoetischen zu granulozytopoetischen Zell-Vorstufen ist zu Gunsten der Letzteren verschoben. Die Megakaryozyten sind fast immer stark vermehrt und das nicht nur bei Kranken mit einer Thrombozytose im peripheren Blut. Bei noch nicht voll ausgeprägtem Krankheitsbild ist der Knochenmarkbefund im Ganzen aber wenig charakteristisch und kaum von infektiösen oder toxischen Markveränderungen zu unterscheiden. Auch in solchen Fällen können dann meist die Bestimmung der ALP oder/und der Nachweis des Philadelphia-Chromosoms oder der BCR-ABL-Mutation weiterhelfen.

Die übrigen Laborbefunde aus dem Blutserum sind weitgehend uncharakteristisch. Als Folge des erhöhten Zellumsatzes finden sich die Harnsäure – das Abbau- und Ausscheidungsprodukt der Nukleinsäuren der zerstörten Zellkerne – und das Enzym Laktatdehydrogenase (LDH) erhöht. Die Blutsenkungsgeschwindigkeit (BSG) kann beschleunigt sein.

Verlauf und Prognose der chronischen myeloischen Leukämie

Ohne spezifische Behandlung kommt es bei den Kranken allmählich, oft sehr langsam, zu einem Ansteigen der Leukozytenzahl im Blut, die Anämie nimmt zu, Milz und Leber werden größer, das Allgemeinbefinden verschlechtert sich zunehmend, es können hohes Fieber und sogar Zustände von unerklärlicher Bewusstlosigkeit (Koma) auftreten: Die chronische myeloische Leukämie tritt in ihre akute Phase über, kenntlich an dem stark vermehrten Auftreten von Myeloblasten im Blut und Mark, den Blastenschub (Blastenkrise).

Die mittlere Überlebenszeit unbehandelter Patienten mit einer chronischen myeloischen Leukämie lag in der Ära vor Chemotherapie bei etwa 18 Monaten gerechnet vom Zeitpunkt der Diagnosestellung.

Durch die heute möglichen und üblichen Behandlungsmaßnahmen hat sich der Krankheitsverlauf verändert. Als Folge der Behandlung mit Zytostatika und/oder Interferon entwickelt sich bei der großen Mehrzahl der Patienten eine Remission, die im medizinischen Sprachgebrauch auch als chronische Phase bezeichnet wird: Die Kranken fühlen sich wieder besser, bekommen Appetit und nehmen an Gewicht zu. Die von der Anämie verursachten Symptome wie Müdigkeit, Abgeschlagenheit und Atemnot – besonders bei körperlicher Belastung – verschwinden wieder. Auch das weiße Blutbild und die Thrombozytenzahl normalisieren sich weitgehend. Das Knochenmark ist kaum von einem gesunden Mark zu unterscheiden.

Die Remission kann mehrere Monate oder sogar Jahre dauern, bis es trotz der fortlaufenden Behandlung wieder zu einer allmählich beginnenden, dann stärker werdenden Zunahme der Leukozytenzahl im Blut mit zunehmender Linksverschiebung und zu einer erneuten Größenzunahme von Milz und Leber kommt. Diese Entwicklung wird als Rezidiv oder als akzelerierte Phase bezeichnet. Oft lässt sich das erste Rezidiv medikamentös fast ebenso gut behandeln wie die Erstmanifestation der Erkrankung. Doch werden die Therapieerfolge von Krankheitsschub zu Krankheitsschub weniger eindrucksvoll. Die Dauer der Remissionen wird kürzer und kürzer; die Krankheitssymptome und -befunde lassen sich immer weniger gut beseitigen, es kommt zu einem allmählichen Ansteigen der Blastenzahl in Blut und Knochenmark.

Durch die Behandlungsmöglichkeiten hat sich statistisch gesehen die mittlere Überlebenszeit bei chronisch myeloischer Leukämie auf über fünf Jahre nach der Diagnosestellung verbessert. Es werden aber auch immer wieder Einzelfälle mit sehr langen Überlebenszeiten von 10, 15, 20 und mehr Jahren beobachtet. Allerdings muss hierbei bedacht werden, dass statistische Berechnungen im Einzelfall nur wenig aussagekräftig sind.

Wann und wie wird die chronische myeloische Leukämie behandelt?

Eine Indikation zur Behandlung ist bei allen Patienten gegeben, bei denen das Ph-Chromosom oder die BCR-ABL-Translokation nachgewiesen wurde. Allerdings kann im Anfangsstadium der Erkrankung, wenn die Leukozytose nur mäßig ausgeprägt ist, keine Anämie besteht, die Milz nicht wesentlich vergrößert und das Allgemeinbefinden relativ gut ist, durchaus zugewartet werden, um mit dem Patienten die für ihn bestgeeignete Behandlungsmöglichkeit zu finden.

Auch jetzt noch basiert die bevorzugte Behandlung der Patienten mit einer chronischen myeloischen Leukämie auf der Anwendung von Zytostatika, doch sollen mehrere zurzeit durchgeführte klinische Studien zeigen, ob eine frühzeitige Therapie mit Interferon der Behandlung mit Zytostatika möglicherweise ebenbürtig oder gar überlegen ist. Die Therapie der Wahl gerade bei jüngeren Patienten mit einem passenden Spender ist jedoch sicherlich die Knochenmarktransplantation, da nur durch sie eine Heilung möglich ist.

Die Behandlung mit Zytostatika
Zur Behandlung der chronischen myeloischen Leukämie steht eine Reihe von zytostatisch wirkenden Medikamenten zur Verfügung. Als Mittel der ersten Wahl wird in der Regel Hydroxyurea mit den Handelsnamen Litalir und Syrea angewandt. In den letzten Jahren wird diesem Medikament aus verschiedenen Gründen, die gleich erläutert werden sollen, der Vorzug vor dem bis dahin in der Regel angewandten Busulfan (Myleran) gegeben. Beide Mittel werden oral als Tabletten oder Kapseln eingenommen und sind in etwa gleich gut verträglich, wobei es unter Hydroxyurea etwas öfter als nach Busulfan-Einnahme zu Nebenwirkungen seitens des Magen-Darm-Traktes kommt. Busulfan hat eine länger anhaltende zyto-

statische Wirkung als Hydroxyurea. Das hat den Nachteil, dass es schwerer steuerbar ist, also seine Wirkung auch nach Dosisreduktion oder nach dem gänzlichen Absetzen noch einige Zeit anhält; es müssen daher besonders zu Anfang der Behandlung häufig Blutbildkontrollen durchgeführt werden, um schon frühzeitig bei einem Abfall der Leukozytenzahl die Dosierung zu reduzieren. (In der Regel wird die Dosis halbiert, wenn die Leukozytenzahl sich halbiert hat, und bei einer Leukozytenzahl von 20 000/µl das Medikament abgesetzt oder auf eine sehr niedrige Dauerdosierung reduziert.) Hydroxyurea ist dagegen leichter zu steuern, seine Wirkung lässt nach, sobald es abgesetzt oder seine Dosis reduziert wurde. Ein Nachteil von Hydroxyurea ist, dass nach einem Absetzen des Medikaments die Leukozytenzahl schon bald wieder ansteigt, weshalb eine Dauerbehandlung notwendig ist. Dagegen kann es nach Absetzen von Busulfan zu einer länger anhaltenden Remission oder einem nur langsamen Anstieg der Leukozytenzahl kommen, weshalb hiermit eher eine Stoßbehandlung durchgeführt wird.

Eine ernst zu nehmende häufige Nebenwirkung von Busulfan ist die Fibrosierung von Knochenmark und Lungen. Es wird daher auch nicht bei Patienten angewandt, bei denen möglicherweise eine Knochenmarktransplantation durchgeführt werden soll. Außerdem kann Busulfan durch eine Schädigung der Keimdrüsen zur Unfruchtbarkeit und bei jüngeren Frauen zu klimakterischen (wechseljahrähnlichen) Beschwerden führen.

Schließlich haben klinische Studien in den letzten Jahren gezeigt, dass die mittlere Überlebenszeit bei Kranken, die mit Hydroxyurea behandelt wurden, länger ist als nach einer Busulfan-Therapie. Diese Beobachtung gab letztendlich den Ausschlag dafür, das Mittel der ersten Wahl trotz des Nachteils einer meist notwendigen Dauerbehandlung zu wechseln.

Außerdem sind bei der chronischen myeloischen Leukämie noch andere Zytostatika wie Cytarabin (Ara-C), Chlorambucil (Leukeran) oder Zyklophosphamid (Endoxan) wirksam. Welches dieser Mittel jedoch Anwendung findet, hängt in erster Linie von den persönlichen Erfahrungen des behandelnden Arztes ab. Der Kranke sollte also mit ihm alle Vor- und Nachteile der infrage kommenden Mittel diskutieren.

Sowohl mit einer Dauerbehandlung wie auch mit einer Intervallbehandlung gelingt es, dem Kranken oft über mehrere Schübe hinweg jahrelang zu einem guten Allgemeinbefinden zu verhelfen, wobei bestimmte Charakteristika der Wirkungsweise bei den verschiedenen Medikamenten berücksichtigt werden müssen. Bei den üblichen Dosierungsrichtlinien der einzelnen Substanzen muss das Blutbild regelmäßig, zunächst etwa jeden zweiten Tag, dann zweimal, später einmal in der Woche und schließlich in zwei- bis vierwöchigen Abständen kontrolliert werden.

Die Behandlung mit Interferon

Durch die Möglichkeit, Zytokine gentechnisch herzustellen, stehen diese Substanzen in so großen Mengen zur Verfügung, dass sie auch therapeutisch eingesetzt werden können (s. S. 75 ff). Bei der Behandlung von Kranken mit einer chronischen myeloischen Leukämie liegen die meisten der in klinischen Studien gesammelten Erfahrungen mit Alpha-Interferon (IFN-α, Intron A, Roferon) vor. Es ist bei dieser Erkrankung gut wirksam und führt in einem hohen Prozentsatz zu Remissionen; es scheint umso wirksamer zu sein, je früher es eingesetzt wird. Bei Patienten, die auf Alpha-Interferon nicht ansprechen, kann ein Versuch mit Gamma-Interferon erfolgreich sein. Jedoch liegen mit dieser Substanz bisher weniger Erfahrungen vor.

Zunehmend mehr wird in letzter Zeit auch die Kombination von Hydroxyurea mit IFN-α eingesetzt. Sie führt zu einer rascheren Verminderung der Leukozytenzahl als die Gabe der Einzelsubstanzen. Da jedoch zumeist die Zeit zu Beginn der Behandlung nicht drängt und die Nebenwirkungen der hoch dosierten IFN-Behandlung nicht unerheblich sind, hat es sich auch bewährt, zunächst die Leukozytenzahl mit Hydroxyurea zu reduzieren und anschließend zur Erhaltungstherapie IFN-α dazuzugeben.

Therapieziel aller dieser Behandlungsformen ist eine Leukozytenzahl zwischen 2 000 und 5 000/ml. Die Dosierungen der Medikamente, um diesen Zielbereich zu erhalten, ist individuell sehr unterschiedlich.

Strahlentherapie

Die Strahlentherapie hat bei der chronischen myeloischen Leukämie keine große Bedeutung mehr. Eingesetzt wird sie lediglich zur Behandlung einer erheblichen Milzvergrößerung und der dadurch hervorgerufenen Beschwerden. Hier zeigt sie eine gute therapeutische Wirksamkeit, wobei nicht nur die Milz deutlich kleiner wird und die Beschwerden entsprechend nachlassen, sondern auch die Blutwerte mit einem Rückgang der Leukozytenzahl und einem Ansteigen der Erythrozyten- und Hämoglobinwerte positiv reagieren können. Diese Behandlungserfolge sind jedoch nur von kurzer Dauer.

Die Knochenmarktransplantation

Die allogene Knochenmarktransplantation (KMT) ist zwar die nebenwirkungs- und komplikationsreichste Behandlungsform der chronischen myeloischen Leukämie, doch ist sie auch die einzige Therapie, die die Aussicht auf eine Langzeitremission oder gar auf eine Heilung eröffnet. Das Vorgehen bei einer Knochenmarktransplantation, ihre Risiken und möglichen Komplikationen wurden ausführlich auf S. 77 ff dargestellt. Da die Knochenmarktransplantation gerade bei jüngeren Patienten Erfolg versprechend ist, sollten alle Kranken unter 60 Jahren über die Möglichkeit dieser Therapie aufgeklärt werden, gerade auch dann, wenn Geschwister vorhanden sind. Sie sollten dann in jedem Fall einem Transplantationszentrum vorgestellt werden. Dort werden in den letzten Jahren auch Karteien von spendewilligen Gesunden geführt, sodass die Möglichkeit besteht einen (möglichst) HLA-identischen Fremdspender zu finden. Der günstigste Zeitpunkt zu einer Knochenmarktransplantation ist bald nach Erreichen einer ersten Remission in der chronischen Phase. In der akzelerierten Phase oder im Blastenschub sind Erfolge wesentlich geringer.

Die autologe Knochenmarktransplantation, bei der in der chronischen Phase dem Patienten Knochenmark entnommen, eingefroren und nach entsprechenden Konditionierungsmaßnahmen im Blastenschub zurückgegeben wird, hat bei weitem nicht so gute Therapieerfolge zu verzeichnen wie die allogene Knochenmarktransplantation. Meist gelingt es lediglich den Krankheitsprozess erneut in eine chronische Phase zurückzuführen.

Die chronische lymphatische Leukämie (CLL)

Was versteht man unter einer chronischen lymphatischen Leukämie?

Die chronische lymphatische Leukämie (CLL) ist unter den Leukämien die häufigste und am wenigsten bösartige Krankheitsform. Sie ist eine generalisierte Erkrankung der lymphatischen Gewebe und – in ihrer klassischen Verlaufsform – charakterisiert durch eine starke Vermehrung kleiner Lymphozyten im peripheren Blut und durch eine abnorme Wucherung lymphatischer Zellen in den Geweben, die zu erheblichen Lymphknotenschwellungen und einer mehr oder weniger ausgeprägten Milzvergrößerung führen kann.

Welche Beschwerden und Befunde sind typisch für eine chronische lymphatische Leukämie?

Die Diagnose wird meist zufällig gestellt, wenn bei einer Blutuntersuchung aus irgendeinem anderen Grund eine Lymphozytose (s. S. 19) auffällt. Häufig sind es auch Lymphknotenschwellungen, die den Patienten zum Arzt führen. Solche vergrößerten Lymphknoten fallen meistens zuerst am Hals, in den Achselhöhlen oder in den Leistenbeugen auf, sind nicht schmerzhaft, lassen sich untereinander gut abgrenzen und sind im Unterhautgewebe gut verschieblich.

Bei etwa drei Viertel der Patienten ist auch die Milz vergrößert, jedoch meist nur wenig – weit weniger als bei Kranken mit einer chronischen myeloischen Leukämie –, sodass sie nur selten Beschwerden macht. Doch auch andere Organe können mitbefallen sein: So finden sich Hautinfiltrate oder – wenn auch selten – eine Beteiligung der Nieren oder des Nervensystems.

Blutbild und andere Laborbefunde

In den klassischen Fällen findet sich im **Blutbild** der Patienten eine Leukozytose mit einer Leukozytenzahl, die bis zu mehreren hunderttausend Zellen pro µl ansteigen kann; im Differenzialblutbild lassen sich mit zunehmender Gesamtleukozytenzahl prozentual immer weniger Granulozyten zählen. Typischerweise findet man hier auch so genannte Gumbrecht-Kernschatten, bei denen es sich um die ausgestrichenen Kerne gequetschter und zerstörter Zellen handelt.

Im Anfangsstadium der Krankheit ist die Zahl der Erythrozyten und der Thrombozyten in der Regel normal. Erst in fortgeschrittenen Stadien kann es dann auch zu einer Anämie und/oder Thrombozytopenie kommen. Für diese Entwicklung können zwei gänzlich verschiedene Mechanismen verantwortlich sein. Zum einen können die Zellen (Erythrozyten oder Thrombozyten) vorzeitig beispielsweise in der Milz oder in der Leber abgebaut werden (Autoimmunhämolyse oder Autoimmunthrombozytopenie), zum anderen kann die Bildung dieser Zellen im Knochenmark durch eine massive Infiltration dieses Organs mit Lymphozyten verdrängt und gestört sein. Gerade bei einer Thrombozytopenie im Verlauf einer chronischen lymphatischen Leukämie kann oft nur eine Sternalpunktion Aufschluss über die Ursache geben. Bei einer verkürzten Lebenszeit der Thrombozyten, also einem vorzeitigen Abbau, ist die Zahl der Megakaryozyten im Knochenmark als Zeichen einer vermehrten Thrombozytenproduktion erhöht, um den Schwund möglichst auszugleichen, dagegen ist sie bei einer Verdrängung durch die wuchernden Lymphozyten vermindert. Leichter ist es, die Ursache der Anämie aus den üblichen Blutwerten zu erkennen. Bei einer Hämolyse, der Zerstörung der Erythrozyten in der Blutbahn oder in der Milz oder der Leber, sind im Blutserum das Bilirubin erhöht, das Haptoglobin, ein Hämoglobin bindendes Serumeiweiß, vermindert und schließlich der Anteil an Retikulozyten (s. S. 22) im Blutbild als Zeichen einer verstärkten Erythrozytenneubildung gesteigert. Oft fällt den Kranken selbst oder ihren Angehörigen schon vor dem Vorliegen der Laborergebnisse eine starke Gelbfärbung der Haut und der Skleren, also ein Ikterus oder eine Gelbsucht auf, die jedoch nicht mit einer ansteckenden Hepatitis (Leberentzündung), die durch Viren hervorgerufen wird, verwechselt werden darf. Es handelt sich hier um einen hämolytischen Ikterus.

Bei der **Lymphozytendifferenzierung**, der immunzytologischen Untersuchung der peripheren Lymphozyten, stellen sich diese meistens als B-Lymphozyten dar – die klassische chronische lymphatische Leukämie ist eine B-CLL, eine chronische lymphatische Leukämie mit Vorherrschen von T-Lymphozyten, also eine T-CLL, ist mit 2 Prozent der Erkrankungsfälle vergleichsweise sehr selten.

Das **Knochenmark** ist – wie oben schon angedeutet – in Abhängigkeit vom Krankheitsstadium mehr oder weniger stark mit kleinen Lymphozyten durchsetzt. Da diese bei der Sternalpunktion auch aus dem peripheren Blut stammen können, ist es zur exakten Bestimmung der Knochenmarksbeteiligung genauer, aus einer oder mehreren Beckenkammbiopsien Gewebeschnitte für eine histologische Untersuchung anzufertigen (s. S. 36). Dabei kann abhängig vom Grad der Lymphozyten-Infiltration die Produktion der übrigen Blutkörperchen mehr oder weniger stark gestört sein.

Die übrigen Laborwerte bieten vergleichsweise wenig Pathologisches. Die BSG kann bei einem Teil der Kranken für lange Zeit völlig normal bleiben, bei anderen aber fast von Anfang an eine starke Beschleunigung aufweisen, was möglicherweise mit der Bildung pathologischer Eiweiße (z. B. Kryoglobuline) in den erkrankten Lymphknoten zusammenhängen mag. Auch die Zusammensetzung der Serumeiweiße ist vor allem in späteren Krankheitsstadien verändert. Häufig findet sich im Verlauf einer chronischen lymphatischen Leukämie eine Hypogammaglobulinämie, eine Verminderung der Immun- oder γ-Globuline (s. S. 12, 183 f), da die pathologischen Lymphozyten nicht in der Lage sind auf entsprechende Antigenreize hin zu Plasmazellen auszudifferenzieren (s. S. 181 ff) und Antikörper zu bilden. In schweren Fällen spricht man dann von einem Antikörpermangelsyndrom. Bei Hämolysen findet sich – wie bereits erwähnt – eine Vermehrung des Bilirubins, eine Hyperbilirubinämie, im Serum.

Verlauf und Prognose der chronischen lymphatischen Leukämie

Die Kranken mit einer chronischen lymphatischen Leukämie haben im Allgemeinen eine günstigere Prognose als die Patienten, die an einer chronischen myeloischen Leukämie leiden. Doch muss man grundsätzlich zwischen mehr gutartigen und eher aggressiven Verlaufsformen unterscheiden. Die Kranken mit benignen Formen können nicht selten sogar jahrzehntelang bei ungestörtem Allgemeinbefinden mit einem nur wenig pathologischen Blutbild, ohne oder mit Lymphknotenschwellungen und unbedeutender Hypogammaglobulinämie als Gesunde erscheinen. Demgegenüber zeigen die Patienten mit aggressivem Verlauf oft von vornherein eine Neigung zu einer stärkeren Leukozytose mit Anämie und Thrombozytopenie, mit einer stark beschleunigten BSG und einer deutlichen Hypogammaglobulinämie, mit erheblichen Lymphknotenschwellungen und einem zum Teil schwer gestörten Allgemeinbefinden. Zwischen diesen beiden Verlaufsformen gibt es alle möglichen Übergänge. Oft gehen die gutartigen im Laufe der Zeit in die aggressiveren Formen über.

Wie bei allen Leukämien sind Verlauf und Therapie bei den einzelnen Patienten von der Krankheitsausdehnung und verschiedenen Symptomen und Befunden abhängig. Einen guten und einfach zu ermittelnden Maßstab für das Fortschreiten und die Malignität der Erkrankung bietet die Feststellung der Lymphozytenverdopplungszeit: Sie misst den Zeitraum, in dem sich die Zahl der im peripheren Blut auszählbaren Lymphozyten verdoppelt. Rasch proliferierende Verlaufsformen sind prognostisch ungünstiger als langsam proliferierende und bedürften meist auch früher einer spezifischen Therapie.

Einzelne, prognostisch wichtige Faktoren fassten R. Rai und Mitarbeiter sowie J. L. Binet und Mitarbeiter zu logischen Konzepten der Stadieneinteilung zusammen, die in Tabelle 6 a und b wiedergegeben sind.

● **Tab. 6a: Stadieneinteilung der chronischen lymphatischen Leukämie nach RAI**

Stadium O	Blutlymphozytose von über 15000/μl und Knochenmarkinfiltration
Stadium I	zusätzliche Lymphknotenvergrößerung
Stadium II	Stadium O oder I mit Leber- und/oder Milzvergrößerung
Stadium III	Stadium O bis II mit Anämie (Hb unter 11 g/dl)
Stadium IV	Stadium O bis III mit Thrombozytopenie unter 100 000/μl

● **Tab. 6b: Stadieneinteilung der chronischen lymphatischen Leukämie nach BINET**

A	Lymphozytose im peripheren Blut von über 4000/μl; lymphozytäre Infiltration im Knochenmark von über 40%; Hämoglobin über 10 g/dl, Thrombozyten über 100 000/pμl, Befall von zwei Lymphknotenregionen.
B	wie Stadium A, aber mit Vergrößerung von mindestens drei Lymphknotenregionen.
C	Blutlymphozytose und Knochenmarkinfiltration wie Stadium A; Anämie mit Hämoglobin unter 10 g/dl und/oder Thrombozytopenie unter 100 000/μl; beliebige Anzahl befallener Lymphknotenregionen.

Wann und wie wird die chronische lymphatische Leukämie behandelt?

Der Therapiebeginn der chronischen lymphatischen Leukämie richtet sich nach dem Krankheitsstadium und erfolgt meist im Stadium III nach Rai, da sich in vielen Studien gezeigt hat, dass Kranke in den Rai-Stadien 0 bis II von einer Behandlung keinen Nutzen, sondern allenfalls nur die Last der Nebenwirkungen durch die Medikamente zu tragen haben. Richtet man sich bei der Indikationsstellung für den Beginn der Therapie lieber nach der Binet-Stadieneinteilung, so besteht im Stadium A keine Behandlungsindikation, im Stadium B kann in Abhängigkeit von dem Beschwerdebild des Kranken und im Stadium C muss dann eine Therapie durchgeführt werden, wenn man den Patienten nicht ernstlich gefährden will. Als Kranker in den Stadien I und II oder A und eventuell B darf sich der Patient nicht von einer stetig ansteigenden Leukozytenzahl beeindrucken oder gar beunruhigen lassen. Auch wenn diese auf 100 000 und mehr Zellen pro µl ansteigt, ist das zunächst noch kein Grund zur Beängstigung, solange Hämoglobingehalt und Thrombozytenzahl im Blut in Ordnung sind. Allein aus einer hohen Lymphozytose kann dem Kranken kein Schaden entstehen. Erst bei einer Leukozytenzahl von 500 000/µl und darüber kann die Fließeigenschaft des Blutes gestört sein. Dann können Blutkapillaren durch Leukämiezellen verstopft werden, was dann zu ernsten Organfunktionsstörungen besonders des Gehirns und der Lunge führen kann.

Welche Medikamente sind bei der chronischen lymphatischen Leukämie wirksam?

Das Medikament der ersten Wahl zur Behandlung der CLL ist Chlorambuzil (Leukeran), das oral zumeist in Zyklen von drei Tagen mit einem Abstand von zwei Wochen gegeben wird. Gelegentlich wird es mit Glukokortikoiden (Prednison = Decortin oder Prednisolon = Decortin H) nach dem Knospe-Schema kombiniert. Die Anfangsdosis von Chlorambuzil beträgt 0,4 mg pro kg Körpergewicht, also 28 mg (aufgerundet 30 mg) bei einem 70 kg schweren Patienten: Die Chlorambuzildosis wird gleichmäßig auf drei aufeinander folgende Tage verteilt und von Zyklus zu Zyklus um 0,1 mg pro kg Körpergewicht gesteigert, bis eine Wirkung der Therapie oder ernste Nebenwirkungen, vor allem starke Übelkeit und Erbrechen, beobachtet werden. Nach dem Knospe-Schema erhält der Patient zusätzlich Prednison- oder Prednisolon-Tabletten (75 mg am ersten, 50 mg am zweiten und 25 mg am dritten Tag). Diese Behandlung ist relativ gut verträglich und arm an Nebenwirkungen. Vorteil der Kombination mit Glukokortikoiden kann möglicherweise ein schnelleres Ansprechen auf die Behandlung und die günstige Beeinflussung der B-Symptome (Fieber, Nachtschweiß und Gewichtsabnahme, s. S. 121) sein. Ein ernst zu nehmender Nachteil ist die immunsuppressive Wirkung bei den Patienten, die ohnehin schon ein durch die Krankheit geschädigtes Immunsystem haben. Vor- und Nachteile müssen von Fall zu Fall individuell abgewogen und von Mal zu Mal überdacht werden.

Chlorambuzil kann aber auch in Form einer Dauertherapie in einer täglichen Dosierung von 0,08 mg pro kg Körpergewicht zusammen mit oder ohne Prednison/Prednisolon genommen werden.

Bei ungenügendem Ansprechen auf eine Chlorambuzil-Behandlung sollte auf Zyklophosphamid (Endoxan) in einer Dosierung von 100 bis 200 mg pro Tag zusammen mit Prednison/Prednisolon als Dauerbehandlung umgestellt werden.

Eine andere bewährte Medikamentenkombination ist das **COP**-Schema, bestehend aus Zyklophosphamid (Cyclophosphamid, z. B. Endoxan), Onkovin (Vincristin) und Prednison oder Prednisolon. Dabei kann Zyklophosphamid entweder an fünf aufeinander folgenden Tagen oral (400 mg/m^2 Körperoberfläche pro Tag) eingenommen oder am ersten Zyklustag (800 mg/m^2 Körperoberfläche) – zusammen mit 2 mg Vincristin – intravenös gespritzt werden. Das Glukokortikoid wird in einer Dosierung von 100 mg (bzw. 60 mg/m^2) an fünf Tagen oral eingenommen. Das COP-Schema hat sich besonders bei Autoimmunthrombozytopenien und Autoimmunhämolysen bewährt, da dem Medikament Vincristin bei diesen Komplikationen eine stark immunsuppressive Wirkung zustatten kommt. Als unangenehme Nebenwirkung des Vincristin kann es in den Fingern und Zehen zu Gefühlsstörungen kommen, die sich nach Absetzen des Medikaments nur sehr langsam zurückbilden. Vincristin sollte dann durch Vinblastin (Velbe) ersetzt werden, das aber gegenüber dem Vincristin den Nachteil hat, dass es myelotoxischer ist.

Ein weiteres wirksames Medikament ist das dem Zyklophosphamid verwandte Trophosphamid (Ixoten), das in einer Dosierung von 25 bis 150 mg pro Tag oral als Dauertherapie zusammen mit Prednison/Prednisolon verabreicht wird.

Eine Substanz, die erst vor etwa zwei Jahren zugelassen wurde, ist das Fludarabin (Fludara, s. S. 54). Mit diesem Medikament, das alle drei bis vier Wochen an fünf Tagen einer Woche infundiert wird, können schon nach wenigen Zyklen lang anhaltende Remissionen erreicht werden. Nachteil dieser Behandlung ist allerdings seine erhebliche Schädigung des Knochenmarks und der T-Lymphozyten, sodass es gelegentlich zu schweren Infektionen kommen kann.

Meistens gelingt es mit diesen Medikamenten, Lymphknoten-, Milz- und Leberschwellungen zu verkleinern sowie die lymphatischen Infiltrationen in anderen Organen zurückzudrängen und gleichzeitig die Anämie oder/und Thrombozytopenie zu bessern ohne dass aggressivere Therapieschemata zum Einsatz kommen müssen. Im Allgemeinen nimmt auch die Zahl der Lymphozyten im peripheren Blut ab und geht auf annähernd normale Werte zurück. In fortgeschrittenen Fällen gelingt eine wesentliche Verminderung der Lymphozyten aber nicht immer. Man sollte dann auch nicht versuchen, eine Normalisierung der Zahl der weißen Blutkörperchen zu erzwingen. Es besteht dabei die Gefahr, dass durch die Summierung der krankheitseigenen mit der durch Zytostatika verursachten Schwächung des Immunsystems Infekte begünstigt werden, die nur schwer beherrschbar sein können.

Sind auch Zytokine bei der chronischen lymphatischen Leukämie wirksam?
Über die Behandlung mit Zytokinen bei der chronischen lymphatischen Leukämie liegen nur wenig brauchbare Erfahrungen vor. Ein Vorteil der Behandlung mit Alpha-Interferon als Monotherapie gegenüber der »klassischen« Therapie mit Chlorambuzil mit oder ohne Glukokortikoiden hat sich nicht zeigen lassen. Vielmehr mussten mehrere Studien wegen der Toxizität von Interferon, dessen Dosis in der Hoffnung auf einen Therapieerfolg immer weiter gesteigert wurde, abgebrochen werden, bevor sich ein therapeutischer Effekt einstellte.

Welchen Nutzen bringt eine Strahlenbehandlung?
Als Unterstützung und Ergänzung zur zytostatischen Chemotherapie kann bei großen Lymphknotenpaketen, die durch die Chemotherapie nur unzureichend kleiner werden und lokale Symptome verursachen, eine örtlich begrenzte Strahlentherapie angezeigt. Auch eine Bestrahlung der Milz kann bei starker Vergrößerung des Organs oder bei Autoimmunzytopenien indiziert sein. Die große Strahlenempfindlichkeit der lymphatischen Gewebe und der Lymphozyten selbst begünstigt solche Therapien.

Stellenwert der Knochenmarktransplantation bei der chronisch lymphatischen Leukämie
Über die allogene Knochenmarktransplantation liegen bei der chronischen lymphatischen Leukämie vergleichsweise wenig Erfahrungen vor. Das mag daran liegen, dass die CLL vorwiegend eine Erkrankung älterer Menschen ist, bei denen eine Knochenmarktransplantation wegen der erheblichen Nebenwirkungen im Verlauf der Konditionierung aus Altersgründen nicht mehr durchgeführt wird. Um den Stellenwert und den richtigen Zeitpunkt für eine allogene Knochenmarktransplantation bei der chronischen lymphatischen Leukämie zu definieren und die Arbeitshypothese zu belegen, dass die Knochenmarktransplantation bei jüngeren Patienten mit ungünstigen prognostischen Faktoren bereits in einer Frühphase der Erkrankung als Therapie mit einem Anspruch auf Heilung eingesetzt werden kann, sind weitere Untersuchungen und Studien an größeren Patientenzahlen und über längere Beobachtungszeiten notwendig.

Was muss sonst noch getan werden?

Das Schicksal vieler Patienten mit einer chronischen lymphatischen Leukämie wird von dem dieser Krankheit eigenen humoralen Immundefekt, dem sekundären Antikörpermangelsyndrom bestimmt, das durch die zytostatische und Glukokortikoidbehandlung zudem eher verstärkt als gebessert wird. Besonders gefährdet sind Patienten mit der Kombination eines schweren Antikörpermangels und einer Granulozytopenie. Durch die prophylaktische Gabe von Immunglobulin-Präparaten als Infusionen kann bei solchen Patienten die Häufigkeit bakterieller Infektionen um etwa 50 Prozent reduziert werden.

Die bei dieser Erkrankung nicht selten beobachteten Immunhämolysen (autoimmunhämolytische Anämie) und Autoimmunthrombozytopenien machen eine immunsuppressive Behandlung erforderlich, die sich oft mit der Chemotherapie überschneidet. Auch sind im Verlauf hämolytischer Komplikationen Behandlungen mit einer höheren Glukokortikoid-Dosis über längere Zeiträume erforderlich. Diese hohe Dosis von etwa 100 mg Prednison/Prednisolon pro Tag wird langsam reduziert, sobald die Hämolyse zum Stillstand gekommen ist. Oft ist auch eine Dauerbehandlung mit einer niedrigen oder mittelhohen Dosis erforderlich. Autoimmunthrombozytopenien sprechen gut auf hoch dosierte Gaben von Immunglobulinen (ca. 30 g/Tag) als Infusionen oder auf Vincristin oder Vinblastin an.

Seltene Leukämieformen

Die Prolymphozytenleukämie

Eine Sonderform der chronischen Leukämie ist die Prolymphozytenleukämie (PLL oder B-PLL). Sie ist selten und macht etwa 1 bis 2 Prozent aller chronischen lymphatischen Leukämie-Erkrankungen aus.

Im Vordergrund der Beschwerden und des klinischen Bildes steht eine oft riesenhafte Milzvergrößerung bei fehlender oder nur gering ausgeprägter Lymphknotenvergrößerung.

Das Blutbild ist immer hoch leukämisch mit meist weit über 100 000 Zellen pro µl. Der beherrschende Zelltyp ist etwas größer als bei der chronischen lymphatischen Leukämie, immunzytochemisch handelt es sich in 90 Prozent der Fälle um B-Lymphozyten, die jedoch etwas weiter ausgereift sind als bei der chronischen lymphatischen Leukämie.

Die Therapie ist insofern problematisch, als die Krankheit schlechter als die chronische lymphatische Leukämie auf Zytostatika, vor allem alkylierende Substanzen wie Chlorambucil und Zyklophosphamid und Glukokortikoide anspricht als die CLL. Relativ gute Behandlungserfolge zeigen eine Kombinationstherapie aus Adriamycin, Vincristin und Prednison oder auch Fludarabin. Wenn zumutbar, ist auch eine Splenektomie anzustreben, da eine Milzbestrahlung allenfalls einen vorübergehenden Erfolg zeigt.

Die Haarzell-Leukämie

Die Haarzell-Leukämie (HZL) ist eine seltene Leukämie, die auch wie die lymphatischen Leukämien den Non-Hodgkin-Lymphomen (NHL) zuzurechnen ist. Sie macht etwa 1 bis 2 Prozent der Non-Hodgkin-Lymphome aus.

Das **klinische Bild** ist relativ uncharakteristisch. Im Vordergrund der Beschwerden stehen Müdigkeit, Blässe und Leistungsabfall, die auf eine mehr oder weniger stark ausgeprägte Anämie zurückzuführen sind. Gelegentlich verursacht eine Thrombozytopenie eine vermehrte Blutungsneigung. Auch eine sich langsam vergrößernde Milz kann Beschwerden bereiten. Lymphknoten sind dagegen nur selten in erheblichem Ausmaß vergrößert.

Das **Blutbild** zeigt nur selten eine Leukozytose, meist eher eine Leukozytopenie; das Differenzialblutbild wird bei einer absoluten und relativen Granulozytopenie mehr oder weniger von Zellen beherrscht, die etwa Lymphozytengröße haben oder etwas größer sind, einen meist ovalen oder bohnenförmigen Zellkern und mehr oder weniger hell graublaues Zytoplasma haben. Ihren Namen haben diese Haarzellen durch unregelmäßig ausgeprägte haarförmige Zytoplasmaausläufer. Immunzytochemisch haben sie B-Zell-Merkmale und werden als »Präplasmazellen« angesehen.

Die **übrigen Laborwerte** sind nicht charakteristisch verändert, auch eine Hypogammaglobulinämie, wie sie bei anderen lymphatischen Leukämien häufig ist, tritt kaum in Erscheinung.

Wie sind der Verlauf und die Prognose bei der Haarzell-Leukämie?
Die HCL ist eine chronische Erkrankung, deren Verlauf große individuelle Unterschiede zeigt. So wurden auch akute und subakute Verlaufsfor-

men beobachtet, bei denen die Patienten mit und ohne Therapie eine Lebenserwartung von nur zwei Jahren haben. Andererseits wird bei etwa der Hälfte der Kranken eine Überlebenszeit von zehn Jahren und mehr (sogar weit über 20 Jahre) beschrieben. Das Krankheitsgeschehen wird von zunehmender Infektneigung, Anämie und zum Teil auch Thrombozytopenie bei größer werdender Milz geprägt.

Wie kann die Haarzell-Leukämie behandelt werden?
Eine Therapie ist auch bei der HCL prinzipiell nicht notwendig, solange nicht eine Verminderung der normalen Blutkörperchen, die einerseits durch eine gestörte Produktion im Knochenmark und andererseits durch einen beschleunigten Abbau in der vergrößerten Milz bedingt ist, ernstere Krankheitserscheinungen verursacht. So war denn auch die Splenektomie noch bis vor wenigen Jahren die einzige Therapiemöglichkeit, da die Behandlung mit Zytostatika und Glukokortikoiden eher enttäuschende Erfolge hatte und damit nicht indiziert war. Allerdings hat in den letzten Jahren Cladribin (Leustatin), ein neues Zytostatikum, erstaunliche Therapieerfolge gezeigt: Nach einem einmaligen Therapiezyklus von fünf bis sieben Tagen können bei 70 bis 80 Prozent der Patienten lang anhaltende komplette Remissionen erzielt werden. Nicht ganz so gut wirksam ist die Behandlung mit 2-Deoxycoformicin (Pentostatin), das jedoch in Deutschland nicht auf dem Markt und nur über internationale Apotheken zu bekommen ist, mit einer Ansprechrate von über 75 Prozent. Die Erkrankung spricht auch sehr gut auf eine Therapie mit Alpha-Interferon an. Sie führt bei 80 bis 90 Prozent der Kranken zu einer Remission, jedoch kommt es häufig nach einem Absetzen des Medikaments zu einem Rezidiv, das aber wieder mit Interferon behandelt werden kann. Derzeit wird die Gabe von Interferon als die Therapie der ersten Wahl angesehen vor der Behandlung mit Cladribin.

Die Eosinophilenleukämien

Hierbei handelt es sich um sehr seltene Erkrankungen. Ihre Diagnosestellung ist oft dadurch problematisch, da sie nur schwer von einer hochgradigen, aber gutartigen reaktiven Vermehrung der Eosinophilen (Hypereosinophilien oder Eosinophilie-Syndrom) abzugrenzen ist. Von einer Eosinophilenleukämie sollte daher nur dann gesprochen werden, wenn mehrere typische Leukämiesymptome vorhanden und andere Grundleiden (z. B. allergische Reaktionen, Wurmerkrankungen) als Ur-

sache für eine reaktive Eosinophilie ausgeschlossen sind. Ausschlagge-
bend sollte neben einer bestehenden Leukozytose mit hochgradiger Eosinophilie und der allmählichen Zunahme unreifer Zellen in Knochenmark und peripherem Blut vor allem die zunehmende Verschlechterung
der Symptome mit fortschreitender Anämie und Thrombozytopenie und
der Befall anderer Organe sein.

Im Verlauf bestehen enge Beziehungen zu den akuten Leukämien und
zur chronischen myeloischen Leukämie. Auch die Prognose der Eosinophilenleukämien ist der anderer myeloischer Leukämien ähnlich. Auch
die Therapie gleicht diesen.

Die Basophilenleukämien

Diese sind noch seltener als die Eosinophilenleukämie. Die Diagnose als
eigenständige Erkrankung zu stellen, wird oft dadurch problematisch,
dass eine Abgrenzung gegen eine akute oder chronische myeloische
Leukämie mit starker Basophilie schwierig ist. Da aber Verlauf, Prognose
und Therapie den myeloischen Leukämien ähneln oder mit ihnen identisch sind, ist es für den betroffenen Kranken in der Regel eine wenig
relevante, eher akademische Frage, ob seine Leukämie nun so oder so
heißt. Diagnosekriterien sind – wie auch bei den Eosinophilenleukämien
– das vermehrte Auftreten basophiler Vorstufen in Knochenmark und
peripherem Blut.

Die Megakaryozytenleukämien

Die akute Megakaryozytenleukämie wurde schon auf S. 97 als Sonderform der akuten myeloischen Leukämie (AML-M7) erwähnt. Doch gibt es
auch eine chronische Verlaufsform. Die Diagnosestellung dieser sehr
seltenen Leukämieformen bereitet ähnliche Probleme wie bei den beiden
vorgenannten Leukämien: Eine – meistens auch für den Patienten nur
wenig relevante – Abgrenzung eines eigenen Krankheitsbildes von einer
anderen, akuten oder chronischen myeloischen Leukämie mit Megaka-
ryozytenvermehrung oder einer anderen myeloproliferativen Erkrankung bereitet in der Regel Schwierigkeiten. So gleichen diese Leukämien
auch den übrigen myeloischen Formen in Prognose, Verlauf und Therapie.

Den Leukämien verwandte Erkrankungen

Wie bereits (s. S. 109 f) erwähnt, werden einige Leukämien zusammen mit anderen Erkrankungen des Knochenmarks bzw. des lymphatischen Systems zu einer Gruppe von Erkrankungen zusammengefasst, mit denen sie bezüglich der erkrankten Organe und der pathophysiologischen Mechanismen verwandt sind. So werden die lymphatischen Leukämien den Non-Hodgkin-Lymphomen (NHL) und die chronische myeloische Leukämie den myeloproliferativen Erkrankungen beziehungsweise dem myeloproliferativen Syndrom zugerechnet. Wegen dieser verwandtschaftlichen Beziehungen sollen diese beiden Krankheitsgruppen im Folgenden kurz besprochen werden. Schließlich sollen in aller Kürze noch seltene leukämieartige Erkrankungen, die Erythrämien, erwähnt werden.

Das myeloproliferative Syndrom (MPS)

Unter diesem Begriff werden verschiedene Erkrankungen des Knochenmarks zusammengefasst, denen eine Proliferationsstörung des Knochenmarks zu Grunde liegt. Ihnen ist gemeinsam, dass bei jeder von ihnen bestimmte Zellen im Knochenmark ohne Bedarf und erkennbaren Sinn produziert werden. So führt eine Überproduktion von Granulozyten zu der uns schon bekannten chronischen myeloischen Leukämie. Bei der primären Thrombozythämie (PTH) werden zu viel Thrombozyten und bei der Polycythaemia (rubra) vera (P. v.) Erythrozyten im Übermaß gebildet. Die Osteomyelofibrose (OMF) und Osteomyelosklerose (OMS) sind charakterisiert durch eine fortschreitende Verödung des Knochenmarks als Folge einer vermehrten Bildung von bindegewebsartigen Fasern (Fibrose), die dann verhärten (Sklerose). Außerdem gibt es Mischformen, so etwa die chronische myeloische Leukämie oder die Polycythaemia vera mit Thrombozytose. Chronische myeloische Leukämie, Polycythaemia vera und primäre Thrombozythämie können in eine Osteomyelofibrose oder Osteomyelosklerose übergehen.

Die primäre oder essenzielle Thrombozythämie (PTH)

Die primäre oder essenzielle Thrombozythämie ist charakterisiert durch eine mehr oder weniger starke, meist im Verlauf von Jahren zunehmende Thrombozytose. Als Kriterium für die Diagnosestellung gilt eine Thrombozytenzahl von über 600 000/µl im peripheren Blut, nachdem

129

eine reaktive Thrombozytose, beispielsweise durch eine chronische Blutung und eine andere myeloproliferative Erkrankung, ausgeschlossen sind.

Die meisten Patienten mit einer primären Thrombozythämie haben keine Beschwerden. Bei einem Teil kann es zu Blutungen durch die Funktionsstörung der pathologischen Thrombozyten oder zu Thrombosen kommen. Gelegentlich kann eine vergrößerte Milz ein unangenehmes Druckgefühl im linken Oberbauch hervorrufen.

Im **Blutbild** finden sich vermehrt – oft mehr als eine Million/µl – Thrombozyten, die im Differenzialblutbild sehr unterschiedlich groß erscheinen (Anisozytose der Thrombozyten). So gibt es Makro- und Mikroformen, die teilweise zu Thrombozytenhaufen zusammengeklumpt sind. Im Knochenmark fallen vermehrt Megakaryozyten auf, die häufig nestförmig zusammenliegen.

Die **Therapie** der primären Thrombozythämie entspricht der der chronischen myeloischen Leukämie. Doch wird gegenwärtig die Behandlung mit Alpha-Interferon, die laut verschiedener Studien eine Ansprechrate von 70 bis 100 Prozent haben soll, favorisiert. Die Therapie sollte bei einer Thrombozytenzahl von etwa 1.5 Millionen/µl oder bei thrombotischen oder Blutungskomplikationen begonnen werden. Solche Blutungskomplikationen können durch verschiedene Funktionsstörungen der Plättchen hervorgerufen werden und treten mit zunehmender Thrombozytenzahl häufiger auf. Vom Ausmaß dieser Funktionsstörungen soll auch abhängig gemacht werden, ob der Patient zur Vorbeugung thrombotischer Komplikationen Gerinnungshemmer wie beispielsweise ASS (wie Aspirin) in niedriger Dosierung (100 bis 300 mg/Tag) als Tablette einnehmen soll.

Die Polycythaemia rubra vera (P. v.)

Diese Erkrankung ist charakterisiert durch eine starke Vermehrung der roten Blutkörperchen und damit des Hämoglobins und des Hämatokrits. Sie muss abgegrenzt werden von sog. symptomatischen Polyglobulien, die als Folge von Sauerstoffmangel bei Herz- und Lungenerkrankungen oder in großer Höhe entstehen. Auch hier sind die roten Blutkörperchen mehr oder weniger stark erhöht. Manchmal kann die Unterscheidung recht schwierig sein.

Die Krankheit entwickelt sich langsam und macht am Anfang nur wenig Beschwerden. Diese nehmen jedoch mit zunehmender Blutmenge zu, wobei dann in erster Linie über Kopfdruck und Kopfschmerzen mit Ohrensausen, Schwindel und Schlafstörungen geklagt wird. Oft tritt auch ein schmerzhafter Juckreiz (besonders nach einem heißen Bad) auf. Die Haut und die Schleimhäute der Kranken sind stark gerötet, was besonders im Gesicht auffällt.

Im **Blutbild** sind die Erythrozyten stark vermehrt, bis auf sieben oder gar neun Millionen pro μl oder noch mehr. Auch der Hämoglobingehalt ist – wenn auch nicht parallel zur Zahl der roten Blutkörperchen – deutlich erhöht, sodass die Erythrozyten eher hypochrom sind, also einen verminderten Hämoglobingehalt in den einzelnen Zellen (HbE oder MCH) aufweisen. Meistens sind auch die Leukozyten und Thrombozyten erhöht. Das Knochenmark ist sehr zellreich; das zahlenmäßige Verhältnis von erythrozytopoetischen zu granulozytopoetischen Zellen ist zu Gunsten der »roten Vorstufen« verschoben.

Die Art der **Therapie** richtet sich nach der Schwere der Erkrankung. Die einfachste und nebenwirkungsärmste Behandlung erfolgt mit Aderlässen, wobei in mehr oder weniger großen Abständen 400 bis 600 ml Blut abgenommen werden. Dabei muss jedoch beachtet werden, dass die – möglicherweise ohnehin meist schon erhöhten – Thrombozytenzahlen weiter ansteigen können. Durch Aderlässe vermindert sich das erhöhte Blutvolumen und die Fließeigenschaft des Blutes wird auch dadurch besser, dass vermehrt Flüssigkeit aus den Geweben in die Blutgefäße einströmt. Die eleganteste und wirkungsvollste Methode, Erythrozyten aus dem Blut zu entfernen, ist die Erythrapherese, bei der mit Hilfe eines Zellseparators selektiv rote Blutkörperchen entfernt und die übrigen Blutbestandteile zurückinfundiert werden. Eine zytostatische Behandlung ist bei schwerem Krankheitsbild mit Hydroxyurea (Litalir, Syrea) oder Busulfan (Myleran) indiziert.

Die Osteomyelofibrose (OMF) und Osteomyelosklerose (OMS)

Die Osteomyelofibrose und Osteomyelosklerose sind oft das Endstadium anderer myeloproliferativer Erkrankungen, entstehen aber auch, ohne dass eine solche Krankheit vorher bekannt wurde. Sie sind gekennzeichnet durch eine Vermehrung von Bindegewebsfasern im Knochenmark, wodurch dort die Blutbildung zunehmend verdrängt wird. Diese Funktion übernehmen dann die Organe, die sie schon während der Embryonalzeit innehatten: vor allem die Milz und dann die Leber (extramedulläre Blutbildung).

Die wesentlichen Beschwerden, über die die Patienten klagen, werden von der oft gigantisch vergrößerten Milz verursacht. Aber auch die Leber kann stark vergrößert sein und ein Druckgefühl im Bauch hervorrufen. Daneben treten auch ähnliche Beschwerden auf wie bei rheumatischen Erkrankungen mit Gelenk- und Gliederschmerzen.

Im **Blutbild** zeigt sich oft eine mehr oder weniger stark ausgeprägte Anämie. Auch die Thrombozytenzahl ist meist vermindert. Die Leukozytenzahl kann erniedrigt oder erhöht sein. Das Differenzialbild ähnelt dem bei der chronischen myeloischen Leukämie darin, dass sich alle Vorstufen der Granulozytopoese von den Myeloblasten bis zu den reifen Segmentkernigen finden. Daneben sieht man aber auch Vorstufen der Erythrozytopoese. Bei der Sternalpunktion wird in der Regel kein verwertbares Material gewonnen, sodass eine Beckenkammbiopsie notwendig wird. Die histologische Untersuchung zeigt dann die Fibrosierung oder Sklerosierung des Markraums.

Eine zur Heilung führende **Therapie** gibt es auch bei der Osteomyelofibrose und Osteomyelosklerose nicht. Bei fortschreitender Anämie kann ein Behandlungsversuch mit Glukokortikoiden durchgeführt werden. Gelegentlich sind auch Bluttransfusionen erforderlich. Eine zytostatische Behandlung – in erster Linie wiederum mit Busulfan oder Hydroxyurea – ist bei starken Beschwerden durch die vergrößerte Milz indiziert. Diese muss jedoch sehr vorsichtig mit niedriger Medikamentendosierung angegangen werden, um die extramedulläre Blutbildung nicht allzu sehr zu stören. Eine ähnliche Wirkung wie Zytostatika kann auch eine ebenfalls vorsichtig durchgeführte Bestrahlung der Milz haben. Über die Behandlung mit Interferon liegen derzeit nur wenig Erfahrungen vor.

Die malignen Lymphome

Unter dieser Bezeichnung wird eine Gruppe sehr unterschiedlicher Erkrankungen zusammengefasst, deren Gemeinsamkeit darin besteht, dass sie vom lymphatischen Gewebe ausgehen. Der Zusatz maligne (bösartig) soll zunächst nur einmal als Eigenschaft des klinischen Verlaufs verstanden werden und auf die Schwierigkeiten ihrer therapeutischen Beeinflussung hinweisen. Das wohl allgemein bekannteste – wenn auch eher seltene – maligne Lymphom ist der Morbus Hodgkin oder die Lymphogranulomatose. Auf dieses interessante Krankheitsbild soll jedoch hier nicht eingegangen werden, man könnte darüber ein eigenes Buch schreiben. Vom Morbus Hodgkin werden als eigenständige Gruppe von Erkrankungen die Non-Hodgkin-Lymphome abgegrenzt.

Die malignen Non-Hodgkin-Lymphome (NHL)
Unter diesem Oberbegriff werden alle bösartigen Krankheiten des lymphatischen Systems – eben mit Ausnahme des Morbus Hodgkin – zusammengefasst. Die einzelnen Erkrankungen sind aber in ihrem klinischen Erscheinungsbild, ihrer Prognose und Therapie sehr unterschiedlich, was nicht zuletzt schon belegt wird durch die bisher besprochenen malignen Lymphome:

die *akute lymphatische Leukämie* (ALL, S. 93 ff),
die *chronische lymphatische Leukämie* (CLL, S. 117 ff),
die *Prolymphozytenleukämie* (PLL, S. 125 f) und schließlich
die *Haarzell-Leukämie* (HZL, S. 126 f).

Ganzen Medizinergenerationen bereitete es Schwierigkeiten die zum Teil ineinander übergehenden einzelnen Krankheitsbilder in ein praktikables Schema oder eine Systematik zu pressen. Im deutschen Sprachraum hat sich die Kiel-Klassifikation, die unter der Federführung des Kieler Pathologen Prof. Lennert entwickelt wurde, in den letzten zwei Jahrzehnten durchgesetzt. Sie ist in Tab. 7 zusammengestellt. Ihr liegt der Gedanke zu Grunde, dass jedes einzelne Non-Hodgkin-Lymphom durch die ungehemmte Proliferation einer entarteten lymphatischen Zelle auf dem Weg von den unreifen Lymphoblasten zu ausdifferenzierten Plasmazellen oder Effektor-T-Zellen entsteht. Durch immunzytologische und immunhistologische Methoden (Immunphänotypisierung) kann jedes Non-Hodgkin-Lymphom einer Ursprungszelle auf diesem Differenzierungsweg zugeordnet und nach ihr benannt werden. Dieser Weg und die sich auf ihm befindlichen Zellen sind in Abb. 15 schematisch dargestellt.

So lassen sich die Non-Hodgkin-Lymphome nach verschiedenen Gesichtspunkten unterteilen: nach ihrem Ursprung von T- oder B-Lymphozyten bzw. deren Vorstufen und den aus ihnen weiter differenzierten Zellen in T- und B-Zell-Lymphome und nach ihrer Bösartigkeit in Lymphome von niedrigem und von hohem Malignitätsgrad. Die niedrig malignen Non-Hodgkin-Lymphome enden in der Regel mit -zytisch (z. B. zentrozytisches NHL), da sie von Lymphozyten, Zentrozyten u. a. hergeleitet werden, die hoch malignen mit -blastisch (z. B. zentroblastisches NHL), da sie von Zentroblasten, Lymphoblasten und anderen abstammen. Demnach

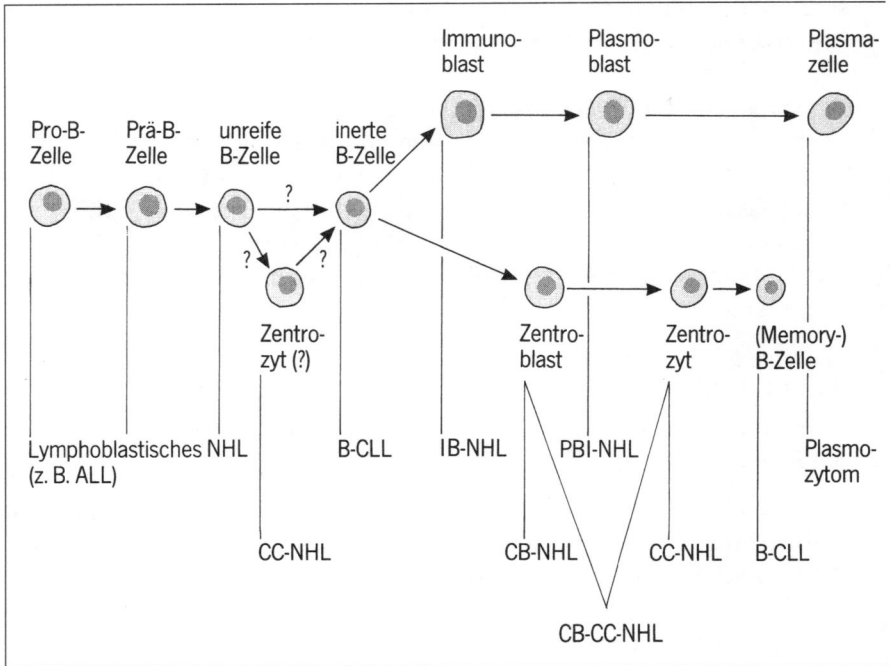

Abb. 15: Die Entwicklung der Non-Hodgkin-Lymphome (NHL) aus den Zellen des lymphatischen Systems. Abkürzungen: ALL: Akute lymphatische Leukämie; B-CLL: Chronische lymphatische Leukämie vom B-Zell-Typ; CB-NHL: Zentroblastisches NHL; CC-NHL: Zentrozystisches NHL; CB-CC-NHL: Zentroblastisch-zentrozystisches NHL: IB-NHL: Immunoblastisches NHL; Pbl-NHL: Plasmoblastisches NHL

gilt eine Grundregel: Je ausgereifter die Ursprungszelle eines malignen Lymphoms ist, desto gutartiger ist die sich daraus entwickelte Erkrankung und umgekehrt: Je jünger und weniger ausdifferenziert die Ursprungszelle ist, desto bösartiger ist der Verlauf der resultierenden Krankheit.

Auf Symptome, Verlauf und Therapie der einzelnen Non-Hodgkin-Lymphome im Detail einzugehen würde den Rahmen dieses Buches sprengen. Wir haben uns daher lediglich auf die Krankheiten mit leukämischer Verlaufsform beschränkt.

● **Tab. 7: Kiel-Klassifikation**

B	T
Lymphome von niedrigem Malignitätsgrad	

Lymphozytisch
  chronische lymphozytische Leukämie
  Prolymphozytenleukämie
  Haarzell-Leukämie
	Lymphozytisch
	  chronische lymphozytische Leukämie
	  Prolymphozytenleukämie
	
	Kleinzellig zerebriform
	  Mycosis fungoides, Sezary-Syndrom

Lymphoplasmozytisch/-zytoid (Immunozytom)	Lymphoepitheloid (Lennert-Lymphom)
Plasmozytisch	Angioimmunoblastisch (AILD, LgrX)

Zentroblastisch-zentrozytisch
  follikulär + diffus
  diffus
	T-Zonenlymphom

Zentrozytisch	Pleomorph, kleinzellig (HTKLV1 ±)
Lymphome von hohem Malignitätsgrad	
Zentroblastisch	Pleomorph, mittelgroßzellig und groß- zellig (HTLV1 ±)
Immunoblastisch	Immunoblastisch (HTLV1 +)
Großzellig anaplastisch (Ki 1 ±) Burkitt-Lymphom	Großzellig anaplastisch (Ki 1 ±)
Lymphoblastisch	Lymphoblastisch
Seltene Typen	Seltene Typen

Die Erythrämien

Die Erythrämien sind nur insofern mit den Leukämien verwandt, als es sich bei ihnen ebenfalls um so genannte maligne Hämoblastosen, also bösartige Krankheiten durch Vermehrungen von blutbildenden Zellen, handelt. Erythrämien sind gekennzeichnet durch eine pathologische Proliferation kernhaltiger Vorstufen der Erythrozyten im Knochenmark, die dann im peripheren Blut erscheinen und dort zunächst als Leukozyten mitgezählt werden. Man kann eine akute von einer chronischen Verlaufsform unterscheiden.

Die akute Erythrämie
wurde bereits auf S. 97 als Verlaufsform einer Erythroleukämie (AML-M6) vorgestellt.

Die chronische Erythrämie
ist eine sehr seltene Hämoblastose, deren Beginn wie bei den chronischen Leukämien meist schleichend ist. Die Beschwerden – im Vordergrund Müdigkeit, Abgeschlagenheit, verminderte Leistungsfähigkeit – werden meist durch die zunehmende Anämie, aber auch durch die vergrößerte Milz verursacht. Im Blutbild findet sich eine Anämie, die Zahl der Leukozyten erscheint zunächst – wie bei einer Leukämie – dadurch stark erhöht, dass sich die kernhaltigen roten Vorstufen bei der quantitativen Zellzählung nicht von Leukozyten unterscheiden lassen und daher mitgezählt wurden. Entscheidend ist dann das Differenzialblutbild, in dem die Erythroblasten sichtbar werden. Auch das Knochenmark wird von erythroblastischen Zellen beherrscht. Eine Therapie kann mit Zytostatika, evtl. in Kombination mit Glukokortikoiden, versucht werden. Bei stärkeren Anämien werden Bluttransfusionen erforderlich sein.

Die psychische Seite

Reaktion auf die Diagnosestellung

Die krankhaften Vorgänge, die in den vorigen Kapiteln beschrieben wurden, unterliegen naturwissenschaftlich erforschbaren und beschreibbaren Gesetzmäßigkeiten, in die regulierend einzugreifen dem medizinischen Spezialisten vorbehalten bleibt, wobei »nur« eine vertrauensvolle und gewissenhafte Mitarbeit des Patienten gefordert ist. Im Gegensatz dazu erscheint die psychische Seite der Krankheit zunächst in einem viel diffuseren Licht, stärker individuell als gesetzmäßig geprägt und von daher auch weniger an andere »delegierbar«. Es scheint so, als sei man der Erlebensebene der Krankheit viel unmittelbarer und ungeschützter ausgeliefert als der Eigendynamik körperlicher Vorgänge.

Wir alle unterliegen jedoch auch im psycho-sozialen Geschehen in ungleich stärkerem Maße regelhaften inneren Abläufen und vorgegebenen äußeren Handlungsschemata, als wir gewöhnlich bemerken oder gar bedenken. Sich darüber ein Stück Klarheit zu verschaffen, bedeutet auch, einen Schritt zur Bewältigung der Krankheit zu tun.

Die Verknüpfung von Schockerlebnis beim Erfahren der Diagnose und dem Nicht-wahrhaben-Wollen, an einer bedrohlichen Erkrankung zu leiden, ist eine solche psychische Gesetzmäßigkeit, die für nahezu alle Patienten gilt. Eine innere Stimme sagt: »Warum gerade ich? Das ist völlig unmöglich, das kann gar nicht sein, ich habe so etwas nicht.« Diese erste Reaktion der Krankheitsverleugnung ist sozusagen »normal«. Funktional ist sie darüber hinaus insofern, als das tragende Lebensgefühl nicht von einem Moment zum nächsten in sich zusammenstürzt, dass der Boden, auf dem man steht, nicht plötzlich wegbricht. Die Fähigkeit, sich vorübergehend hinter dieser Bastion zu verschanzen, ist von daher nicht nur normal und funktional, sondern auch »gesund«. Aber eben nur in Hinblick auf die psychische Verarbeitungskapazität gesund, indem das Selbst Zeit gewinnt sich der neuen Realität von innen her anzunähern.

Über die psychosoziale Betreuung vieler Leukämiekranker wissen wir, dass die Verarbeitung der Tatsache, an einer Blutkrankheit zu leiden, ganz besonders hohe Anforderungen an das Selbst des Erkrankten stellt – auch hierin teilt sich der einzelne Kranke ein gemeinsames Problemfeld mit allen anderen Betroffenen. Wenn eine Tumorerkrankung ein Organ befallen hat (einen Darmabschnitt, die Brust, die Schilddrüse), dann lassen sich die Vorstellungen von einer erkrankten Region und dem nicht befallenen (wesentlich größeren) gesunden Anteil des Körpers voneinander abgrenzen und die Krankheit eingrenzen. Dieser Gedanke wird dadurch unterstützt, dass man den bösartigen Herd oft auch operativ entfernen kann. Anders bei einer Leukämie. Hier erscheinen alle Vorgänge gestreuter, diffuser und von daher heimtückischer und bedrohlicher. Die häufig mit dem Erkrankungsbeginn einhergehenden Fieberschübe und ein schlechtes Allgemeinbefinden tragen noch zusätzlich das ihre zu einer starken Angstentwicklung und drohenden Angstüberflutung bei.

Angst, gefolgt von einer anfänglichen Verleugnung des eigenen Zustandes, und depressive Lähmung, verbunden mit Ärger und Wut über das ungerechte Schicksal, das einem zuteil wurde, bestimmen auf der Gefühlsebene die erste Behandlungsphase; die Erfahrung lehrt, dass diese Adaptationsvorgänge mehrere Monate dauern können. Frisch erkrankt bewegt man sich auf einem schmalen Grat. Einerseits ist es wichtig und legitim, nach der Konfrontation mit der Diagnose auf seinem eigenen Rhythmus und dem Anspruch, gerade auch als Kranker für sich ganz eigenständig und aus innerer Überzeugung heraus Entscheidungen zu treffen, zu beharren, andererseits sagt einem die Vernunft, dass hierüber nicht allzu viel kostbare Zeit verloren gehen sollte, indem notwendige Untersuchungen nicht in Gang gesetzt oder unterbrochen werden oder der Behandlungsbeginn zu lange hinausgezögert wird. Auch der Versuch, sich außerhalb der Schulmedizin nach weniger »aggressiven«, »natürlicheren« Behandlungsmöglichkeiten umzutun, kann sich zu einem Ausweichmanöver auswachsen, das von den Angehörigen und auch von Hausärzten, die mit der neuen Situation zunächst ebenfalls nur schwer umgehen können, mit unterstützt oder nicht klar genug infrage gestellt wird.

Aber auch wenn die ersten schwierigen Wochen und Monate vergangen sind und der Anfangsschock überwunden erscheint, können, je nach Entwicklung der Krankheit, immer wieder neue kritische Phasen eintreten, die eine hohe Anpassungsenergie fordern und psychisch besonders belastend und aufreibend sind. Eine starre, regelhafte Abfolge psychischer Verarbeitungsphasen, wie sie zuerst von Elisabeth Kübler-Ross,

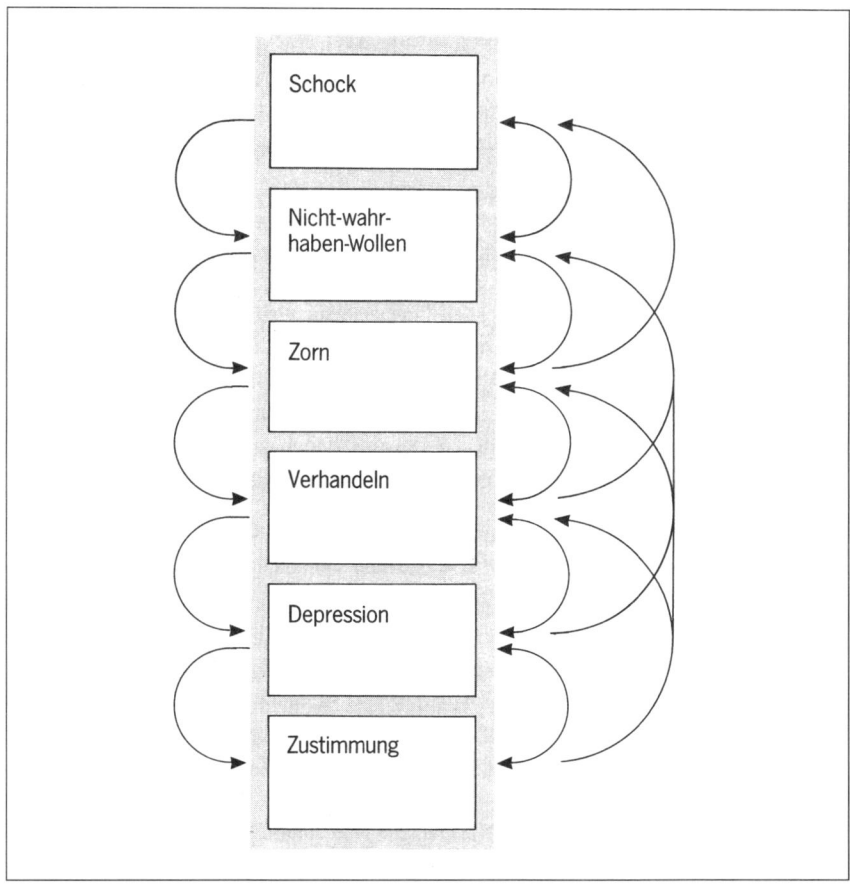

Abb. 16: Phasen der Krankheitsverarbeitung nach E. Kübler-Ross (links) und modifiziert nach eigenen klinischen Erfahrungen (rechts)

fußend auf ihren Gesprächen mit vielen schwerstkranken Patienten, postuliert wurde, wird weder den jeweils ganz verschiedenen Krankheitsverläufen noch den unterschiedlichsten Ausgangsbedingungen und Lebenssituationen Betroffener gerecht; viel eher hat man sich von Situation zu Situation ein Schwanken zwischen unterschiedlichen Verfassungen vorzustellen, die durch jeweils andere Erlebensweisen bestimmt sind (Abb. 16). Für jeden Leser der Bücher von Kübler-Ross, ganz gleich ob krank oder gesund, mag die Erfahrung eindrucksvoll und auch tröstlich sein, dass über ein Zorn-, Verhandlungs- und Depressionsstadium hinweg in der Sterbephase fast immer ein Zustand eintritt, in dem die eigene Sterblichkeit akzeptiert und schließlich auch angenommen wird.

Die Bedeutung der Arzt-Patient-Beziehung für die Krankheitsbewältigung

Eine große innere Umstellung und Neu-Einstellung bedeutet für alle chronisch kranken Patienten auf unbestimmte Zeit medizinischer Hilfe zu bedürfen und in deren Abhängigkeiten zu geraten. Dies löst oft starke Ängste und Widerstände aus.

Im Zentrum des therapeutischen Geschehens steht der behandelnde Arzt, der bei einer leukämischen Erkrankung in der Regel nicht mehr in erster Linie der Hausarzt, sondern ein Hämatologe ist.

Zusätzlich wird man im Laufe der Zeit im ambulanten und stationären Rahmen mit einer beträchtlichen Zahl von neuen Ärzten, Krankenschwestern, Arzthelferinnen und Angehörigen anderer Berufsgruppen zu tun bekommen und muss mit diesen zurechtkommen. Auch wenn sich zu einem Arzt im Krankenhaus ein gutes Vertrauensverhältnis aufgebaut hat, heißt das nicht, dass man ihn bei einer neuerlichen Konsultation wieder dort antrifft oder dass er langfristig für die Behandlung zuständig ist.

Die Arzt-Patient-Beziehung

Drei Merkmale kennzeichnen die Beziehung zwischen Arzt und Patient und die Gesetzmäßigkeiten des Medizinbetriebs, die für den Patienten nicht eben leicht handhabbar sind:

1. Bezogen auf die Krankheit ist der Patient Laie, der Arzt der Experte – eine Überlegenheit, die den Kranken zum Arzt führt, die seine Hilfesuche begründet, die aber auch ein Machtgefälle beinhaltet, da die Kontrolle über das praktische Vorgehen und die Steuerung von Kommunikation und Krankheitsinformation beim Arzt liegen.

2. Dieses Abhängigkeitsgefälle wird noch dadurch verstärkt, dass der Arzt in einer Situation beruflicher Routine handelt, während der Kranke auf Grund seines gesundheitlichen Zustandes in eine existenzielle Notlage geraten ist, die ihn besonders empfindlich und verletzbar macht.

3. Innerhalb des »Medizinbetriebes« – sei es in einer Arztpraxis oder verstärkt spürbar im Krankenhaus – haben die Ärzte und das Personal »das Sagen«, vom Kranken wird dagegen ein hohes Maß an Anpassungsbereitschaft an die Gegebenheiten (wie Wartezeiten, Untersuchung und Behandlung unter Zeitdruck, auch schmerzhafte Prozeduren, Kleiderordnung, Zimmerverteilung, Besuchsregelungen) erwartet.

Der Patient ist in eine strukturelle Paradoxie gestellt: Obgleich niemand bestreiten wird, dass ein kranker Mensch schonungsbedürftig und weniger belastbar ist, ist unsere heutige Krankenversorgung in einer Form organisiert, die den Patienten vor Anforderungen stellt, die selbst einen Gesunden an die Grenze seiner seelischen und körperlichen Kräfte bringen könnte.

Belastungen, auf die man sich als Patient einstellen muss:
- Zeitdruck im Arztzimmer oder bei der Visite
- Wechselnde Ärzte und Schwestern im Krankenhaus
- Konfrontation mit uneinsehbaren und undurchsichtigen Organisationszwängen
- »Abfertigung« statt bedürfnisgerechter Behandlungsatmosphäre
- Wenig Raum zur eigenen Thematisierung unklarer Fragen und Ängste in Gesprächssituationen
- Mangelnde oder mangelhafte Information über Untersuchungs- und Behandlungsmaßnahmen oder Belehrung in »Fachchinesisch«

Wie kann man sich als Patient auf diesem unsicheren und bedrohlichen Terrain orientieren?

Vorab sei gesagt, dass während der letzten Jahrzehnte innerhalb der Medizin intensive Bemühungen stattgefunden haben (und noch stattfinden), die Situation von Patienten zu erforschen und eine qualitative Verbesserung ihrer Lage herbeizuführen. So verfügt man heute über ein gut fundiertes Wissen darüber, welche psychische und soziale Faktoren wie beschaffen sein müssen um die seelischen Begleiterscheinungen und Folgen im Rahmen einer chronischen Erkrankung günstig zu beeinflussen und sekundären Schäden vorzubeugen.

1. Vom Vertrauen zum Arbeitsbündnis
Weil Dreh- und Angelpunkt aller Behandlungsschritte die Arzt-Patient-Beziehung ist, wird es zuallererst darauf ankommen, eine(n) in der

Hämatologie spezialisierte(n) Ärztin oder Arzt zu finden, die/der langfristig erreichbar ist und wo alle Fäden (z. B. die Befundberichte, die Koordination von Spezialuntersuchungen und mehr) zusammenlaufen.

Im optimalen Fall treffen ärztliche Kompetenz und das eigene Gefühl, in zuverlässigen Händen gut aufgehoben zu sein, zusammen. Dass dies keineswegs selbstverständlich ist und dass es nicht nur am Patienten liegt, wenn hierbei Dissonanzen auftreten, ist ein Lernprozess, den jeder Arzt durchlaufen und durchdacht haben muss und an dessen Ende erst ein »guter Arzt« steht. Nicht zwischen jedem Arzt und jedem Patienten lässt sich eine Atmosphäre herstellen, die die Voraussetzung für die Entstehung von Vertrauen erst schafft. Während sich der eine Kranke eine Arzt-Patient-Beziehung wünscht, in der eher klar strukturierend, sachlich und emotional sparsam kommuniziert und reagiert wird, fühlt sich ein anderer hierdurch geängstigt und braucht eine Art von Hilfe, auf der die Gefühlsebene gerade nicht ausgeklammert bleibt, man auch ein persönliches Wort wechseln kann. Der eine Kranke möchte therapeutischen Optimismus, vielleicht sogar ein gewisses Maß von kalkulierter Risikobereitschaft spüren, der andere fühlt sich bei einem Arzt sicherer aufgehoben, der sich mit Entscheidungsprozessen Zeit lässt, lieber einmal zu viel als zu wenig abwägt.

Ob das Klima stimmt, weiß man als Patient spätestens nach dem zweiten oder dritten Zusammentreffen. Ein Arztwechsel sollte möglichst in der Anfangsphase der Behandlung, frei von Angst und Schuldgefühlen, dadurch ein »schlechter« Patient zu sein, unter Abwägung aller Vor- und Nachteile in die Wege geleitet werden. Sowohl die heute nahezu überall hohe Arztdichte – Fachärzte eingeschlossen – als auch das hohe Standardisierungsniveau sämtlicher Therapieformen bei Leukämie (die Zeiten der großen medizinischen Koryphäen, zu denen man von weither anreiste, gehören der Vergangenheit an) sind Argumente dafür, eine Behandlungsatmosphäre, die nicht entlastet sondern belastet, nicht hinzunehmen. Gerade jetzt könnte es ein innerer Befreiungsschritt und persönlicher Gewinn an Reife sein, von falschen Rücksichten Abstand zu nehmen und in dieser durch die Krankheit entstandenen Grenzsituation nur die eigenen inneren Maßstäbe als Entscheidungskriterien gelten zu lassen.

Aber auch dann, wenn die Vertrauensbasis stimmig ist, erfordert die erwartbar langfristige Betreuung durch den Arzt noch eine zusätzliche Beziehungsqualität, die der Kranke mit herstellen muss: Ein Vertrauen, das sämtliche Handlungs- und Entscheidungsprozesse dem Spezialisten überlässt, fügt sich nicht in die Anforderungen einer chronischen Erkrankung. Vielmehr muss aus dem anfänglichen Vertrauen heraus allmählich ein Arbeitsbündnis hervorwachsen, in dem die gemeinsame und für beide Seiten schwierige und in unterschiedlicher Weise belastende Herausforderung durch die Krankheit konstruktiv aufgegriffen und durchgetragen werden kann. Dabei sollte ein kompetenter Patient auf einige Aspekte der Behandlung selbst achten, die für die Wiederherstellung und Erhaltung der psychischen Stabilität von großer Bedeutung sind.

2. »Richtiges« Informiert-sein

Sämtliche Untersuchungen zum Informationsbedürfnis gerade auch von leukämiekranken Patienten zeigen, dass das Bedürfnis, über die Krankheit umfassend informiert zu werden, nahezu ausnahmslos sehr hoch ist, vor allem höher, als dies im ärztlichen Alltag in aller Regel wahrgenommen und in Betracht gezogen wird. Dies fängt bei der Mitteilung und Erläuterung der Diagnose an, erstreckt sich auf nachfolgende diagnostische Maßnahmen, über die Therapieschritte bis zu Fragen der Prognose.

Der Übersetzungsvorgang von der Spezialisten- auf die Laienebene mit ihren unterschiedlichen Sprach- und Gefühlsniveaus erfordert Zeit, Geduld, die Bereitschaft und Fähigkeit zuzuhören, Einfühlungsvermögen und das permanente Gefordertsein durch Patienten, die sich mit unklaren und halben Antworten nicht zufrieden geben. Weil die medizinischen Arbeitsabläufe und Alltagsroutinen solchem Innehalten gegenläufig strukturiert sind und Widerstand entgegensetzen, ist das Beharren des Kranken auf Informationen und Kommunikation ein notwendiges Erfordernis. Der kompetente Umgang mit der Patientenrolle schließt ein hier aktiv zu werden, Auseinandersetzung, vielmehr sogar einmal die Konfrontation zu wagen, auf jeden Fall aber sich ständig wieder mit seinen Informationsbedürfnissen bemerkbar zu machen. Dabei geht es um eine bestimmte Qualität von Information, nämlich nicht um abstraktes medizinisches Expertenwissen, sondern um ganz andere Fragen, um die Sinnhaftigkeit diagnostischer und therapeutischer Maßnahmen:

- »Welche konkreten Einschränkungen für mein Leben ergeben sich aus meiner Krankheit?«
- »Was ist der Gewinn und was ist der Preis gezielter Eingriffe in meine geschwächten Körpervorgänge?«

und vor allem um in die Zukunft gerichtete Perspektiven:
- »Wie langfristig muss ich mich mit meiner Krankheit einrichten? Bestehen echte Heilungschancen?«
- »Werde ich auf Dauer von medizinischen Dienstleistungen abhängig bleiben und welche Formen zukünftiger Hilfen gibt es?«
- »Mit welchen Dauerschäden durch die Krankheit und durch die Therapie muss ich rechnen?«
- »Wie viel Verzicht könnte dies für mein berufliches und privates Leben nach sich ziehen?«

Wie in jedem wirklichen Dialog ist hier ein gegenseitiges Sich-Ab- und Einstimmen auf das Thema notwendig, das auch die Situation berücksichtigt. Zwischen »Tür und Angel« in der Arztpraxis lassen sich berufliche Perspektiven nicht klären, die Stationsvisite im Mehrbett-Zimmer ist nicht Zeit und Ort, existenzielle Ängste anzusprechen; aber es gibt Gelegenheiten, einen Termin für ein Gespräch unter vier Augen zu vereinbaren. Dieses muss nicht lange dauern, aber es erfordert Sammlung und Konzentration auf beiden Seiten, um Klarheit zu schaffen und Missverständnisse zu beseitigen, die sonst zu Quellen irrationaler Ängste und zum Nährboden mangelnder Bereitschaft zur Mitarbeit und Einhaltung von Behandlungsplänen werden.

Wichtige Orientierungslinien für das Gespräch mit dem Arzt:

- Knappe Bemessenheit der Zeit im Auge haben, aber trotzdem kein Gespräch unter Zeitdruck akzeptieren
- Anstreben eines Vier-Augen-Gespräches in einem separaten Raum (Arztzimmer) bei geschlossener Tür
- Vorherige Absprache, wenn Angehörige mit dazukommen möchten
- Führen eines Behandlungskalenders (Blutwerte, Medikamenten- und/ oder -Dosierungsänderungen, Verschwinden oder Auftreten von Symptomen) zur eigenen Orientierung und Kontrolle und als Gesprächsgrundlage
- Im Gespräch Eigeninitiative entwickeln, Themenschwerpunkte auch selbst setzen
- Möglichst gezielte und nicht allgemein gehaltene Fragen stellen (Behandlungskalender oder »Spickzettel« benutzen!)
- Ansprechen von Befürchtungen, Bedenken oder Vorbehalten gegenüber Behandlungsmaßnahmen, die oft durch Information auszuräumen sind

> – Sofort nachhaken, wenn die Informationen nicht ausreichend verständlich, vage, ausweichend oder unklar formuliert sind
> – Ängste, depressive Gedanken und andere psychische Begleiterscheinungen, auch wenn es sehr schwer fällt, selbst ansprechen, um sie zu entdramatisieren oder aber Hilfen zu überlegen.

3. Auswirkungen auf den Krankheitsverlauf

Die vorherigen Überlegungen und Strategien zum Hantieren mit dem Kranksein und der Krankheit wurden deshalb so ausführlich zur Sprache gebracht, weil Krankheitsverarbeitung und psychisches Befinden auf das Engste miteinander verknüpft sind und weil heute als gesichert gilt, dass die Bewältigungsprozesse Einfluss auf den Krankheitsverlauf selbst nehmen. Je besser man mit seiner Krankheit fertig wird, umso günstiger ist auch die Verlaufsprognose.

Was heißt und worin äußert sich nun ein »besseres« oder ein »schlechteres« Fertigwerden mit der Krankheit?

Auf den entscheidenden Punkt gebracht, unterscheidet es sich am Umgehen mit der Angst in dieser bedrohlichen und stressreichen Lebenssituation, die auf allen Ebenen neue psychische Anpassungen erfordert – in der therapeutischen Abhängigkeit, in der Familie, am Arbeitsplatz, im Freundeskreis und so weiter.

Während Bewältigungsprozesse (man spricht auch von Coping-Strategien) umso erfolgreicher verlaufen, je mehr sie zweckbestimmt, flexibel, realistisch und an die gegebenen Möglichkeiten angepasst erfolgen, spricht man im Gegensatz dazu von Abwehrvorgängen, wenn mangelnde Flexibilität, falsche Realitätseinschätzung, Über- oder Unterschätzung der eigenen Möglichkeiten die innere und äußere Anpassung an die neue Situation erschweren oder langfristig immer wieder krisenhaft entgleisen lassen.

Jeder Mensch wird als Kranker auf wechselnde innere Angstauslöser einmal mehr mit realistischen Bewältigungsstrategien, dann wieder mit Abwehr in Form von Verleugnung, Verdrängung oder Herunterspielen reagieren – entscheidend für eine gelungene oder scheiternde Anpassung ist die Gesamtbilanz im psychischen Befinden. Wo eine Hilfs- oder Behandlungsbedürftigkeit anfängt, kann jeder zunächst nur für sich selbst aus dem eigenen Erleben heraus entscheiden. Wichtig ist zu wissen, dass seelische Schmerzzustände, nicht anders als körperliche Beschwerden, ein verlässliches und ernst zu nehmendes Signal dafür sind, dass sich innere Regulationsprozesse nicht im Gleichgewicht befinden. Ängste gehören neben depressiven Symptomen zu den am häufigsten auftretenden Begleiterscheinungen ernster körperlicher Erkrankungen.

Umgang mit der Angst

Was ist Angst?

Angst kennt jeder Mensch, genauso wie Zorn, Wut, Freude oder Traurigkeit. Angst tritt in Situationen auf, die als bedrohlich, ungewiss und unkontrollierbar eingeschätzt werden. Wichtig dabei ist aber, dass Angst zwar als unangenehm erlebt wird, jedoch selbst keineswegs immer krankhaft ist, im Gegenteil, sie hat eine wichtige Funktion in unserem Leben.

Angst hat einen Sinn

Angst ist zum einen sinnvoll und notwendig als ein Alarmsignal, das den Organismus in bedrohlichen Situationen warnt und die allgemeine Aufmerksamkeit erhöht. Nähern wir uns beispielsweise beim Autofahren einer Gefahrenquelle oder erwachen nachts von einem Geräusch, wird unser Körper in einen Alarmzustand versetzt, der unsere Sinne, hier besonders das Sehen und Hören, schärft, um eine möglicherweise drohende Gefahr schneller erkennen und abwenden zu können.

Angst ist ebenso ein normales Gefühl bei einer schweren, chronischen Erkrankung, deren Verlauf und Ausgang im Ungewissen liegt. Auch hier reagiert unsere ganze Wahrnehmung empfindlicher als sonst, wobei sie verstärkt auf das Körperinnere gerichtet ist und die Tendenz besteht, alle Veränderungen – einschließlich der durch die Angst selbst hervorgerufenen Symptome – mit der bestehenden Krankheit in Verbindung zu setzen.

Wenn die Angst jedoch ein sinnvolles Ausmaß übersteigt oder durch angstbedingte Symptome immer neue Nahrung erhält und Angst- und Panikzustände sich häufen, verliert sie ihre sinnvolle Funktion. Starke Angst trübt den Blick auf die Realität und provoziert unüberlegte Reaktionen, die selbst wieder zu einer Gefahr werden können.

Daher ist es wichtig mit seiner Angst richtig umzugehen und sie so einzuschätzen und zu steuern, dass sie ihre Funktion behält und keinen Schaden anrichtet. Dazu muss man aber die Symptome der Angst erkennen, um sie von Symptomen, die durch die Grunderkrankung hervorgerufen werden, oder anderen eher harmlosen körperlichen oder Befindensstörungen, zu unterscheiden.

Wie äußert sich Angst?

Bei Angstzuständen ist das allgemeine Befinden gestört. Es können dabei einzelne oder mehrere der folgenden Symptome auftreten:

- Unruhe und Nervosität: Man fühlt sich verkrampft, reizbar, innerlich aufgeregt, ruhe- und rastlos.

- Starke Besorgnis, die sich auf konkrete Ereignisse oder Probleme beziehen kann. Oft sind es mehr unbestimmte, rasch wechselnde Ängste, die nur schwer oder gar nicht konkret zu benennen sind.

- Körperliche Symptome:
- Muskelverspannungen, die mit einem Engegefühl in Brust und Hals sowie Rücken- und Kopfschmerzen, Zittern und Bauchschmerzen einhergehen können
- Veränderungen der Blasen- und Darmtätigkeit (Blasendruck, Durchfälle)
- Beschleunigte Atmung, Atemnot und Lufthunger
- Appetitlosigkeit, Übelkeit, Verdauungsstörungen, manchmal auch geringer Gewichtsverlust
- Schwitzen
- Herzklopfen oder -rasen
- Schwindel, Leeregefühl im Kopf, Kribbeln in Händen und Füßen
- Überempfindlichkeit auf Geräusche, Temperaturschwankungen, Berührung oder helles Licht
- trockener Mund

- Schlafstörungen: Einschlafschwierigkeiten, frühes Erwachen und unruhiger Schlaf, vermehrte Albträume.

- Körperliche Mattigkeit: geringe Ausdauer bei Belastung, Abgeschlagenheit

- Störungen des Denkens: Herabgesetzte Konzentrations- und Gedächtnisleistung, Schwierigkeiten bei der Informationsaufnahme; Störbarkeit und leichte Ablenkbarkeit, selbst bei einfachen Anforderungen.

Diese Symptome richtig einzuschätzen und nicht als Verschlimmerung der Grundkrankheit zu werten, ist der erste Schritt dem Angstkreis zu entrinnen. Über anhaltende Angstzustände oder eine generalisierte Angst können sich regelrechte Angst- oder Panikattacken entwickeln, die einhergehen mit Vernichtungs- oder Todesängsten (oft begleitet von Herzrasen) oder dem Gefühl den Verstand zu verlieren oder etwas Unkontrolliertes tun zu müssen. Sie dauern Minuten bis Stunden und sind gefolgt von einem Erschöpfungsgefühl wie nach schwersten körperlichen Anstrengungen. Diese – bei Frauen wesentlich häufiger als bei Männern vorkommende – Form der Angstkrankheit bedarf dringend ärztlicher Behandlung.

Möglichkeiten zur Angstbewältigung und Angstbehandlung
Grund- und Ausgangsgedanke jeder Therapieform ist, dass Angst eine übersteigerte, aber an sich normale biologische Reaktion darstellt; das Hauptziel aller Behandlungsverfahren liegt darin, die Angst aktiv zu kontrollieren und damit selbst in den Griff zu bekommen.

Was können Sie selbst tun um ihre Angst zu überwinden?
– Suchen Sie die Ursache für den momentanen Angstzustand: Kommen die Symptome oder Missempfindungen, die die Angst ausgelöst haben, wirklich von Ihrer Krankheit oder sind sie nicht schon aus der Angst selbst entstanden – oder haben sie eine ganz andere Ursache, die auch bei anderen Menschen Ängste auslösen würde (z. B. finanzielle Sorgen oder Probleme am Arbeitsplatz).
– Wenn die Angst durch Symptome oder neue Befunde im Zusammenhang mit Ihrer Leukämie ausgelöst sein sollte, dann führen Sie ein klärendes Gespräch mit Ihrem Arzt (Hämatologen) herbei (s. S. 140 ff).
– Wichtig ist, dass Sie von ängstlich diffusen Gedanken und Befürchtungen auf die rationale Ebene zurückfinden, auf der Sie Ihre Angst bewältigen können. Sich über Ihre Blutkrankheit gut informieren zu lassen, ist dabei die primäre und erfahrungsgemäß wirksamste Hilfestellung und Entlastung.
– Machen Sie Ihrer Angst Luft. Häufig nehmen Ängste dadurch zu, dass man sich innerlich abkapselt. Sprechen Sie mit Ihren Angehörigen, guten Freunden oder Ihrem Arzt über Ihre Ängste und die auslösenden Momente. Schon durch ein offenes Gespräch kommt man oft aus der momentanen Angstsituation heraus.

- Machen Sie die Erfahrung, dass die Angst nicht der Vorbote einer Katastrophe ist; das nimmt Ihnen Ihre Angst vor neuen Ängsten.
- Halten Sie sich vor Augen, dass die Angsterregung nicht immer weiter ansteigen kann, sondern an einem bestimmten Punkt ganz von selbst wieder nachlässt.

Mit solchen Maßnahmen der Selbstbehandlung werden Sie meist lernen können Ihre Angstzustände zu überwinden.

Gelingt Ihnen das nicht und die Symptome treten weiter auf oder nehmen noch zu, dann sollten Sie nicht zögern, sich nach psychotherapeutischer Hilfe umzuhören. Als »Psychotherapie der Wahl« bei Angstkrankheiten gilt heute die von ärztlichen Psychotherapeuten oder Psychologen durchgeführte Verhaltenstherapie. Sie ist die am schnellsten und effektivsten greifende Behandlungsmethode mit den auch langfristig besten Ergebnissen. Das Erlernen von Angst abbauenden Strategien anhand von Übungen steht dabei im Zentrum – gleichsam eine Erweiterung und auf den je besonderen Fall zugeschnittene Ausdifferenzierung der schon geschilderten Coping-Strategien.

Gelegentlich kann es auch nötig werden, über eine gewisse Zeit die Ängste medikamentös zu behandeln. Besprechen Sie das Für und Wider mit Ihrem Hausarzt oder besser noch mit einem psychiatrischen Facharzt. Nehmen Sie keine Psychopharmaka unkontrolliert von sich aus ein. Bedenken Sie, dass viele dieser ganz unterschiedlichen Medikamente auch abhängig machen können (zur Angstbehandlung stehen heute durchaus auch sehr wirksame nicht abhängig machende Substanzen zur Verfügung) und man auf diesem Wege leicht »vom Regen in die Traufe kommt«.

Umgang mit der Depression

Was ist Depression?

Die Depression als psychische Störung darf nicht mit Traurigkeit oder mit der in der Alltagssprache geläufigen Bedeutung, in der man leicht einmal sagt: »Ich fühle mich heute so richtig depressiv«, verwechselt werden. Depressionen gehören zu den häufigsten psychischen Reaktionen im Rahmen chronischer Krankheiten und können die Lebensqualität zusätzlich zu der auslösenden Erkrankung, wie einer Leukämie, erheblich beeinträchtigen.

Wie entsteht eine Depression?

Neben Angsterkrankungen sind Depressionen die am häufigsten vorkommende psychische Erkrankung. Neueste Untersuchungen zeigen, dass jeder siebente erwachsene Deutsche an einer behandlungs- oder zumindest beratungsbedürftigen depressiven Verstimmung leidet. Noch höher ist der Anteil von Depressionen bei Bestehen einer körperlichen Grunderkrankung. In der internationalen Diagnostik wurde inzwischen die frühere Unterscheidung zwischen endogenen (erblich-biologischen) und neurotischen oder reaktiven (erlebnisbedingten) Depressionsformen aufgegeben, da allen Formen von Depressionen eine genetische Komponente zu Grunde liegt, bei allen biologische Auffälligkeiten bestehen und alle positiv auf Antidepressiva und Psychotherapie reagieren.

Depression als Begleiterkrankung

Depressionen im Rahmen einer körperlichen Erkrankung können zum Beispiel in der Rekonvaleszenz, der Erholungsphase nach Infektionskrankheiten, nach Einnahme von Medikamenten, wie etwa Antibiotika, oder stressbedingt bei zu früher Krankenhausentlassung oder Arbeitsaufnahme entstehen. Chronische Erkrankungen, Schmerzen, körperliche Schwäche und körperliche Beeinträchtigungen, beispielsweise bei funktionellen Störungen des Magen-Darmtrakts können ebenfalls zu Depressionen führen – auch von Leukämien ist das bekannt.

Auch Medikamenten, die im Zuge der Behandlung von Leukämien gebräuchlich sind, werden Depressionen auslösende Nebenwirkungen zugeschrieben; an erster Stelle sind hier Glukokortikoide und Antibiotika, etwa das Co-trimoxazol (Bactrim, Cotrim und andere), aber auch Zytostatika, wie Bleomycin oder Mithramycin, zu nennen.

Weitaus die meisten Depressionen im Rahmen von Leukämieerkrankungen stehen im Zusammenhang mit Belastungen und Bedrohungen für das Selbst, die – tatsächlich oder nur vermeintlich – mit der Krankheit einhergehen: Fragen nach der noch verbleibenden Lebenszeit, nach möglichen Schmerzphasen und irreparablen Beeinträchtigungen, nach Einschränkung der Zukunftsperspektive, Sorgen um den Verlust von Rollen und Tätigkeitsfeldern, Veränderungen im familiären Gefüge. Vorfantasierte Trennungserfahrungen im Freundeskreis und sozialen Umfeld beeinträchtigen oft zunehmend das Lebens- und Selbstwertgefühl bis hin zur Entstehung schwerer und anhaltender Symptome.

Ein besonderes Problem bei dieser Art von Depressionen ist, dass Symptome der körperlichen Krankheit (beispielsweise Abgeschlagenheit oder verminderte Leistungsfähigkeit) denen der Depression ähneln oder zum Verwechseln gleichen. Dadurch entsteht für den Patienten der Eindruck, dass sich an seinem – körperlichen – Krankheitszustand nichts ändert und keine Besserung in Sicht ist. Er fühlt sich immer gleich bleibend schwach, müde, antriebsgehemmt, körperlich nicht leistungsfähig und gerät so, je mehr er sich auch körperlich fordert, in eine immer tiefere Verstimmung, wodurch sich der depressive Teufelskreis schließt. Daher ist es wichtig die Hauptsymptome einer Depression zu kennen.

Wie äußert sich eine Depression?

– Depressive Verstimmung
Man fühlt sich niedergeschlagen, bedrückt, hoffnungslos-verzweifelt, trostlos bis quälend schwermütig. Fantasien, nicht mehr leben zu wollen oder »Schluss zu machen« »einfach Ruhe vor sich selbst haben zu wollen«, treten zeitweise auf

– Energielosigkeit
Diese ist oft nur schwer von den Symptomen der Grundkrankheit zu trennen und äußert sich in Antriebslosigkeit, leichter Erschöpfbarkeit, mangelndem Schwung, fehlender Initiative, Ausdauer und Kraft

– Innere Unruhe
Trotz mangelnden Antriebs fühlt man sich nervös und innerlich getrieben, fahrig und angespannt

– Minderwertigkeitsgefühle
Dazu kommt ein Gefühl des allgemeinen Versagens mit Selbstabwertung und negativer Selbsteinschätzung. Gleichzeitig stellt man sich oft erhöhte Anforderungen bei einer unkritischen Selbstüberschätzung, wodurch das nächste Scheitern schon wieder vorprogrammiert ist

– Grübelneigung und Konzentrationsstörungen
Die von Schuldgefühlen bestimmten Gedanken drehen sich eng und zähflüssig im Kreis, die Denkinhalte wiederholen sich, Probleme können nicht gezielt und konstruktiv angegangen und gelöst werden

– Schlafstörungen
Trotz Müdigkeit und oft gesteigertem Schlafbedürfnis kann man schlecht einschlafen und/oder wacht schon in den frühen Morgenstunden (zwischen zwei und vier Uhr) wieder auf. Die Schlaf»qualität« ist spürbar herabgesetzt

– Andere körperliche Störungen
wie Appetitlosigkeit mit Gewichtsverlust, Übelkeit und Magen-Darm-Beschwerden mit Verstopfung (seltener Durchfälle), Kopfdruck oder Kopfschmerzen, Libido- und Potenzstörungen.

Behandlung von Depressionen

Vor der Behandlung einer psychogenen Depression muss durch eine gründliche Untersuchung ausgeschlossen werden, dass sich hinter Beschwerden wie Müdigkeit, Abgeschlagenheit oder Gewichtsabnahme – um nur einige Symptome zu nennen – nicht doch eine körperliche Ursache, zum Beispiel ein Eisenmangel oder eine Darminfektion verbergen. Oft ist es schon eine Hilfe zu erfahren, dass »nichts Ernstes dahinter steckt«, und wenn bestimmte Beschwerden einer als vorübergehend diagnostizierten psychischen Reaktion zugeordnet werden. Der erste Schritt in die Richtung einer antidepressiven Therapie ist daher auch hier wieder ein möglichst eingehendes aufklärendes Gespräch mit dem behandelnden Arzt, aus dem hervorgeht, dass komplexen Symptomen letztlich ein und dieselbe Krankheit zu Grunde liegt.

Doch nicht immer gelingt es über aufklärende Gespräche eine befriedigende Besserung oder gar Beseitigung der Beschwerden zu erreichen. Die Diagnostik und Therapie von Depressionen ist ohnehin aufwändiger und komplizierter als die Behandlung von Ängsten. Welche Behandlungsform – allgemein ärztlich, psychiatrisch, psychotherapeutisch oder medikamentös – oder die Kombination therapeutischer Richtungen angezeigt ist, wird nur im Einzelfall zu klären sein. Heute erhoffen sich die meisten Patienten die nachhaltigste und wirksamste Hilfe von psychotherapeutischen Gesprächen, nicht zuletzt aus der Vorstellung heraus, dass diese, wenn sie auch nicht zu einer raschen Besserung führen, wenigstens »nicht schaden können« – wobei meist noch hinzugefügt wird: »wie das bei Medikamenten der Fall ist«. Es kommt jedoch sehr auf die klinische Erfahrung und Kompetenz des Psychotherapeuten an, nicht eine neue zusätzliche Überforderungssituation für den Patienten zu schaffen, anstatt Prioritäten zu setzen und eine gezielte Entlastung herbeizuführen. Das Aufarbeiten jahrelang bestehender innerer Konflikte ist in der Regel jetzt gerade nicht die Maßnahme der Wahl.

Ein für den Patienten aussagekräftiges Kriterium der Qualitätskontrolle von Gesprächen liegt darin, ob man sich als depressiver Kranker in seiner

Situation verstanden und akzeptiert und ob man sich nach den Gesprächen erleichtert und besser fühlt. Noch immer sind Kranke bereit zu
denken, dass sie sich ihren psychischen Problemen gestellt und ernsthaft
daran gearbeitet haben, wenn sie ihre therapeutischen Sitzungen innerlich aufgewühlt, spürbar erschöpft oder am Rande der Verzweiflung
verlassen – eine ganz oder gar falsche und gefährliche Auffassung.
Auch wenn Therapieplätze mancherorts immer ein knappes Gut sind,
gelten hier die gleichen Maßstäbe, wie wir sie für das »Vertrauen in der
Arzt-Patient-Beziehung« bereits in einem früheren Kapitel (s. S. 141 ff)
erörtert haben.

Und noch eine weitere Überlegung: Auch der konstruktive psychothera-
peutische Kontakt muss – zu einem bestimmten Zeitpunkt – nicht der
»Königsweg« der Therapie sein. Dann nämlich, wenn sich beispielsweise
eine ausgeprägte depressive Schlafstörung entwickelt hat. Hier führt oft
schon alleine die medikamentöse Behebung dieses quälenden Symptoms
die entscheidende Wende zur Besserung herbei, da die Müdigkeit, Abgeschlagenheit und Antriebslosigkeit während des Tages auch Folge
eines Schlafdefizits oder eines gestörten Schlaf-Wach-Rhythmus sein
kann.

Zur medikamentösen Behandlung von Depressionen stehen heute ganz
unterschiedliche Wirkstoffgruppen zur Verfügung, denen allen gemeinsam ist, dass sie auch bei längerer Einnahme keine körperliche Abhängigkeit hervorrufen, keine Sucht erzeugen. Ziel einer weltweit aktiven
Forschung ist es, immer wirksamere und dabei nebenwirkungsärmere
Substanzgruppen zu entwickeln, wobei die jüngste Generation von Antidepressiva, die so genannten »Selektiven Serotonin-Wiederaufnahme-
Hemmer« (SSRI) – zu ihnen gehört das in den USA gebräuchliche Prozac,
bei uns firmiert es unter dem Namen Fluctin – auch unter Laien große
Erwartungen geweckt hat, die sich – wie meist in der Medizin – in der
Anwendung ein Stück weit relativieren. Ein Wundermittel gibt es auch
weiterhin nicht.

Medikamente oder Psychotherapie?

Je nach Schweregrad wird zu entscheiden sein, ob medikamentös behandelt werden sollte oder ob eine Psychotherapie ausreicht. In Anbetracht der
komplizierten Bedingungszusammenhänge sollte in jedem Fall immer ärztlicher, am besten psychiatrisch-fachärztlicher Rat eingeholt werden. Ver-
antwortungsbewusste psychologische Psychotherapeuten führen ihre The-

rapien nach Abklärung oder in Absprache mit Ärzten über medikamentöse Maßnahmen durch.

Was können Sie selbst gegen eine Depression tun?
Es folgen jetzt einige Vorschläge, wie Sie die vielen verschiedenen Faktoren, die eine Depression hervorrufen und erhalten, auch in Eigeninitiative angehen und bewältigen können. Die aufgeführten Strategien folgen nicht einer speziellen Reihenfolge, doch erscheint es sinnvoll mit der Selbstbeobachtung zu beginnen.

Selbstbeobachtung, Teil I
Führen Sie ein Tagebuch über die täglichen Ereignisse, in dem auch einfache häusliche Tätigkeiten und Verpflichtungen aufgeführt sind. Das zeigt Ihnen, dass Sie über den Tag hin etwas zu Stande bringen, und deckt mögliche positive Situationen und Fähigkeiten auf, die man in negativierter Verfassung nicht so wahrnimmt. Durch das Tagebuch können Sie sich auch ein Bild davon machen, wann Sie Zeit für andere Dinge haben, ob Sie mit bestimmten Verhaltensweisen Ihre Depression fördern oder ob Sie irgendetwas unterlassen haben, was Ihnen helfen könnte, Ihr Selbstvertrauen und Ihren Glauben an die Zukunft wiederzufinden. Schon aber der Rhythmus des täglichen Schreibens, möglichst zu einer festgesetzten Tageszeit und sei es nur ein einziger Satz, wirkt dem depressiven Sog spürbar und nachhaltig entgegen. Auch spärliche Notizen sind eine nützliche Gesprächsgrundlage beim Arzt oder Psychotherapeuten.

Selbstbeobachtung, Teil II
Hier geht es um unwillkürlich auftretende, zerstörerische Selbstwahrnehmungen, die sich bei bestimmten Ereignissen und Handlungen aufdrängen und ein Gefühl der Hoffnungslosigkeit und des Versagens hinterlassen. Die Tatsache, dass diese destruktive Art zu denken oft automatisch abläuft, zeigt, wie untergründig sie wirkt und wie unkritisch man ihr gegenüber geworden ist. Sie sollten versuchen festzustellen, bei welchen Situationen Ihnen welche Gedanken durch den Kopf gehen, und schriftlich den ersten Gedanken festhalten, der Ihnen durch den Kopf geht, wenn Sie mit einer herausfordernden Situation oder einem Besorgnis erregenden Vorfall konfrontiert werden. So etwa, wenn Sie jemand anruft oder wenn Sie gerade in einer Zeitung etwas über Leukämie gelesen haben oder wenn Sie eine medizinische Untersuchung vor sich

haben. Notieren Sie sich die auslösende Situation, die davon ausgelösten automatischen Gedanken und Ihre Emotionen vor und nach diesem Ereignis. Sie können das auch in Form einer Tabelle tun und können dieser dann entnehmen, dass es immer wieder die gleichen Gedanken sind, die Ihnen bei bestimmten Situationen in den Kopf schießen und Ihr Selbstwertgefühl untergraben.

Überprüfen Sie Ihre Gedanken

Haben Sie über einige Zeit Ihre Gedanken notiert, sollten Sie in einem nächsten Schritt diese Gedankenabläufe auf ihren Realitätsgehalt und ihre innere Logik hin analysieren. Fragen Sie sich, ob Ihre Reaktion und Ihre daraus resultierende Emotion in einem angemessenen Verhältnis zum auslösenden Faktor stehen. Versuchen Sie schließlich, Ihre depressiven Gedankengänge neu zu bewerten und stellen Sie ihnen andere, realistischere Erklärungen gegenüber. Das könnte folgendermaßen aussehen:

Automatischer Gedanke: »Meine Freunde meiden mich wegen meiner Krankheit«.

Alternative 1: »Meine Freunde wollen am Abend auch ihr eigenes Leben führen«.

Alternative 2: »Meine Freunde und Bekannten tun sich vielleicht schwer mit mir zu sprechen«.

Alternative 3: »Ich bin vielleicht in letzter Zeit etwas schwierig geworden«.

Da manche dieser automatischen Gedanken, die Ihre Depression aufrechterhalten, auf einer perfektionistischen und schwarzweiß gemalten Betrachtungsweise beruhen, ist es sinnvoll mit anderen Menschen über Ihre Einsichten zu sprechen. So können Sie herausfinden, ob Sie eine »gesündere« Betrachtungsweise Ihrer Probleme gefunden haben.

Führen Sie Gespräche

Mit anderen Menschen zu sprechen oder etwas zu unternehmen, ist das Sinnvollste und Hilfreichste, was Sie selbst für sich tun können, um aus Ihrer Depression herauszukommen. Da jedoch Gespräche mit nahen Angehörigen und guten Freunden oft in »festgefahrenen Bahnen« verlaufen, können sich aufgestaute Spannungen nicht immer abbauen und sie tun weder Ihnen noch den anderen gut. Es ist daher oft sinnvoll, mit neutralen Personen ein Gespräch zu führen, das neue Blickwinkel und Ihnen eine neue, weniger depressive Betrachtungsweise über sich selbst eröffnet; hierin liegt die wichtige Funktion von Selbsthilfegruppen, denen Sie sich anschließen können.

Schätzen Sie Ihre Ziele und Möglichkeiten neu ein

Sie sollten sich vor Augen halten, dass depressive Menschen ihre Ziele oft viel zu hoch ansetzen, wodurch der nächste Misserfolg schon vorprogrammiert ist, das Gefühl zu versagen unweigerlich heraufbeschworen wird. Schauen Sie daher nicht zu weit nach vorne und greifen Sie nicht zu hoch – Sie haben genug mit Ihrer Krankheit und den mit ihr zusammenhängenden Problemen zu tun. Suchen Sie sich realistische und erreichbare Ziele und konzentrieren Sie sich, wenn möglich, nur auf den gegenwärtigen Tag. Wenn Sie das Pensum, das Sie erledigen wollen, nicht zu umfänglich planen und dadurch auch bewältigen, wird Ihr Selbstwertgefühl wieder neuen Auftrieb bekommen.

Machen Sie sich selbst eine Freude

Vergessen Sie nicht sich auch Raum für Dinge zu lassen, die Ihnen Freude machen, während Sie Ihr Pflichtprogramm erledigen. Schauen Sie sich einen Film an, sehen Sie fern oder hören Sie Musik, nachdem Sie vielleicht Ihre Wäsche gewaschen haben. Es ist wichtig unangenehme Pflichten mit angenehmen Dingen zu verbinden. Machen Sie sich auch hier eine Liste über die Dinge, die Sie immer gerne getan haben – sie kann Ihnen helfen, dass Ihnen im rechten Moment das Richtige einfällt. Auf alle Fälle kann sie ein nützlicher Start sein.

Arbeiten Sie wieder

Wenn es Ihre Gesundheit erlaubt (und Ihr Arbeitgeber mitspielt), sollten Sie wieder anfangen zu arbeiten. Die Arbeitsroutine kann zusammen mit der Ablenkung, die sie mit sich bringt, ein gutes Gegengift gegen die gedankliche Fixierung auf Ihre Krankheit sein. Und es stärkt das Selbstbewusstsein in Kontakt mit anderen Menschen wieder etwas Produktives geschaffen zu haben.

Der Kranke in seinem sozialen Umfeld

Familie und Freunde

Die Diagnose Leukämie trifft nicht nur den Kranken unvorbereitet und hart, sondern ist auch für Verwandte und Freunde ein Schock, den es zu bewältigen gilt. Wie jeder Einzelne damit umgeht, ist ganz unterschiedlich. Einige Ihrer Freunde werden Ihnen aus dem Weg gehen. Meistens steckt dahinter eine innere Unsicherheit, wie sie mit Ihnen sprechen sollen oder ob sie immer den richtigen Ton treffen. Es macht ihnen Angst, über Krankheit und vielleicht über Tod zu sprechen oder es schmerzt sie, Sie leidend, möglicherweise auch durch Gewichtsabnahme oder Nebenwirkungen der Therapie körperlich verändert zu sehen. Andere werden im Gegensatz dazu das Bedürfnis haben, immer Ihre Krankheit anzusprechen. Vielleicht glauben sie Ihnen damit zu helfen. Beide Reaktionsweisen, aus Unsicherheit entstanden, können für Sie gleichermaßen belastend sein. Besonders in der Zeit nach der Diagnosestellung und später, wenn eine Therapie durchgeführt wird, sind Sie bei aller eigener Empfindlichkeit auf den physischen und psychischen Beistand Ihrer Verwandten und Freunde angewiesen. Gerade deshalb ist es auch für Sie wichtig zu wissen, was in ihnen vorgeht, welche Unsicherheiten und Ängste sie belasten. Aus diesem Wissen heraus können Sie die richtige Umgangsform mit ihnen bestimmen, wenn Sie einige Dinge beachten:

- Sagen Sie Ihren Angehörigen und Freunden, welche Krankheit Sie haben und welche Behandlungsmaßnahmen durchgeführt werden. Es ist besser, sie erfahren es durch Sie selbst als durch Dritte.

- Drängen Sie sich niemandem auf. Wenn jemand nicht mehr zu Ihnen kommen und mit Ihnen zusammen sein möchte, hat er sicher seine Gründe. Meistens sind es Unsicherheit und Hilflosigkeit, einerseits mit Ihrer Situation umzugehen, andererseits eigene Ängste einzugestehen und zu rationalisieren, wie sie natürlicherweise immer geweckt werden, wenn Freunde oder Angehörige schwer erkranken. Für manche Menschen ist es besser, sie verdrängen diese Probleme und dazu gehört auch, dass sie Ihnen aus dem Weg gehen.

- Lassen Sie sich nicht dadurch belasten, wenn jemand mit Ihnen ausschließlich und nur über Ihre Krankheit sprechen will. Es kann genauso ein Zeichen von Unsicherheit sein wie das Wegbleiben. Wenn Sie nicht über dieses Thema sprechen wollen, machen Sie es deutlich und schneiden Sie ein anderes Thema an.

- Wenn Sie keine Lust haben oder sich zu schwach fühlen, mit anderen zu sprechen, sagen Sie es. Auch Sie müssen lernen, mit Ihrer Situation klarzukommen und Ihre Grenzen zu erkennen. Je offener man dabei im Umgang miteinander ist, desto weniger kommen Missverständnisse und Misstöne auf.

- Haben Sie aber andererseits auch Verständnis dafür, wenn Ihre Freunde und Verwandten nicht nur über Ihre Krankheit mit Ihnen sprechen möchten. Um Sie herum geht das Leben weiter und daraus ergeben sich auch für Ihre Angehörigen und Freunde Situationen, Ereignisse und vielleicht auch Probleme, über die man sich mit Ihnen austauschen möchte. Gerade solche Unterhaltungen können Sie auch von Ihrem Problem ablenken.

- Sagen Sie Ihren Verwandten und Freunden, wenn Sie Hilfe brauchen, vielleicht weil Sie durch Ihre Krankheit oder die Therapie so geschwächt sind, dass Sie – möglicherweise nur vorübergehend – bestimmte Dinge nicht selbst erledigen können. Dabei kann es gut und nützlich sein die Hilfsbereiteren nicht über Gebühr zu beanspruchen: Verteilen Sie die Dinge, die Sie erledigt wissen wollen, möglichst gleichmäßig. Überfordern Sie aber Ihre Freunde und Angehörigen nicht. Sollten Sie – vielleicht wieder nur vorübergehend während der Therapie – zu Hause pflegebedürftig sein, scheuen Sie sich nicht ambulante Pflegedienste zur Entlastung Ihrer Angehörigen hinzuzuziehen. Wenn ein- oder zweimal am Tag eine Krankenschwester oder ein Zivi kommt, um Ihnen beim Waschen zu helfen oder das Bett zu richten, hat Ihre Familie mehr Zeit für Sie. Und die Pflegekräfte tun es auch professioneller.

- Denken Sie manchmal daran, dass es für Ihre Angehörigen schwierig sein kann, mit Ihren psychischen Schwankungen, die zur mentalen Bewältigung Ihrer Erkrankung gehören (s. S. 137 ff), umzugehen. Sagen Sie ihnen immer wieder, dass Ihre Depression oder Ihre Wut nichts mit ihnen zu tun habe und schon gar nicht gegen sie gerichtet sei. Machen Sie ihnen aber auch klar, dass solche Gefühlsschwankungen »normal« und ein wichtiger Teil der Krankheitsbewältigung sind.

- Haben Sie aber auch Verständnis dafür, dass Ihre Angehörigen und Freunde nicht immer »gut drauf« sind. Auch sie müssen Ihre Krankheit bewältigen und leiden unter der Mitteilung, wie schwer Sie erkrankt sind. Auch sie brauchen Zeit mit ähnlichen Gefühlsschwankungen wie Sie das Wissen um Ihre Krankheit zu verarbeiten. Erlauben Sie auch einmal ihnen, ihren Emotionen und Gefühlen freien Lauf zu lassen.

- Das sichere Gefühl nicht allein zu sein und über Ängste und Gefühle frei sprechen zu können, geben allein schon eine Basis für eine gemeinsame Bewältigung des Krankheitsgeschehens. Oft aber genügt das nicht, um alle Probleme zu lösen. Dann sollten Sie sich zusammen überlegen, wen Sie als Hilfe hinzuziehen können: Freunde, Geschwister, den Hausarzt, einen Pfarrer oder eventuell auch eine Selbsthilfegruppe (s. S. 167 f). Denn gerade dort kann man lernen, wie andere mit möglicherweise ähnlichen Problemen umgegangen sind.

Erwerbstätigkeit

Fast immer stellen sich auch im Berufsleben durch die Erkrankung Veränderungen ein. Je nachdem an welcher Art von Leukämie Sie erkrankt sind, müssen Sie damit rechnen über kurz oder lang in Ihrer Berufsfähigkeit beschränkt zu sein und über kürzere oder längere Zeiträume Ihrer Arbeit nur eingeschränkt nachgehen zu können. Damit kommen oft finanzielle und existenzielle Sorgen zu den gesundheitlichen Problemen hinzu. In der Regel können diese jedoch durch das soziale Netz aufgefangen werden, wenn man ein paar Dinge darüber weiß.

Schwerbeschädigtenausweis

Vielleicht wehren Sie sich innerlich dagegen durch einen Schwerbeschädigtenausweis als Behinderter »abgestempelt« zu sein. Doch überwiegt meistens der Nutzen eventuelle Nachteile für den Besitzer eines solchen Ausweises. Sie sollten ihn daher beim Versorgungsamt beantragen, sobald Ihnen Ihre Diagnose mitgeteilt wurde, auch wenn noch keine Indikation zu einer Behandlung besteht. Anträge erhält man bei den örtlichen Fürsorgestellen für Behinderte und bei den Amts-, Gemeinde- oder Kreisverwaltungen.

Einen Schwerbeschädigtenausweis erhält ein Patient, bei dem eine nicht nur vorübergehende Erkrankung einen Grad der Behinderung (Minderung der Erwerbsfähigkeit, MdE) von mehr als 50 Prozent zur Folge hat. Das gilt für die meisten Leukämiepatienten, auch wenn zurzeit keine Therapie durchgeführt wird, durch die Möglichkeit zunehmender Leistungsschwäche, vermehrter Infektionsbereitschaft oder Ähnliches. Der Grad der MdE wird vom Versorgungsamt nach Gutachten der behandelnden Ärzte festgesetzt. Da sich die Grade verschiedener Behinderungen, auch wenn sie im Einzelnen unter 50 Prozent liegen, addieren können, sollten immer alle Gesundheitsstörungen (wie Bandscheibenschaden, chronische Magenleiden und anderes) angegeben werden.

Durch den Schwerbeschädigtenausweis erhalten Sie verschiedene Vergünstigungen. So haben Sie steuerliche Vorteile, einen verstärkten Kündigungsschutz am Arbeitsplatz und Zusatzurlaub. Einen Nachteil kann der Schwerbeschädigtenausweis allenfalls für Arbeitslose darstellen, da sie möglicherweise schwerer Arbeit finden. Ihnen können das Arbeitsamt oder die Fürsorgestelle für Behinderte behilflich sein, da Betriebe ab einer bestimmten Größe einen gewissen Prozentsatz Schwerbehinderter beschäftigen müssen und der Öffentliche Dienst Schwerbehinderte bei gleicher Eignung bevorzugt einstellen muss.

Krankengeld

Die ersten sechs Wochen (im Öffentlichen Dienst auch drei Monate) der Arbeitsunfähigkeit erhält der Kranke Lohn- oder Gehaltsfortzahlung durch den Arbeitgeber. Danach bezahlt die Krankenkasse Krankengeld, das 80 Prozent des (beitragspflichtigen) Lohnes oder Einkommens beträgt. Grundsätzlich wird das Krankengeld ohne zeitliche Begrenzung gewährt, allerdings höchstens für 18 Monate (einschließlich der Zeit der Lohn- oder Gehaltsfortzahlung) innerhalb von 3 Jahren, wenn man wegen derselben Erkrankung arbeitsunfähig ist. Vom Krankengeld müssen Beiträge zur Renten- und Arbeitslosenversicherung bezahlt werden.

In der Zeit, während der Patient Krankengeld erhält, wird er in gewissen Abständen zur Begutachtung durch den »Vertrauensärztlichen Dienst« oder »Medizinischen Dienst der Krankenkassen« einbestellt. Dabei handelt es sich um ein ärztliches Gutachtergremium, das die Berechtigung der Krankengeldzahlungen überprüft um Missbrauch zu vermeiden. Wie so oft, wenn man von einer Behörde oder Verwaltungseinrichtung vorgeladen wird, bekommt man einen Schrecken und fragt sich, ob man etwas falsch gemacht habe. Ist man an einer schweren chronischen Krankheit wie an einer Leukämie, erkrankt, besteht keinerlei Grund zur Beunruhigung, wenn man dorthin bestellt wird. Der Ablauf der Untersuchung wird erleichtert und abgekürzt, wenn der Patient von seinem Arzt die neuesten Befunde, Röntgen- und Ultraschallbilder mitbringt. Ist man aus welchen Gründen auch immer (z. B. weil man bettlägerig oder zu schwach ist) nicht in der Lage den Medizinischen Dienst aufzusuchen, kann man sich das von seinem Arzt auf dem Einbestellungsformular bestätigen lassen und wird dann zu einem späteren Zeitpunkt wieder vorgeladen.

Rechtzeitig, bevor die Zahlungspflicht der Krankenkasse endet, wird der Patient benachrichtigt um einen Antrag auf Rehabilitation oder bei fortbestehender Arbeitsunfähigkeit einen Rentenantrag zu stellen.

Als Versicherter bei einer privaten Krankenversicherung muss man eine gesonderte Krankentagegeldversicherung abgeschlossen haben, um nach der 6. Krankenwoche nicht ohne finanzielle Unterstützung dazustehen. Die Höhe des Krankentagegeldes richtet sich nach dem mit der Versicherung geschlossenen Vertrag, erst sekundär nach den Einkünften. Selbstständige, die in einer privaten Krankenversicherung sind, können schon zu einem früheren Zeitpunkt – in Abhängigkeit von dem geschlossenen Vertrag – Krankentagegeld beziehen. Das Krankentagegeld wird zumeist auch maximal für 18 Monate gezahlt.

In Zeiten der (vermeintlichen oder vorgegebenen) finanziellen Verknappung der Krankenkassen oder -versicherungen lassen diese zunehmend häufiger vor Ablauf von 18 Monaten immer wieder prüfen, ob der Patient erwerbs- oder berufsunfähig ist. Dies hat den Hintergrund, dass die Kasse oder Versicherung den Patienten aus Kostengründen an die Rentenversicherung abschieben möchte. Da dabei nicht berücksichtigt wird, ob die Rente bereits beantragt ist oder ob eine berechtigte Chance auf Bewilligung einer Rente besteht, kann es – allerdings in seltenen Fällen – dazu kommen, dass die Krankengeldzahlungen eingestellt werden, ohne dass der Patient Geld von der Rentenversicherung bekommt. Das kann sogar so weit gehen, dass die Kassen und Versicherungen nach Gutachten ihrer Vertrauensärzte Erwerbs- oder Berufsunfähigkeit als gegeben ansehen und die Zahlungen folgerichtig einstellen, andererseits die Rentenversicherungen – ebenfalls nach Gutachten ihrer Vertrauensärzte – eine Erwerbs- oder Berufsunfähigkeit nicht sehen und ebenso folgerichtig keine Rente bewilligen. Der Patient ist damit durch das so oft gepriesene soziale Netz gefallen. Da in solchen Fällen der Gang zum Sozialamt unvermeidlich ist, sollten der Kranke und sein Arzt einerseits so lange es irgendwie vertretbar ist, daran festhalten, dass der momentane Zustand nur vorübergehender Natur ist und die Arbeit in absehbarer Zeit wieder aufgenommen werden kann. Andererseits sollten Arzt und Patient auch realistisch in die Zukunft sehen und gegebenenfalls früh- oder rechtzeitig einen Rentenantrag stellen.

Berufs- oder Erwerbsunfähigkeitsrente

> Dauert die Arbeitsunfähigkeit wegen derselben Erkrankung länger als 18 Monate innerhalb von drei Jahren oder liegt Berufs- oder Erwerbsunfähigkeit vor, muss eine Rente bei der Rentenversicherung, in der Regel bei der Bundesversicherungsanstalt für Angestellte (BfA), dem zuständigen Landesversorgungsamt (LVA) oder einem berufsständigen Versorgungswerk beantragt werden.

Bei der Berentung unterscheidet man zwischen Erwerbsunfähigkeit und Berufsunfähigkeit. Erwerbsunfähig ist der Versicherte, wenn er auf nicht absehbare Zeit infolge einer Krankheit eine Erwerbstätigkeit in gewisser Regelmäßigkeit nicht mehr ausüben oder nicht mehr als nur geringfügige Einkünfte durch Erwerbstätigkeit erzielen kann. Berufsunfähig ist der Versicherte, dessen Erwerbsfähigkeit infolge von Krankheit auf weniger als die Hälfte derjenigen eines körperlich und geistig gesunden Versicherten mit ähnlicher Ausbildung und gleichwertigen Kenntnissen und Fähigkeiten herabgesunken ist.

Was versteckt sich hinter diesem Amtsdeutsch? Berufsunfähig ist ein Kranker dann, wenn er seinem erlernten Beruf aus gesundheitlichen Gründen nicht mehr nachkommen kann. Bei Berufsunfähigkeit besteht zum Beispiel die Möglichkeit der Umschulung. War man etwa als Handwerker in einem körperlich anstrengenden Beruf tätig, den man jetzt wegen einer Krankheit nicht mehr ausüben kann, kann man mit Unterstützung der Rentenversicherung und des Arbeitsamts einen körperlich weniger anstrengenden Beruf erlernen. Erwerbsunfähig ist ein Patient dann, wenn er voraussichtlich überhaupt keinem Beruf, auch keinem körperlich leichteren mehr nachkommen kann.

Voraussetzung für die Zahlung einer Rente wegen Berufs- oder Erwerbsunfähigkeit ist die Erfüllung einer Wartezeit. Darunter versteht man die Zeit, in der man vor Bewilligung einer Rente mindestens einer zur Rentenversicherung beitragspflichtigen Tätigkeit nachgegangen sein muss. Nach der derzeit gültigen Gesetzeslage ist die Voraussetzung für die Gewährung einer Berufs- oder Erwerbsunfähigkeitsrente, dass der Patient innerhalb der letzten fünf Jahre vor Eintritt der Berufs- oder Erwerbsunfähigkeit mindestens drei Jahre lang eine versicherungspflichtige Beschäftigung oder Tätigkeit ausgeübt hat. Dabei addieren sich die verschiedenen Zeiträume der Erwerbstätigkeit.

Die Höhe der Rente richtet sich grundsätzlich immer danach, in welcher Höhe und wie lange Beiträge zur Rentenversicherung eingezahlt wurden. Die Berufsunfähigkeitsrente ist ein Drittel niedriger als die Erwerbsunfähigkeitsrente. Durch sie soll nur die Lohneinbuße dadurch, dass man nicht voll in seinem Beruf tätig sein kann, aber nicht der volle Lohn- oder Gehaltsausfall ausgeglichen werden. Allerdings hat man auch dann einen Anspruch auf die volle Rente, wenn man im erlernten oder zuletzt ausgeübten Beruf nach ärztlicher Ansicht nur noch eine Teilzeitbeschäftigung nachgehen kann, ein entsprechender Teilzeitarbeitsplatz aber nicht vorhanden ist.

Ändert sich nach der Berentung der Krankheitszustand wesentlich, kann – im Falle einer Verschlechterung – eine Berufsunfähigkeitsrente in eine Erwerbsunfähigkeitsrente umgewandelt werden und umgekehrt, wenn der Zustand des Patienten sich bessert.

Besteht eine begründete Aussicht, dass die Berufs- oder Erwerbsunfähigkeit durch eine Besserung des Krankheitszustandes in absehbarer Zeit behoben sein kann, kann eine Rente auf Zeit beantragt und bewilligt werden. Die Zeitrente wird in der Regel für drei Jahre bewilligt und kann nach Ablauf nochmals um drei Jahre verlängert werden.

Abschied vom Berufsleben?

Für viele Patienten stellt die Vorstellung aus dem Berufsleben ausscheiden zu müssen eine nicht zu unterschätzende psychische Belastung dar, die die mehr oder weniger hoffnungslose Stimmung durch die Erkrankung selbst in negativer und fataler Weise unterstützt und verstärkt. Wir haben schon gesehen, wie elementar wichtig eine gute psychische Verfassung für die Besserung des Krankheitsgeschehens ist. Steht man nach anderthalb Jahren der Krankheit, die mit Diagnostik, Chemotherapien und Rehabilitationsmaßnahmen sehr schnell vergehen können, vor der Aussicht, in aller Zukunft nicht mehr in seinem Beruf zu arbeiten, kann das eine enorme psychische Belastung darstellen. Dabei ist es egal, ob man etwas mit der zur Verfügung stehenden Zeit anfangen kann oder ob einem »die Decke auf den Kopf fällt«. Um diese Endgültigkeit zu umgehen und aufzuschieben, hat es sich in der Praxis bewährt, dass – zumindest jüngere Patienten – erst eine Zeitrente beantragen und so immer wieder die Möglichkeit haben, in ihren Beruf zurückzukehren. Besprechen Sie mit Ihrem Arzt und eventuell einem Rentenberater alle Vor- und Nachteile. Machen Sie sich aber auch schon frühzeitig Gedanken, was Sie selbst wollen. Ihr Arzt wird Sie sicher in Ihrer Entscheidung unterstützen, wenn Sie zunächst nur eine Zeitrente beantragen möchten und Ihnen die entsprechenden Atteste ausstellen. Keine Leukämie ist in ihrem Verlauf so genau vorhersehbar, dass ein solches Attest nicht vertretbar sein könnte.

Rehabilitationsmaßnahmen

»Rehabilitation kommt vor der Rente«
Nach diesem Grundsatz sollen Renten wegen Minderung der Erwerbsfähigkeit oder wegen Erwerbsunfähigkeit erst bewilligt werden, wenn Maßnahmen zur Rehabilitation, das heißt zur Wiedereingliederung in das Berufsleben, nicht erfolgreich waren oder nicht Erfolg versprechend sind.

In den meisten Fällen geht es dabei um eine Kur, doch gibt es auch Rehabilitationseinrichtungen, wo der Patient an einer Berufsfindungs- oder Arbeitserprobungsmaßnahme oder an einer Umschulung teilnehmen kann. Auskunft über solche Einrichtungen geben der Rentenversicherungsträger oder das Arbeitsamt – hier soll jedoch nicht mehr die Rede davon sein, da sie für Leukämiepatienten kaum in Betracht kommen.

Rehabilitationskuren

Für Rehabilitationskuren gibt es eine Vielzahl von qualifizierten Kurkliniken, die zum Teil auch auf die Nachbehandlung von Patienten mit bösartigen Erkrankungen, also auch Leukämien, spezialisiert sind. Solche onkologisch-hämatologischen Nachsorgekliniken haben den Vorteil einer großen Kompetenz auf dem Gebiet der Blut- und Krebserkrankungen. So sind diagnostische und therapeutische Möglichkeiten gerade auf diesen Patientenkreis abgestimmt, was sehr viele Patienten schätzen. Andererseits haben sie den Nachteil, der für viele Kranke sehr schwer wiegt, dass man tagein tagaus nur mit Mitpatienten zusammen ist, die auch eine maligne Erkrankung haben oder hatten. Daher hat es sich auch bewährt, Rehabilitationskuren in allgemein-internistischen oder gar psychosomatischen Kurkliniken durchzuführen. Wenn Sie vor der Entscheidung für oder gegen eine bestimmte Klinik stehen, fragen Sie Ihren Arzt, am besten ihren behandelnden Hämatologen, da er einen guten Überblick über mögliche Kureinrichtungen und Erfahrungen mit bestimmten Kliniken hat.

Geht aus einem ärztlichen Gutachten hervor, dass ein Patient berufs- oder erwerbsunfähig ist, kann ihn seine Krankenkasse auffordern einen Antrag auf Rehabilitationsmaßnahmen bei der zuständigen Rentenversicherung zu stellen. Der Antrag wird auch von der Krankenkasse angenommen und weitergeleitet. Dieser Aufforderung muss er innerhalb von zehn Tagen nachkommen, will er nicht seinen Anspruch auf Krankengeld verlieren.

Sollte nach Durchführung der Rehabilitationsmaßnahme die Erwerbs- oder Berufsfähigkeit nicht wiederhergestellt sein oder ist die Wiederherstellung nicht absehbar, so gilt der Antrag auf Rehabilitation als Rentenantrag.

Nachkuren

Auch Nach- oder Festigungskuren dienen der Rehabilitation. Sie stehen dem Patienten nach Abschluss einer Erstbehandlung, zum Beispiel nach einer Chemotherapie, unter bestimmten Voraussetzungen zu. Diese Kuren sollen den Behandlungserfolg sichern, das Allgemeinbefinden des Patienten bessern und seine körperlichen und seelischen Kräfte wiederherstellen. Sie sollen noch während oder sobald als möglich nach der Behandlung bei der Krankenkasse beantragt werden, die sie dann gegebenenfalls an den Rentenversicherungsträger weiterleitet.

Voraussetzung für eine Nachkur ist, dass mit ihr eine Besserung oder ein Stillstand der Erkrankung wahrscheinlich ist. Außerdem sollte der Patient reise- und kurfähig sein. Eine derzeit noch durchgeführte Chemotherapie kann, wenn man eine geeignete Kurklinik aussucht, dort weitergeführt werden.

Die Dauer einer Nachkur beträgt normalerweise drei Wochen, kann jedoch bei medizinischer Notwendigkeit verlängert werden.

Bei der Auswahl einer geeigneten Kurklinik sollten Sie sich mit Ihrem behandelnden Hämatologen beraten, der einen guten Überblick über infrage kommende Kureinrichtungen hat.

Stufenweise Wiedereingliederung

Am Ende der Arbeitsunfähigkeit und möglicherweise nach einer Rehabilitations- oder Nachkur besteht die Möglichkeit, nicht gleich wieder voll einzusteigen, sondern zunächst etwa halbtags, dann drei viertel Tage und erst später wieder ganztags zu arbeiten. Dazu muss Ihnen Ihr Arzt eine Bescheinigung für die Krankenkasse schreiben, aus der hervorgeht, wie lange welche Teilzeitbeschäftigung durchgeführt werden soll, zum Beispiel drei Monate halbe und drei Monate drei viertel und nach einem halben Jahr schließlich ganze Tage. Sie erhalten dann entsprechend dem zeitlichen Anteil Gehalt oder Lohn und für die restliche Zeit Krankengeld. So besteht die Möglichkeit, dass Sie sich langsam wieder an Ihre Berufstätigkeit gewöhnen können.

Am Arbeitsplatz

Die geschilderten Möglichkeiten, wie im »Sozialstaat« die sozialen Härten, die eine chronische oder langwierige Krankheit mit sich bringt, abgefedert werden können und der Patient mit seiner Familie vor schweren finanziellen Einbrüchen, wie sie durchaus in anderen zivilisierten Staaten (z. B. den USA) die existenziellen Grundlagen zerstören können, schützen und bewahren, geben aber keine Antwort darauf, wie lange ein Leukämiekranker seiner Arbeit nachgehen soll und kann. Das hängt in erster Linie vom physischen und psychischen Gesundheitszustand des Patienten ab: Ob er in der Lage ist einen vollen Arbeitstag durchzustehen ohne davon weiteren Schaden zu erleiden. Es gibt Phasen zum Beispiel während einer Chemotherapie, in denen man einfach nicht arbeiten kann, selbst wenn man wollte. Zu anderen Zeiten ist es mehr oder weniger der eigenen Entscheidung überlassen, ob es geht oder nicht. Dabei spielt immer eine Rolle, wie gerne man an seinem Arbeitsplatz arbeitet. Wenn man sich ausgenützt und wenig anerkannt fühlt, fällt die Entscheidung leichter nicht hinzugehen. Wenn man aber seinen Arbeitsplatz mag und gerne in Gesellschaft seiner Kollegen ist, kann die Berufstätigkeit auch eine gute Ablenkung von möglichen psychischen Problemen sein, die mit der Krankheit zusammenhängen. Diese Ablenkung durch Arbeit sollte man nicht unterschätzen, zumal dadurch, dass man produktiv etwas leistet, auch das möglicherweise angeschlagene Selbstwertgefühl wieder gestärkt werden kann. Die Arbeit sollte aber nicht zu einer solchen Belastung ausarten, dass man sich in der Freizeit nicht mehr davon erholen kann und ein eher gegenteiliger Effekt erreicht wird: Nämlich immer vor Augen zu haben, dass man es eben doch nicht schafft, dass man zu schwach und zu krank ist. Solche Versagenszustände können eine depressive Verstimmung oder manifeste Depression noch verstärken, was dann wiederum die Leistungsfähigkeit zusätzlich einschränkt.

Sie sollten daher, wenn Sie wieder – ganztags oder Teilzeit – zur Arbeit gehen wollen und Ihr Arzt auch keine Einwände dagegen hat, mit Ihren Vorgesetzten und Kollegen sprechen, wie Ihr Arbeitsplatz und Ihre Aufgaben eventuell Ihrer Leistungsfähigkeit angepasst werden können. Es ist oft besser, sich so den Tag zu strukturieren als sich zu Hause »die Decke auf den Kopf fallen« zu lassen.

Selbsthilfegruppen

Selbsthilfe heißt, sich und anderen aus eigener Initiative heraus zu helfen. In Gruppen schließen sich Menschen zusammen, die an der gleichen Krankheit leiden und damit ähnliche Probleme und Fragen haben. Dadurch, dass man diese in der Gruppe bespricht, kann man zum einen lernen, wie andere ihre Schwierigkeiten bewältigt haben, zum anderen fallen möglicherweise einem selbst oder anderen Gruppenmitgliedern Lösungswege ein, wenn man die Fragen laut formuliert. Meistens hilft das mehr, als wenn man sich allein Wege aus den Problemen überlegt, dabei nach einiger Zeit immer wieder am Ausgangspunkt ankommt und so ins Grübeln verfällt. Gerade psychische Probleme können sich dadurch verstärken, dass man keinen Ausweg aus ihnen findet. Dabei können einem aber andere sehr behilflich sein. Mittlerweile sind

Selbsthilfegruppen weit verbreitet und haben einen festen Platz in der Versorgung von Patienten mit bösartigen oder chronischen Erkrankungen.

Es gibt aber auch nicht wenige Patienten, die etwa sagen: »Ich habe schon mit meinen eigenen Problemen genug zu tun und möchte mich nicht mit denen anderer Leute noch belasten« oder »Meine Probleme sind so, dass mir da niemand helfen kann, wenn ich es schon selber nicht kann«. Vielleicht sind das auch Ihre Gedanken, wenn Sie an eine Selbsthilfegruppe denken, zumal es für Sie vielleicht ungewohnt ist, Ihre Probleme vor anderen Menschen auszubreiten. Um die Berechtigung solcher Vor-Urteile zu überprüfen, sollten Sie die innere Barriere überwinden und mit einer Kontaktperson einer Selbsthilfegruppe Verbindung aufnehmen. Sie kann Ihnen den Ablauf einer Gruppensitzung schildern und Sie zu einem späteren Zeitpunkt zu einer Sitzung mitnehmen, damit Sie sich ein eigenes Bild machen können. Vielleicht geht es Ihnen dann auch wie vielen anderen, die in einer Selbsthilfegruppe Geborgenheit und Zuflucht finden.

Lebensweise

Ernährung

Eine spezifische Ernährungsweise für Leukämiekranke gibt es nicht. Aber wie für alle chronisch Kranken, ja alle anderen Menschen auch, gilt für sie, dass sie auf eine gesunde, ausgewogene Ernährung achten sollen. Ausgewogene Ernährung heißt, dass die tägliche Nahrung kalorisch ausreichend sein muss und dem Körper alle notwendigen Nährstoffe (Eiweiß, Fett und Kohlenhydrate) zugeführt werden.

Energiezufuhr

Unfreiwillige Gewichtsabnahme kann bei chronisch Kranken ein alarmierendes Symptom sein. Ihrer Ursache muss immer auf den Grund gegangen werden. Unabhängig davon sollte sie auch Anlass dafür sein, regelmäßig das Gewicht zu kontrollieren, um bei weiterem Gewichtsverlust gegensteuern zu können. Dabei sollte man sich auch vor Augen halten, dass Schwankungen von ein bis zwei Kilogramm durchaus normal sind und noch keinen Grund zur Beunruhigung darstellen. Gerade dann, wenn eine Chemotherapie vorgesehen ist, ist es aber besser über einige Gewichtsreserven zu verfügen, da sich gezeigt hat, dass aggressive Therapien von eher schweren Patienten besser vertragen werden als von leichten. Kosmetische Gesichtspunkte sollten dabei im Hintergrund bleiben.

Energiebedarf

Der Energiebedarf des Menschen hängt von seiner körperlichen Tätigkeit ab und setzt sich zusammen aus dem Grundumsatz, den der Mensch in Ruhe für seine Vitalfunktion wie Herztätigkeit, Aufrechterhaltung der Körpertemperatur, Gehirnfunktion und so weiter benötigt und dem Leistungszuwachs, der sich variabel aus der körperlichen Tätigkeit ergibt. Danach beträgt der tägliche Energiebedarf zwischen ca. 25 kcal (Kilokalorien) pro kg Körpergewicht bei Bettruhe und ungefähr 40 kcal pro kg bei Schwerarbeit.

Ursache eines Gewichtsverlusts ist immer eine »negative Bilanz« zwischen Energieaufnahme und Energieverbrauch. Schuld daran können eine zu geringe Energiezufuhr, eine zu geringe Energieaufnahme des Körpers und schließlich gesteigerter Energieverbrauch des Organismus sein.

Zu geringe Energiezufuhr tritt meistens in der Folge von Chemotherapien durch Appetitlosigkeit und Erbrechen auf, kann aber auch ein Symptom einer – vielleicht auch nur unterschwelligen – Depression sein. Auf das Verhalten bei und die Behandlung von Appetitlosigkeit, Übelkeit und Erbrechen, hervorgerufen durch Zytostatika, wurde bereits ausführlich auf Seite 60 ff eingegangen. Liegt die Ursache eher in einer depressiven Verstimmung oder gar in einer »handfesten« Depression, sollte man sich nicht scheuen diese – zumindest vorübergehend – auch medikamentös behandeln zu lassen (s. S. 152 f).

Eine zu geringe Energieaufnahme ist in der Regel die Folge von Durchfällen. Diese können ebenfalls durch eine zytostatische Behandlung (s. S. 63 ff) hervorgerufen sein oder eher psychovegetative Ursachen haben. In allen Fällen muss aber eine infektiöse Ursache, etwa durch Bakterien oder Pilze, ausgeschlossen werden. Auf geeignete Maßnahmen zur Behandlung wurde auch schon auf Seite 61 eingegangen. Wichtig ist aber auch zu beachten, das ein Gewichtsverlust bei Durchfällen auch und zu Beginn der Symptome immer durch Flüssigkeitsverlust hervorgerufen ist. Daher müssen zunächst und in erster Linie dieser und der mit ihm verbundene Salzmangel ausgeglichen werden. Diese Mangelerscheinungen sind auch die Ursache dafür, dass man sich bei Durchfall so elend fühlt.

Gesteigerter Energieverbrauch tritt, wenn die Ursache nicht in einer vermehrten körperlichen Tätigkeit liegt, bei Fieber und Infektionen auf. Bei einer Temperaturerhöhung um ein Grad benötigt der Organismus 13 Prozent mehr Energie. Aber auch hierbei muss man daran denken, dass eine Gewichtsabnahme auf Flüssigkeitsverlust durch vermehrte Abgabe über die Haut zurückzuführen ist. Daher muss es auch hier das erste Ziel sein, diese Flüssigkeit zusammen mit Salzen am besten durch vermehrtes Trinken oder, wenn das schwer möglich ist, durch Infusionen zu ersetzen. Dann erst muss man versuchen den Mehrbedarf an Kalorien zu ersetzen, was bei durch das Fieber verursachten Appetitmangel manchmal Schwierigkeiten bereiten kann. Hier kann Zusatznahrung in jeder Form (also als kleine Zwischenmahlzeiten, als Trinknahrung oder als Präparat zur kalorischen Anreicherung der Nahrung) eine gute Hilfe sein. Oft hat man gerade bei Fieber auch auf Speiseeis Lust, das reichlich Flüssigkeit und – wenn auch nicht gerade vollwertige – Nährstoffe in Form von Fett und Zucker hat.

Was können Sie tun, wenn Sie Gewicht verloren haben?

Gleichgültig, worin die Ursache dafür liegt, sollten Sie sich bewusst um eine kalorisch ausreichende Nahrungszufuhr bemühen. Essen Sie regelmäßig mehrfach täglich kleinere Mahlzeiten und alles, worauf Sie Lust haben. Wenn Sie das Essen wegen Ihrer Appetitlosigkeit vergessen, essen Sie »nach der Uhr«. Achten Sie darauf, dass Sie sich ausgewogen ernähren: Alle drei Nahrungsbestandteile (Eiweiß, Fett und Kohlenhydrate) sollten in ausreichenden Mengen vorhanden sein, wobei Sie eiweißreiche Nahrungsmittel bevorzugen sollten. Gönnen Sie sich einen Aperitif (wie Sekt, Sherry oder Condurango-Wein) vor dem Essen. Nehmen Sie Ihre Mahlzeiten in angenehmer, ruhiger Atmosphäre zu sich. Wenn der Geruch von Essen Ihnen den Appetit vertreibt, bevorzugen Sie kalte Mahlzeiten, sie riechen weniger stark. Trinken Sie nicht oder nur kleine Mengen zum Essen, da auch Flüssigkeit einen »vollen Magen« macht. Achten Sie aber dennoch auf eine ausreichende Flüssigkeitszufuhr von mindestens zwei Litern am Tag. Zwingen Sie sich nie Speisen zu essen, die Sie auch sonst nicht mögen oder auf die Sie keinen Appetit haben. Und lassen Sie das Essen nicht zum Hauptthema in Ihrer Familie werden: Auch das kann einem den Appetit ordentlich verschlagen.

In Phasen, in denen es Ihnen wieder besser geht, sollten Sie sich bemühen, an Gewicht zuzunehmen, um später Reserven zu haben. Das können Sie durch eine positive Energiebilanz erreichen, indem Sie mehr Kalorien zu sich nehmen, als Sie benötigen. Dabei gilt die Faustregel, dass eine zusätzliche Kalorienzufuhr von 500 kcal pro Tag zu einer Gewichtszunahme von einem Pfund in einer Woche führt. Das ist eine Menge, die Sie so nebenher auch dann zu sich nehmen können, wenn Ihr Appetit nicht so gut ist: 100 g Schokolade, Studentenfutter oder Marzipan, 80 g Erdnüsse oder Pistazien, 200 g Trockenobst und so weiter. Auch mit trinkbaren Fertignahrungen (Astronautenkost), die häufig eiweißreich sind, können Sie einige Kalorien als Getränk zusätzlich zu sich nehmen. Nachfolgend ist eine Auswahl von zurzeit erhältlichen Fertignahrungen zusammengestellt (s. Tab. 8).

● **Tab. 8: Fertignahrungen z. Zt. im Handel erhältlich**

Handelsname	Kcal/kJ	g Eiweiß
	pro 100 g Fertignahrung	
Biosorb 1500	150/627	6
Biosorb drink	100/418	4
Biosorb MCT	130/543	4
Citrocene, trinkfertig	60/250	3.8
Edarene, trinkfertig	160/669	1
Eiweißkonzentrat Fresenius	73/305	15
Fresubin flüssig, trinkfertig	100/418	3.8
Meritine MCT, trinkfertig	110/460	5
Meritene trinkfertig in Milch	120/502	15.5
Meritine trinkfertig in Wasser	100/418	10.5
Palenum	140/585	11.2
Precitene N, trinkfertig	100/418	7
Precitene, trinkfertig	100/418	2.5
Sportagen, trinkfertig in Milch	119/498	8.6
Sportagen, trinkfertig in Wasser	72/300	6.1
Survimed Instand Fresenius	100/418	4.5

Zusammensetzung der Ernährung

Die Nahrung liefert uns die Nährstoffe Eiweiß, Fett und Kohlenhydrate sowie Vitamine und Mineralstoffe. Bei der Ernährung kommt es darauf an, die Lebensmittel so auszuwählen und miteinander zu kombinieren, dass sie optimale Nährstofflieferanten sind. Eine Unausgewogenheit der Ernährung führt zu Über- oder – bezweckt bei Abmagerungskuren oder Reduktionsdiäten – Untergewicht und Mangelerscheinungen wie beispielsweise Eisen- oder Vitaminmangel.

Eiweiß (Protein) wird im Darm zu Peptiden und im Körper zu Aminosäuren zerlegt. Es dient uns vorwiegend als Grundstoff für eigenes Eiweiß beim Aufbau von Zellen oder Hormone, Enzyme und auch Abwehrstoffe und wird dem Körper vorwiegend über tierische Lebensmittel wie Fleisch, Milchprodukte und auch Eier zugeführt. Allerdings gibt es auch pflanzliche Lebensmittel, die gute Eiweißlieferanten sind. Jedoch kann Eiweiß aus tierischen Produkten besser ausgenutzt und verwertet werden, da es den menschlichen Proteinen ähnlicher ist. Der Mensch benötigt pro Tag 0,8 g Eiweiß pro kg Körpergewicht, ein 75 g schwerer Mann also 60 g, entsprechend etwa 300 g magerem Fleisch oder 200 g Käse (Emmentaler) oder 260 g Erbsen. Eiweiße liefern 4,1 kcal Energie pro Gramm.

Fett ist konzentrierter Energielieferant, da es pro Gramm 9,3 kcal Energie liefert, mehr als doppelt so viel wie Eiweiß und Kohlenhydrate. Mit fettreichen Nahrungsmitteln werden aber nicht nur Energie, sondern auch fettlösliche Vitamine und essenzielle (lebensnotwendige) ungesättigte Fettsäuren wie die Linolsäure dem Körper zugeführt. Fette mit einem hohen Anteil an mehrfach ungesättigten Fettsäuren wie Öle oder Margarine aus Sonnenblumen, Disteln, Weizenkeimen oder Oliven, sind generell solchen aus gesättigten Fettsäuren vorzuziehen, da mehrfach ungesättigte Fettsäuren vom menschlichen Organismus nicht synthetisiert werden können. Diese Fette sind in der Regel auch bekömmlicher als feste Fette wie Rinder-, Schweine- oder Lammfett.

Kohlenhydrate kommen in der Nahrung in Form von Zucker (Trauben-, Frucht-, Milch- oder Haushaltszucker) oder als Stärke, die im Darm zu Zucker zersetzt wird, vor. Eine dritte Form ist Zellulose, die vom Menschen nicht verdaut werden kann und deshalb als Ballaststoff eine wichtige Rolle für eine normale Verdauung spielt. Stärkehaltige Nahrungsmittel (Kartoffeln, Gemüse oder Getreideprodukte) haben im Allgemeinen einen höheren Anteil an Vitaminen und Mineralstoffen als Lebensmittel, die vorwiegend Zucker liefern wie Süßigkeiten oder Feinbackwaren, und sollen diesen daher vorgezogen werden. Verdauliche Kohlenhydrate, also ohne Ballaststoffe, liefern 4,1 kcal Energie pro Gramm.

Vitamine und Mineralstoffe können vom Organismus nicht selbst hergestellt werden und müssen daher mit der Nahrung in ausreichender Menge aufgenommen werden. Sie sorgen dafür, dass die Stoffwechselvorgänge wie die Blutbildung und die Infektabwehr, im Körper ungehindert ablaufen. So benötigt der Mensch – um nur einige Beispiele zu nennen – Vitamin B_{12}, das nahezu ausschließlich in tierischen Produkten (Fleisch, Leber und deutlich weniger in Milch) vorkommt, und Eisen zur Hämoglobinbildung und Folsäure zur Synthese von Nukleinsäuren für DNS und RNS.

Günstige Nahrungszusammensetzung

Eine Mischkost mit ungefähr 70 Prozent verdaulichen Kohlenhydraten und jeweils etwa 15 Prozent Eiweiß und Fetten hat sich als günstigste Zusammensetzung der Nahrung erwiesen. Nährstofftabellen, die die Zusammensetzung der einzelnen Nahrungsmittel auflisten, helfen bei der Zusammenstellung einer gesunden Ernährung. Sie sind überall im Buchhandel erhältlich. Wie man sich daraus seine individuelle Nahrung zusammensetzt, hängt vom eigenen Geschmack ab. Mindestens zwei- bis dreimal pro Woche sollte man aber Fleisch oder Fisch essen um eine ausreichende Eiweißzufuhr zu gewährleisten. Auch sollte man auf eine Nährstoff erhaltende Zubereitung der Speisen Wert legen. So sollten Lebensmittel vor dem Zerkleinern kurz und gründlich unter fließendem Wasser gewaschen werden, aber nicht lange im Wasser liegen. Zubereitete Speisen sollten nicht lange warm gehalten, sondern im Kühlschrank aufbewahrt und bei Bedarf aufgewärmt werden. Gemüse sollte nicht zerkocht, sondern bissfest gedünstet werden. So kann man sicher sein, dass möglichst viele Nährstoffe, besonders hitzeempfindliche Vitamine erhalten bleiben.

Körperliche Betätigung

Zur körperlichen Betätigung lässt sich ganz allgemein nur sagen, dass es keine prinzipiellen Einschränkungen gibt und alles erlaubt ist, was man sich zutraut und was machbar ist. Es gibt jedoch einige generelle Empfehlungen: So ist es nicht ratsam, bei einer Thrombozytopenie sportliche, berufliche oder handwerkliche Tätigkeiten auszuüben, bei denen eine höhere Verletzungsgefahr besteht. Bei einer Anämie stößt man in der Regel schon selbst bald an die Grenzen seiner körperlichen Leistungsfähigkeit. Dabei sollte man aber auch immer bedenken, dass man seine – reduzierten – Kräfte nicht überbeansprucht, da es immer wieder zu Frustration führt, nicht so zu können, wie man eigentlich möchte, zumal dies zuweilen mehr ist, als man sich früher, zu gesunden Zeiten zumutete. Solche Versuche der Überkompensation enden häufig in Frust und Depression, was für den Krankheitsverlauf kaum förderlich sein kann. Es ist daher sinnvoller und klüger die Dinge gemach und moderat anzugehen und sich zu schonen, was aber nicht bedeuten soll, dass man nichts mehr tut. So können beispielsweise Fahrradfahren und Spazierengehen oder Wandern das Bedürfnis nach Bewegung gut befriedigen. Außerdem ist körperliche Betätigung ein natürlicher Stimulant zur Bildung von roten Blutkörperchen bei einer Anämie.

Noch ein Kapitel medizinisches Grundwissen

Die Zelle

Die Zelle ist die kleinste Einheit eines jeden Organismus, der das Attribut lebend zuerkannt werden kann. Prinzipiell ist jede Zelle für sich allein lebensfähig und isoliert in geeigneten Medien (beispielsweise einer Gewebekultur) über längere Zeit »am Leben« zu halten. In der Sprache der systemtheoretisch orientierten Biologie ist die Zelle das kleinste lebende System. Lebende Systeme sind autopoetisch und selbstessenziell, was nichts Anderes bedeutet, als dass sie in der Lage sind, die zu ihrer Vermehrung und eigenen Regeneration notwendigen Bausteine aus Nährstoffen selbst zu produzieren und zwar in einer Weise, die den Besonderheiten ihrer Individualität angemessen ist. Lebende Systeme sind also mit der Tendenz begabt, ihr Leben zu erhalten und auszudifferenzieren.

Nach dieser sehr theoretischen Einleitung sollen in gebotener Kürze der Aufbau und die Funktion der Zelle besprochen werden, so weit das zum Verständnis des Leukämie-Textes notwendig ist.

Eine Zelle besteht aus einem Zellkern, umgeben von der Kernmembran, aus dem Zytoplasma mit seinen vielfältigen Zellorganellen und der Zellmembran (Abb. 17). Nur in Ausnahmefällen hat eine Zelle mehrere Zellkerne, man spricht dann von einer Riesenzelle. Erinnert sei hier an die Knochenmarkriesenzelle, den Megakaryozyt.

Der Zellkern beherbergt das für jedes Lebewesen individuelle Erbmaterial, das im Kernchromatin als Gene gespeichert ist. Das Chromatin organisiert sich bei der Zellteilung zu Chromosomen. Das eigentliche Erbmaterial ist in der DNS (Desoxyribonukleinsäure, Abb. 18, S. 177) gespeichert. Die DNS wird gebildet aus einer langen Kette, die ihrerseits aus vier verschiedenen Bausteinen (Nukleotiden) besteht, die in unterschiedlicher Reihenfolge hintereinander angeordnet sind (S. 177 f). Dabei beinhaltet die Reihenfolge der Nukleotide die Kodierung der Erbeigenschaften. Dieses Erb-

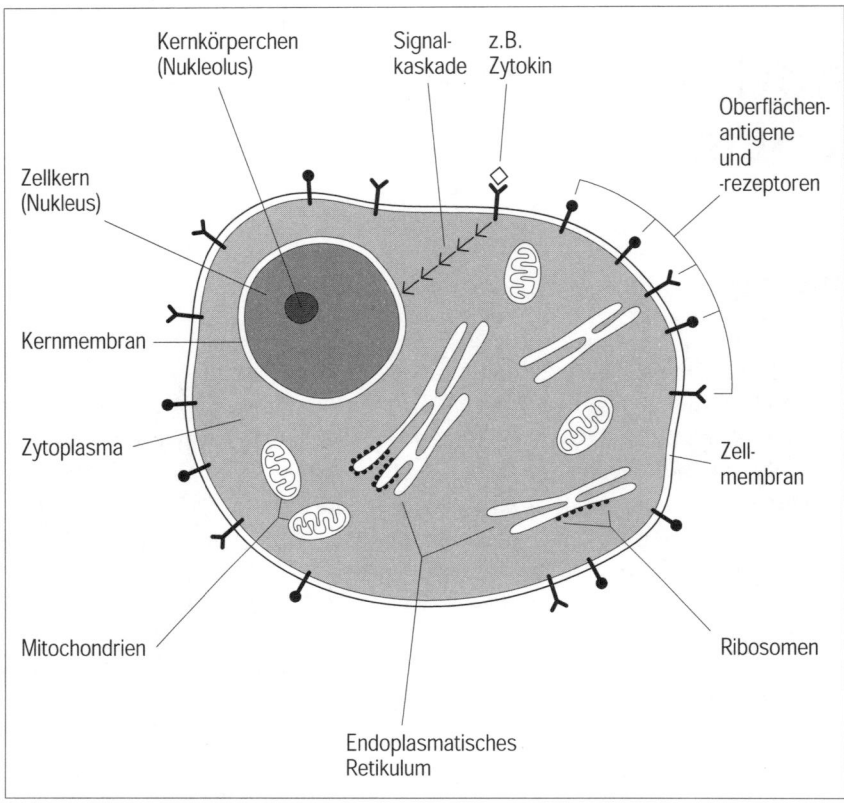

Abb. 17: Die Zelle mit ihren Organellen

material beherbergt nicht nur die Information für die Individualität eines jeden Lebewesens, von der bei der Fortpflanzung immer wieder ein Teil an die Nachkommen weitergegeben wird, sondern ist auch für die Organisation innerhalb des Körpers während des ganzen Lebens verantwortlich. So steuert es die Funktion jeder einzelnen Körperzelle so differenziert, dass beispielsweise eine Blutzelle als Blutzelle, eine Nervenzelle als Nervenzelle oder eine Drüsenzelle als solche arbeitet.

Bei der Zellteilung verdoppelt sich zunächst die Zahl der Chromosomen und aus jeweils einem Chromosomensatz (beim Menschen 23 Paare) bilden sich dann die neuen Zellkerne. Dadurch wird gewährleistet, dass die Tochterzellen untereinander und mit der Mutterzelle genetisch identisch sind.

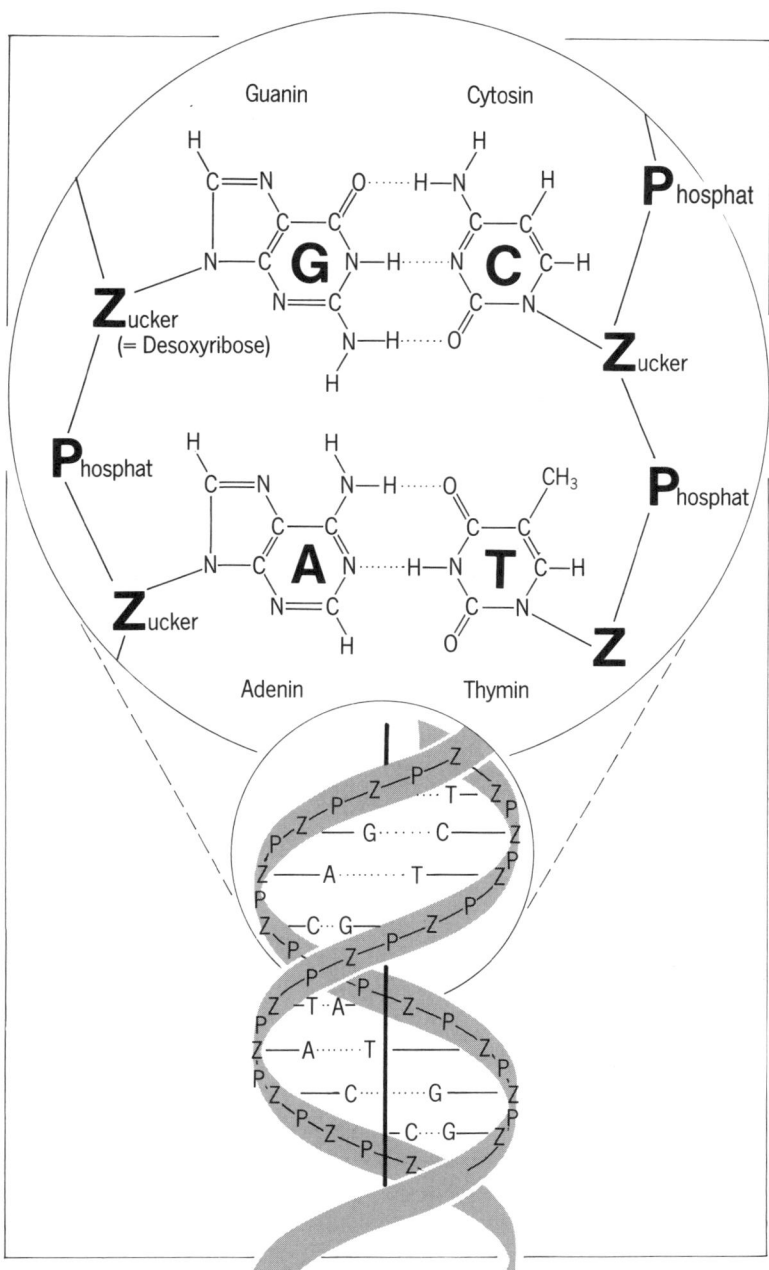

Abb. 18: Die Struktur der Desoxyribonukleinsäure (DNS)

Die Befehle des Zellkerns werden mittels RNS (Ribonukleinsäure), die der DNS chemisch sehr ähnlich ist, an bestimmte Zellorganellen im Zytoplasma übermittelt. Wie Organe im Körper dessen Funktionsfähigkeit gewährleisten, dienen Zellorganellen zum einen der Lebenserhaltung der Zelle, zum anderen setzen sie die Befehle des Zellkerns um und gewährleisten die spezielle Funktion der Zelle als Teil des Organismus. Stellvertretend für die verschiedenen Zellorganellen seien hier das endoplasmatische Retikulum und die Mitochondrien genannt. Das endoplasmatische Retikulum ist ein Kanalsystem, auf dessen Oberfläche Ribosomen, kleine Kugeln, sitzen, die eine wichtige Funktion bei der Eiweißsynthese der Zelle haben. Die Mitochondrien sind »das Kraftwerk der Zelle«. Sie produzieren Energie für die Zelle aus Sauerstoff und Zucker.

Die Zellmembran umgibt die Zelle, schützt das intrazelluläre Milieu und reguliert den Austausch beispielsweise von Salzen, Nähr- und Abfallstoffen mit dem extrazellulären Raum. Über Rezeptoren, Reizempfänger in der Zellmembran, erhalten die Zelle oder der Zellkern als Organisationszentrale Informationen, welche die Aktivität der Zelle beeinflussen, etwa wann die Drüsenzelle ihr Sekret produzieren und ausschleusen soll. Die Weiterleitung der Information, die die Zelle von außen etwa durch Hormone oder Zytokine empfängt, erfolgt über eine Signalkaskade an den Zellkern und veranlasst diesen dem Reiz entsprechend zu reagieren. Beispielsweise teilt sich die Zelle oder bildet ihrerseits wieder ein Zytokin oder Hormon. Über die Signalkaskade weiß man noch wenig. Man kann sie sich aber so vorstellen, dass ein Molekül (Zucker, Peptid oder Ähnliches) in einem anderen eine Veränderung hervorruft, das dann wieder ein nächstes Molekül verändert und so fort, bis die Information den Zellkern erreicht hat. Auch die HLA-Merkmale (s. S. 186 ff) haben ihren Sitz in der Zellmembran.

Der Lebenszyklus einer Zelle und die Zellteilung

Das Leben einer Zelle beginnt, wenn sie mit der Zellteilung aus einer Mutterzelle entsteht, und endet mit ihrer Teilung in zwei Tochterzellen oder mit ihrem Zelltod. Dieser Lebenszyklus zwischen zwei Zellteilungen, Mitosen, wird als Intermitosezyklus bezeichnet und setzt sich aus verschiedenen Phasen zusammen (Abb. 19, S. 179). Die G1-Phase ist die intensive Wachstumsphase der Zelle, RNS- und Proteinsynthese laufen auf Hochtouren. Sie ist zeitlich sehr variabel und dient der Materialbe-

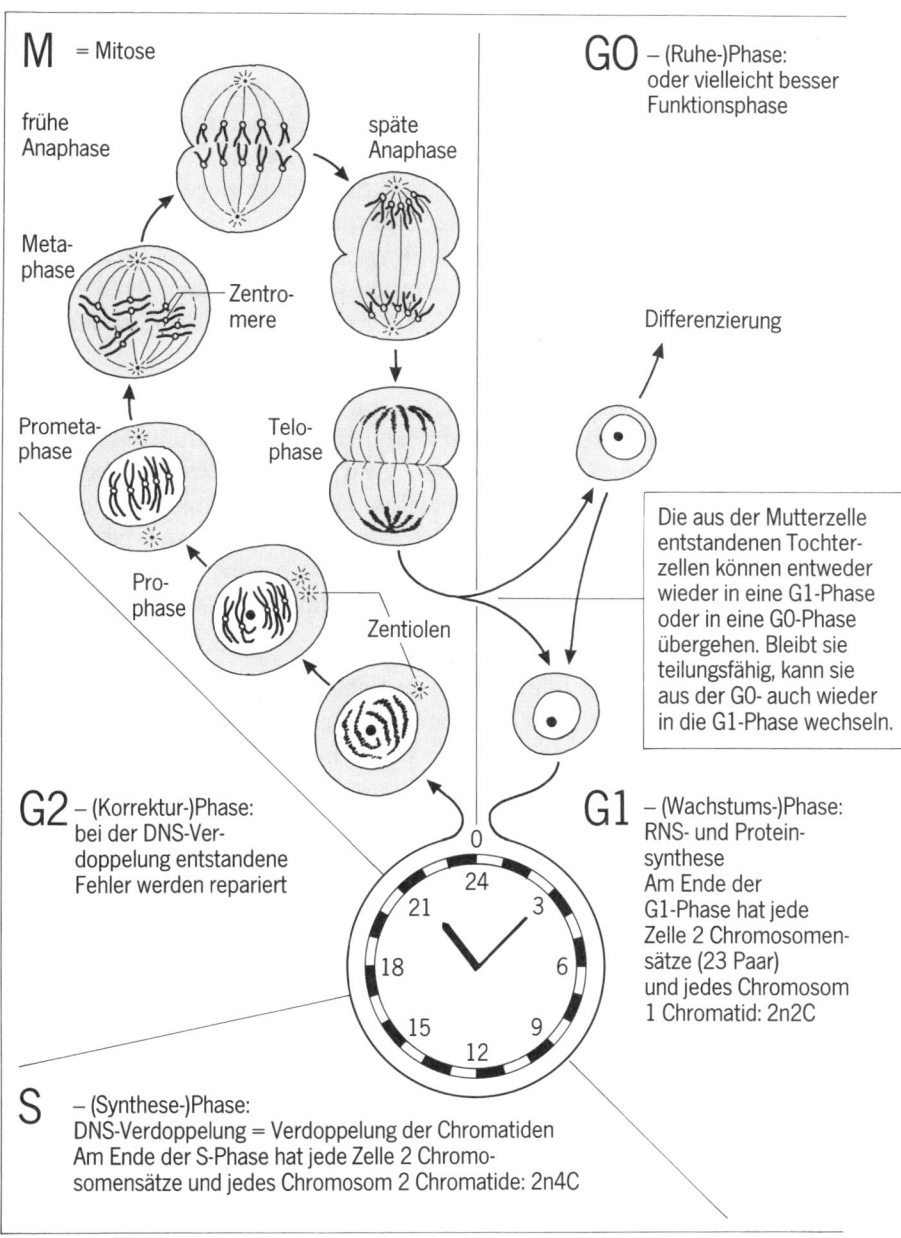

M = Mitose

frühe Anaphase

späte Anaphase

Meta-phase

Zentro-mere

Prometa-phase

Telo-phase

Pro-phase

Zentiolen

G0 – (Ruhe-)Phase: oder vielleicht besser Funktionsphase

Differenzierung

Die aus der Mutterzelle entstandenen Tochter-zellen können entweder wieder in eine G1-Phase oder in eine G0-Phase übergehen. Bleibt sie teilungsfähig, kann sie aus der G0- auch wieder in die G1-Phase wechseln.

G2 – (Korrektur-)Phase: bei der DNS-Ver-doppelung entstandene Fehler werden repariert

G1 – (Wachstums-)Phase: RNS- und Protein-synthese Am Ende der G1-Phase hat jede Zelle 2 Chromosomen-sätze (23 Paar) und jedes Chromosom 1 Chromatid: 2n2C

S – (Synthese-)Phase: DNS-Verdoppelung = Verdoppelung der Chromatiden Am Ende der S-Phase hat jede Zelle 2 Chromo-somensätze und jedes Chromosom 2 Chromatide: 2n4C

Abb. 19: Der Generationszyklus der Zelle und die Mitose

schaffung für die S-Phase (Synthese-Phase), in der die DNS-Replikation (die Verdoppelung der DNS) stattfindet. Aus einem Chromatinfaden, einem Chromatid, werden zwei Chromatinfäden, die Schwester-Chromatiden. Die S-Phase hat eine relativ konstante Länge, die beim Menschen etwa sieben bis acht Stunden dauert. Das Ende der Replikation markiert den Beginn der G2-Phase, in der Korrekturen oder Reparaturen an den neuen DNS-Strängen vorgenommen und spezifische, zur Zellteilung notwendige Proteine, wie zum Beispiel Enzyme, synthetisiert werden. Liegen während der G2-Phase die Chromatiden entwunden als Netzwerk vor, dann kündigt eine zunehmende Spiralisierung – Kondensierung – das Nahen der Mitose an.

Nicht alle Zellen sind zu allen Zeiten zur Vermehrung bereit. Manche Zellen, wie ausdifferenzierte Nervenzellen und die meisten anderen Organellen unseres Körpers, bleiben zwar vital, teilen sich aber nicht mehr, sondern kommen ihren speziellen Funktionen nach. Andere, wie die Memory-Lymphozyten, ruhen, bis sie wieder mit ihrem spezifischen Antigen in Kontakt kommen (s. S. 181), um sich dann wieder zu teilen. Diese Ruheperiode wird als G0-Phase bezeichnet.

Die Mitose (Abb. 19, S. 179) ist die eigentliche Zellteilung. Sie läuft in sechs aufeinander folgenden Stufen ab. Sobald am Ende der G2-Phase alle Chromosomen kondensiert vorliegen, ist die erste Phase der Mitose, die Prophase, erreicht. In menschlichen Zellen befinden sich zu diesem Zeitpunkt 46 (23 Paare) Chromosomen, von denen jedes aus zwei Chromatiden besteht. In der Prophase löst sich der Nukleolus auf, es bildet sich der Spindelapparat. In der folgenden Prometaphase löst sich die Kernmembran auf. Der zunächst außerhalb des Zellkerns liegende Spindelapparat bekommt direkten Zugang zu den Chromosomen, die Spindelfasern ziehen von den beiden Zentriolen (Spindelpole), die an die Zellpole gewandert sind, zu den Zentromeren (Spindelfaseransatzstellen) der Chromosomen. Anschließend ordnen sich – in der Metaphase – die an den Spindelfasern fixierten Chromosomen in der Äquatorialebene der Zelle. Sie ist unterschiedlich lang und wird von der Anaphase abgelöst, in der die einzelnen Chromatiden der Chromosomen jeweils an die entgegengesetzten Pole der Zelle gezogen werden. Die Telophase schließt die Zellteilung ab. In der Äquatorialebene bildet sich ein Teilungsring, der den Zell-Leib einschnürt und in zwei Zellen trennt. Um jedes Chromatidenpaket bildet sich eine neue Kernmembran aus, die Chromosomen lockern sich wieder auf – dekondensieren – und die Nukleoli formieren sich wieder.

Die Funktion des lymphatischen Systems

Grundbegriffe und Prinzipien der Immunantwort

Das Immunsystem des Menschen und der höheren Wirbeltiere ist neben dem menschlichen Zentralnervensystem das komplizierteste Regelsystem, das die Evolution hervorgebracht hat. Seine Aufgabe ist die spezifische Abwehrleistung unseres Organismus. Es hat die Fähigkeit zwischen »Selbst« und »Nichtselbst« zu unterscheiden und gegen Fremdantigene reaktive Schutzmaßnahmen zu ergreifen. Es operiert daher system- und nicht organbezogen. Reaktionspartner des Immunsystems sind Antigene und Antikörper, Komplement und Zellen.

Antigene sind körperfremde Substanzen, gegen die das Immunsystem spezifisch reagiert. Es gibt lösliche Antigene wie zum Beispiel Fremdeiweiß (von Pflanzen und Tieren) und zellgebundene Antigene, etwa in der Zellmembran von Tieren und von anderen Menschen, gegen die beispielsweise nach einer Übertragung von Fremdblut oder der Transplantation eines von einem anderen Menschen stammenden Organs (allogene Transplantation) Abwehrreaktionen in Gang gesetzt werden.

Die Art der Abwehrreaktion ist abhängig von der Größe des Antigens: Gegen lösliche Antigene wie Fremdeiweiße, virale oder bakterielle Antigene, die von Makrophagen nach der Phagozytose wieder ausgeschieden werden (s. S. 19), werden Antikörper gebildet. Gegen fremde Zellen reagiert das Immunsystem mit einer zellulären Immunantwort. Diese beiden prinzipiellen Formen der Immunreaktion sind nicht streng voneinander zu trennen, sondern kommen im Prozess der normalen Funktion meist gleichzeitig neben- und miteinander verknüpft vor.

Die Antikörperbildung oder humorale Immunantwort (Abb. 20)

Gelangen Bakterien oder Viren in unseren Organismus, werden sie – wie auf Seite 19 schon beschrieben – von Makrophagen phagozytiert und verdaut, das heißt in lösliche Einzelstücke zerlegt, die als Antigene Verwendung finden. Gleichzeitig produzieren die so aktivierten Makrophagen Interleukin 1 (IL-1). Die von den Makrophagen »mundgerecht« vorbereiteten Antigene stimulieren zum einen ruhende B-Lymphozyten in den Primärfollikel der Lymphknoten und werden zum anderen gleichzeitig von den Makrophagen – in ihrer Funktion als Antigen präsentie-

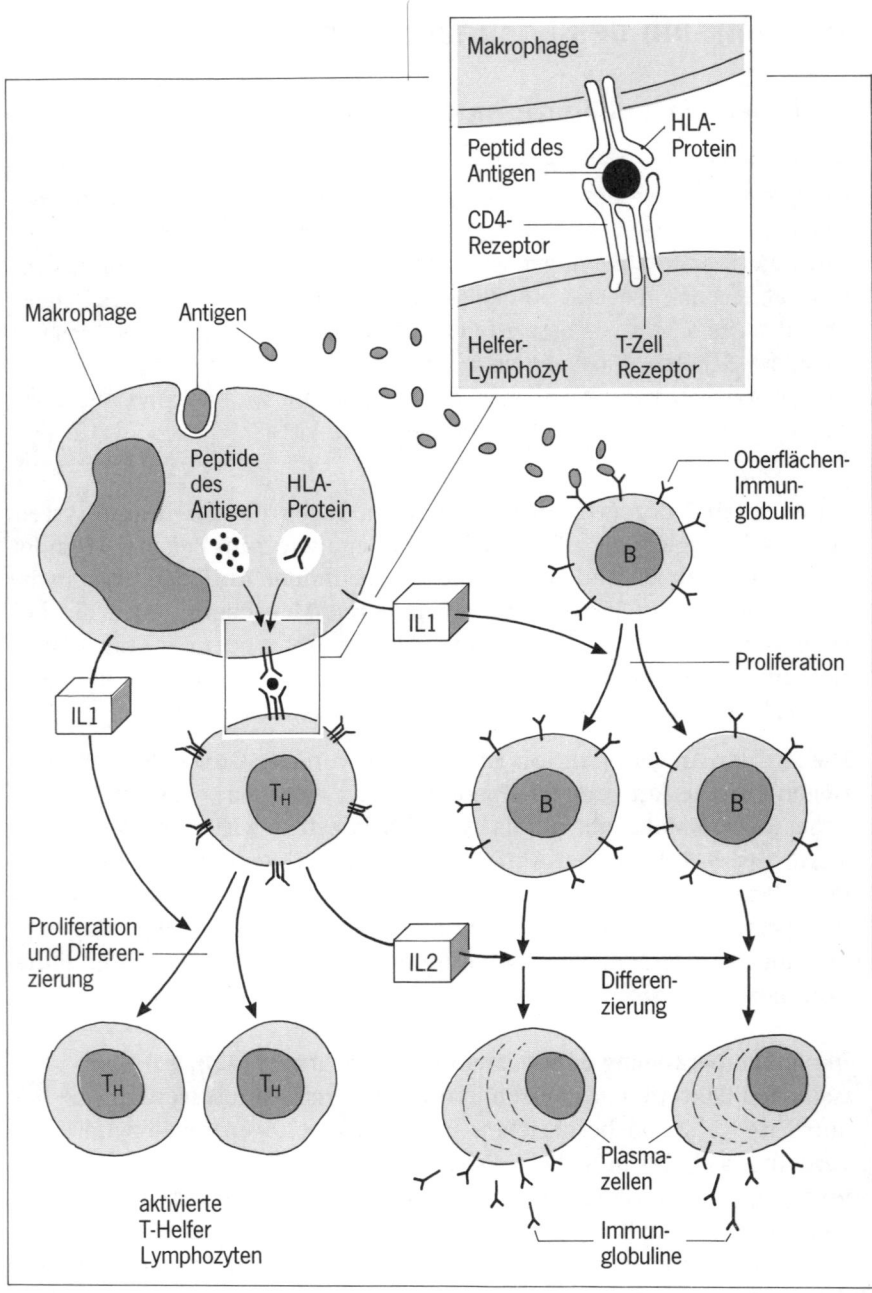

Abb. 20: Die Immunantwort

rende Zellen – ruhenden Helfer-T-Lymphozyten übergeben. Dieser Vorgang ist an die gleichzeitige Anwesenheit von MHC-Klasse-II-Antigen gebunden (s. dazu S. 186 ff: Das HLA-System). Von dem IL-1 werden sowohl die B- als auch die T-Lymphozyten aktiviert, die dadurch zur Proliferation und Differenzierung angeregt werden. Die aktivierten Helfer-Zellen bilden noch andere Zytokine (IL-2, -4, -5 und -6 sowie Gamma-Interferon), die zur weiteren Differenzierung der B-Zellen notwendig sind. Gleichzeitig entwickeln sich auch antigenspezifische Suppressor-T-Lymphozyten, welche die Immunreaktionen hemmen oder ganz unterbrechen, wenn das Antigen eliminiert ist. Auf diese Weise können durch das Zusammenspiel zahlreicher funktionell unterschiedlicher Zellen Immunreaktionen sehr fein gesteuert und aufeinander abgestimmt werden. Durch die Helfer-Zellen werden sie aktiviert, durch die Suppressor-Zellen gebremst, sobald das die Reaktion auslösende Antigen beseitigt ist.

Die durch Antigen und Zytokine der Helfer-T-Zellen aktivierten B-Lymphozyten teilen sich zunächst und differenzieren dann zu Antikörper bildenden Plasmazellen und zu Gedächtniszellen (memory cells), die bei einem späteren erneuten Kontakt mit demselben Antigen aktiviert und unter Umgehung der langwierigen Proliferations- und Differenzierungsschritte sofort zu Plasmazellen werden. Auf diese Weise wird die unterschiedliche Dynamik von Erst- und Wiederholungsreaktionen des Organismus gegen ein- und dasselbe Antigen gesteuert (wie bei einer Erst- und Auffrischimpfung).

Mit immunzytologischen Methoden (Immunphänotypisierung) lassen sich verschiedene Zellen als Zwischenstufen dieser Differenzierung identifizieren (Abb. 15 auf S. 134): Zentroblasten, Immunoblasten, Plasmoblasten, Zentrozyten und lymphoplasmozytoide Zellen, die schon das Immunglobulin M (IgM) sezernieren können. Dieses Immunglobulin, das mehr als fünfmal so groß ist wie das endgültige Immunglobulin G (IgG; Abb. 21), lässt sich schon ein bis vier Tage nach dem ersten Antigenkontakt im Serum nachweisen und erreicht nach etwa einer Woche seine maximale Konzentration, die dann wieder mehr oder weniger rasch abfällt. Bei Infektionskrankheiten gibt die IgM-Konzentration (der IgM-Titer) im Serum Auskunft darüber, ob es sich um eine frische oder ältere Infektion handelt. Erst knapp eine Woche nach dem Antigenkontakt ist erstes IgG nachweisbar. Es erreicht seinen maximalen Titer nach etwa zwölf Tagen und fällt nur sehr langsam wieder ab. Durch seine Anwesenheit kann noch nach Jahren durch eine Blutuntersuchung festgestellt werden, ob man eine bestimmte Infektionskrankheit durchge-

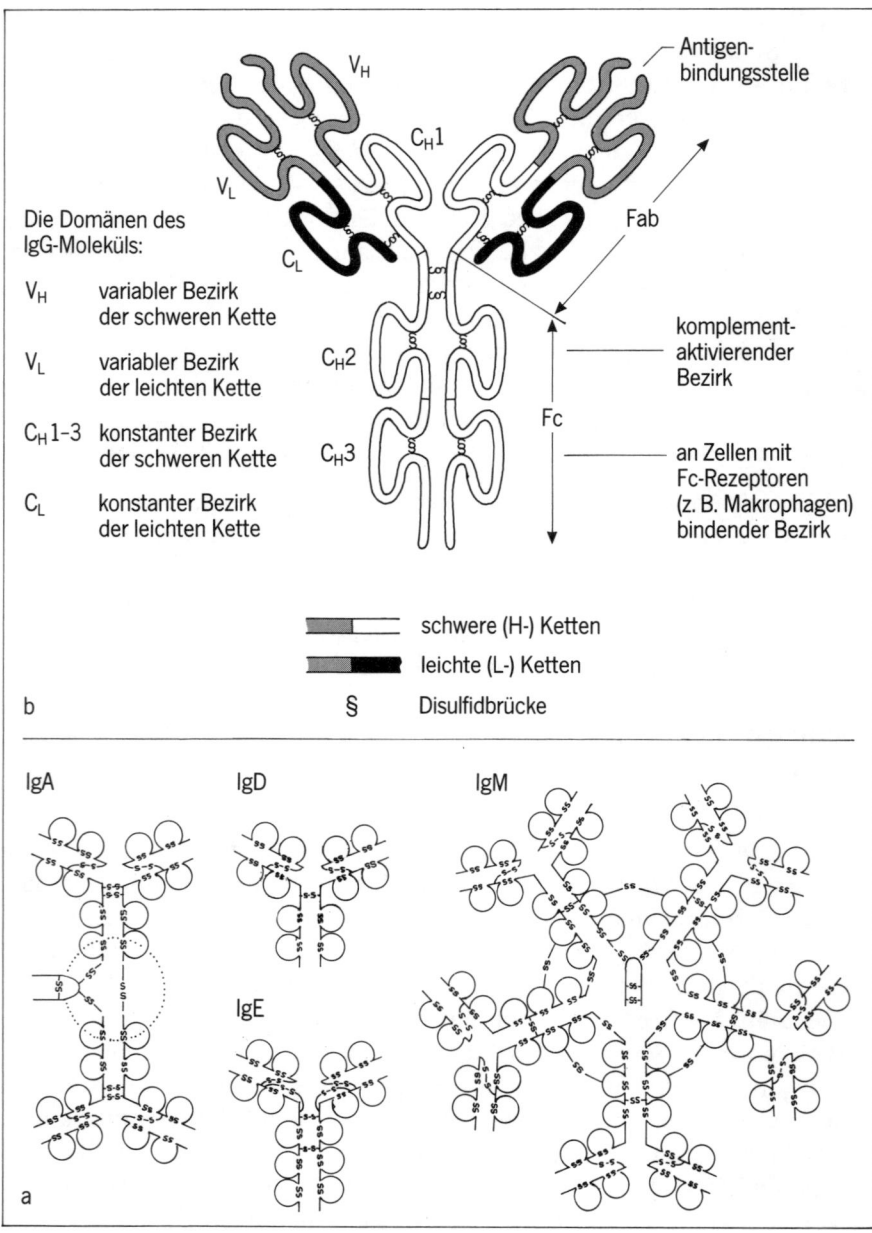

Die Domänen des IgG-Moleküls:

V_H — variabler Bezirk der schweren Kette

V_L — variabler Bezirk der leichten Kette

$C_H 1$–3 — konstanter Bezirk der schweren Kette

C_L — konstanter Bezirk der leichten Kette

schwere (H-) Ketten

leichte (L-) Ketten

§ Disulfidbrücke

Antigen-bindungsstelle

Fab

komplement-aktivierender Bezirk

an Zellen mit Fc-Rezeptoren (z. B. Makrophagen) bindender Bezirk

Fc

IgA

IgD

IgM

IgE

Abb. 21: Die Struktur der Immunglobuline

macht hat oder ob eine früher erfolgte aktive Schutzimpfung noch wirksam ist. Bei einem erneuten Kontakt mit dem Antigen, beispielsweise nach einer Auffrischimpfung, steigt der IgG-Titer rasch wieder infolge einer Aktivierung der entsprechenden memory-cells an.

Die Immunglobuline haben eine sehr komplizierte chemische Struktur, die kurz am Beispiel des IgG-Moleküls erläutert werden soll (Abb. 21). Dieses setzt sich aus jeweils zwei schweren H-Ketten und leichten L-Ketten zusammen. Dabei sind die beiden H-Ketten über Disulfid-(S-S-) Brücken miteinander verbunden. An jeder H-Kette ist ebenfalls mit einer S-S-Brücke eine L-Kette befestigt. Die einzelnen H- und L-Ketten bilden in sich vier oder zwei Schleifen, die auch über S-S-Brücken zusammengehalten werden. An ihrem gemeinsamen Ende bilden je eine H- und L-Kette eine zangenförmige Figur, die Antigenbindungsstelle, die streng spezifisch mit einem Antigen reagiert. Die H-Ketten der verschiedenen Immunglobulin-Klassen (IgA, -D, -E, -G und -M) unterscheiden sich in ihrer Aminosäurensequenz und in ihrer Länge voneinander und werden mit alpha (α), delta (δ), epislon (ϵ), gamma (γ) und my (μ) bezeichnet. Bei den leichten Ketten gibt es zwei verschiedene Typen, die mit kappa (κ) und lamda (λ) bezeichnet werden. Das den Antigenbindungsstellen entgegengesetzte Ende des Ig-Moleküls, an dem nur noch die beiden schweren Ketten beteiligt sind, wird als Fc-Region bezeichnet. Dort verbindet sich das Ig-Molekül mit einem Fc-Rezeptor eines Makrophagen, nachdem es mit einem Antigen reagiert hat. Auf diese Weise werden Antigen-Antikörper-Komplexe »entsorgt«. Verstärkt werden diese Vorgänge durch bestimmte Komplementfaktoren.

Die einzelnen Komponenten des **Komplementsystems**, das hier nur der Vollständigkeit halber als Teil des Immunsystems kurz erwähnt werden soll, finden sich im Kreislauf in inaktiver Form. Sie werden unter anderem durch Antigen-Antikörper-Komplexe, Viren, Enzyme und Endotoxine (Giftstoffe von Bakterien) aktiviert. Aktivierte Komplementfaktoren sind für bestimmte immunologische Vorgänge wie zum Beispiel die Zerstörung fremder Zellen durch Immunglobuline, die Phagozytose von Antigen-Antikörper-Komplexen oder Bakterien durch Makrophagen als biologisches Verstärkersystem erforderlich. Daneben beeinflusst es auch andere Entzündungsstellen und das Gerinnungssystem bei Entzündungen.

Die zelluläre Immunantwort
Als zelluläre Immunantwort oder besser zellvermittelte Immunantwort wurde ursprünglich die Immunreaktion bezeichnet, die in erster Linie

durch Lymphozyten und Makrophagen und weniger durch Antikörper hervorgerufen werden. Da sich zellvermittelte und humorale Immunreaktion jedoch nicht vollkommen voneinander trennen lassen, wird der Begriff der zellvermittelten Immunantwort in einem allgemeineren Sinn für jede Immunreaktion gebraucht, bei der Antikörper eine nur untergeordnete Rolle spielen. Das Endprodukt der zellulären Immunantwort ist der antigenspezifisch reagierende zytotoxische T-Lymphozyt: Ruhende zytotoxische T-Zellen binden – wie auch die Helfer-T-Zellen – keine freien oder löslichen Antigene, sie erkennen Antigen als fremd nur in Verbindung mit zellgebundenen HLA-Merkmalen. Die stimulierten und aktivierten zytotoxischen T-Lymphozyten treten ihrerseits in engen Kontakt mit den Zielzellen, deren Membrandurchlässigkeit sich durch diesen Kontakt vermehrt, wodurch die Zellen aufquellen und platzen. Aber auch Antikörper können (z. B. virusinfizierte körpereigene oder fremde) Zellen zerstören. Nach antigenspezifischer Stimulation und Produktion durch Plasmazellen, wie sie oben beschrieben wurden, reagieren diese streng antigenspezifisch mit den Oberflächenantigenen der Zielzelle, die dann von so genannten NK-Zellen (Natürliche Killerzellen) zerstört werden. Die NK-Zellen, die auch als Null-Zellen bezeichnet werden, da sie nicht die Oberflächenmerkmale der B- oder T-Lymphozyten besitzen, reagieren Antigen-unspezifisch über Fc-Rezeptoren mit den Fc-Enden der auf der Zielzelle festsitzenden Antikörper.

Das HLA-System

Im HLA-System wird eine Reihe verschiedener Antigene, die in der Zellmembran aller Körperzellen vorkommen, zusammengefasst. Da sie erstmals an Leukozyten nachgewiesen wurden, tragen sie die Bezeichnung »Human Leukocyte Antigen«. Die Hauptfunktion des HLA-Systems ist die Unterscheidung von »Selbst« und »Nichtselbst«. Es ist das für die individuelle Integrität des Organismus verantwortliche Überwachungsorgan und schützt damit den Körper vor den Folgen eigener immunologischer Irrtümer und vor Aggressoren von außen.

Über die Zellen des Immunsystems werden transplantierte Organe oder Zellen, wenn sie ein anderes HLA-Muster auf der Oberfläche tragen, als fremd erkannt und abgestoßen oder bei Übereinstimmung der HLA-Merkmale – bei Gewebeverträglichkeit – toleriert. Ebenso werden auch eigene Körperzellen als fremd erkannt, wenn sich an deren Oberflächen

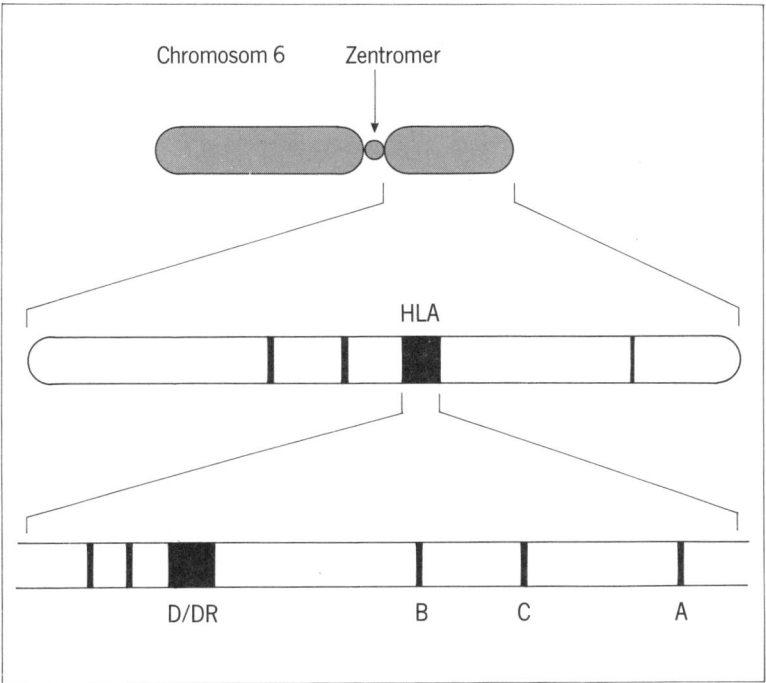

Abb. 22: Das HLA-System

Veränderungen vollzogen haben, sei es durch genetische Mutationen, Viren oder andere körperfremde Stoffe. So werden im Prinzip auch Zellen als fremd erkannt, die bei weiterem Wachstum zu gutartigen oder bösartigen Tumoren werden können.

Die genetische Steuerung des HLA-Systems geht vom kurzen Arm des Chromosoms 6 aus, wo der HLA-Komplex oder MHC (s. S. 196) lokalisiert ist. Im HLA-Komplex sind im Wesentlichen vier verschiedene Loci (s. S. 196) kodiert: HLA-A, -B, -C und -D oder -DR, eine Genkarte des HLA-Komplexes ist schematisch in Abbildung 22 wiedergegeben. Da HLA-D-Antigene nur durch technisch sehr komplizierte Verfahren, die für den Alltagsgebrauch zu aufwändig sind, nachgewiesen werden können, werden üblicherweise die HLA-DR-Antigene bestimmt. Von jedem Locus sind wiederum zahlreiche Allele (s. S. 193) bekannt, so ca. 25 Allele von HLA-A, knapp 60 von HLA-B, 10 von HLA-C und über 20 von HLA-DR. Daraus ergeben sich rein rechnerisch immens große Variationsmöglichkeiten, die sich jedoch dadurch reduzieren, dass bestimmte HLA-Merk-

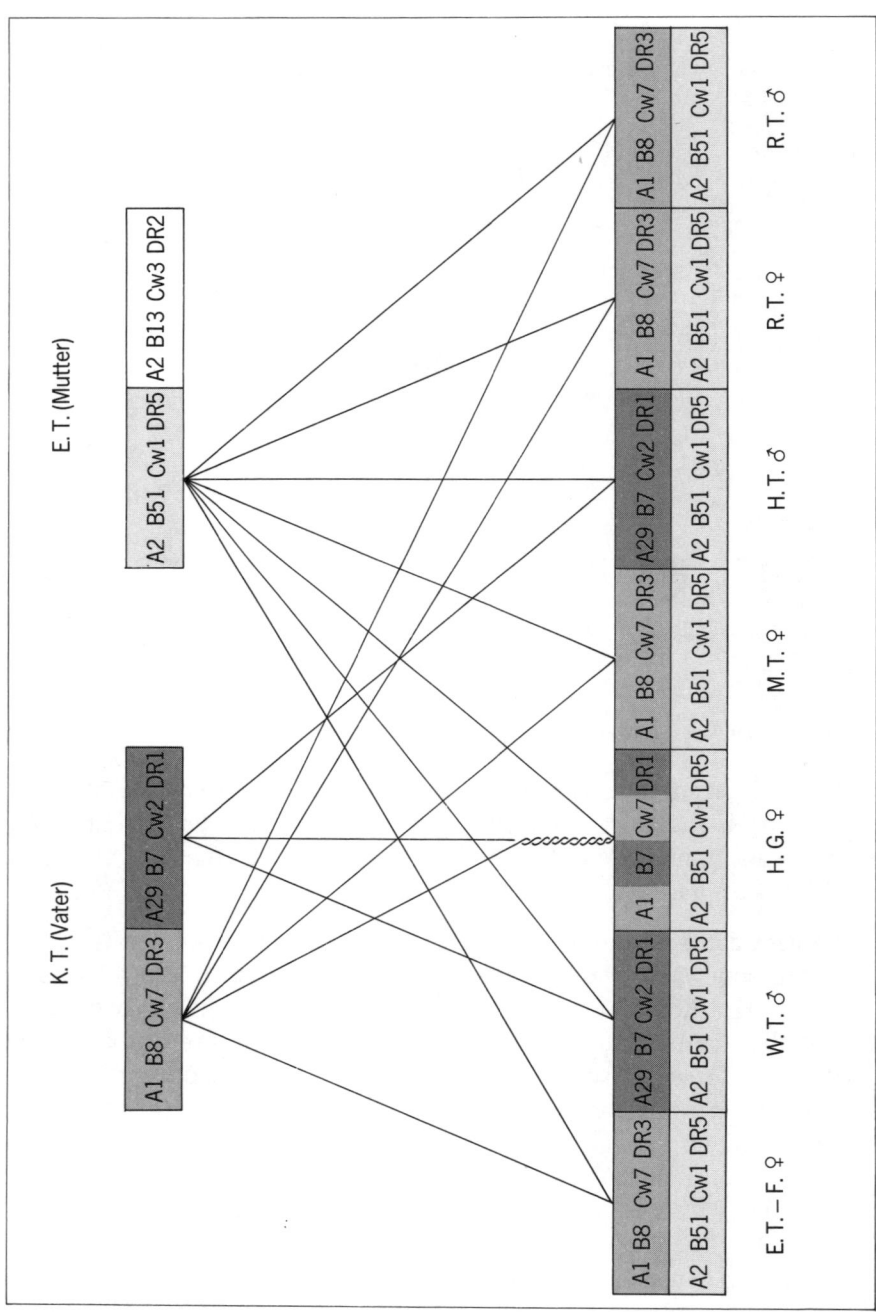

Abb. 23: Stammbaum der Familie T: Bei H.G. hat ein sog. Crossing-over zwischen den Genorten B und C der beiden Chromosomen stattgefunden

male in verschiedenen Rassen sehr unterschiedlich häufig vorkommen, zum Beispiel HLA-A1 bei den Europiden bei 14 Prozent, bei den Mongoliden bei 1 Prozent und bei den Negriden bei 8 Prozent, oder überhaupt sehr selten sind, wie zum Beispiel HLA-B27, das gehäuft bei bestimmten Autoimmunkrankheiten nachgewiesen werden kann, mit 3,4 oder 1,6 und 1,9 Prozent bei den genannten Hauptrassen des Menschen. Da die menschlichen Zellen über einen doppelten Chromosomensatz verfügen, werden von jedem Locus zwei Merkmale nachgewiesen:

Abbildung 23 zeigt den Stammbaum der Familie einer unserer Patientinnen (R. T.), die an einer chronischen myeloischen Leukämie erkrankt war und inzwischen mit gutem Erfolg knochenmarktransplantiert wurde. Spenderin war ihre HLA-identische Schwester E. T.-F.

Die Gene oder die Genloci des MHC werden entsprechend der Funktion und biochemischen Struktur ihrer Genprodukte in zwei Klassen unterteilt: MHC-Klasse-I- und -Klasse-II-Gene. MHC-Klasse-I-Gene sind HLA-A, -B und -C, ihre Genprodukte, die HLA-A, -B und -C-Antigene, finden sich auf der Oberfläche aller kernhaltigen Körperzellen, aber auch auf Thrombozyten und – in abgeschwächter Form – auf Erythrozyten. HLA-Klasse-II-Gene sind HLA-D oder -DR. Ihre Produkte, HLA-D- oder -DR-Antigene, finden sich vor allem auf B-Lymphozyten – insbesondere auf Lymphoblasten –, auf Antigen präsentierenden Zellen (Monozyten/Makrophagen) und einigen anderen Zellen, nicht aber auf Thrombozyten, Granulozyten, nicht aktivierten T-Lymphozyten und Fibroblasten.

Die wichtigste Funktion des HLA-Systems ist – wie oben bereits ausgeführt – die Unterscheidung zwischen »Selbst« und »Nichtselbst« und seine Beteiligung beim Start einer Abwehrreaktion. Dabei ist zur Erkennung von Fremdantigen durch T-Lymphozyten die gleichzeitige Anwesenheit von autologen HLA-Merkmalen erforderlich:

Das Fremdantigen wird der nicht aktivierten Helfer-T-Zelle durch den Makrophagen mithilfe des MHC-II-Oberflächenantigens präsentiert. Dieser setzt sich aus zwei Eiweißketten zusammen, zwischen denen das Antigen gleichsam wie zwischen zwei Händen (s. Abb. 20, S. 182) gehalten wird. Die ruhenden zytotoxischen T-Zellen erkennen dagegen auf den Zielzellen (z. B. virusinfizierten Zellen) Antigene nur in Verbindung mit den HLA-A- und -B-Merkmalen. Bei der Immunreaktion gegen körperfremde Zellen (z. B. nach einer Transplantation) genügt dagegen allein die Erkennung fremder HLA-Merkmale um eine humorale und zelluläre Reaktion zu starten.

Schlusswort an den Patienten

Sie haben nun viel über das Blut und die gefürchtetsten Blutkrankheiten, die Leukämien, erfahren und müssen das Gelesene zunächst »sich setzen lassen« und verarbeiten. Manches wird Ihnen wegen der Komplexität des Stoffs auf Anhieb nicht klar geworden sein, sodass Sie den Text noch einmal und vielleicht ein drittes Mal lesen müssen. Einiges werden Sie vielleicht später, wenn sich im Krankheitsverlauf Veränderungen ergeben haben, wieder nachschlagen. Aber immer soll das Gelesene und Gelernte eine Basis sein, auf der Sie sich mit Ihren behandelnden Ärzten auseinander setzen. Stellen Sie Fragen zu allem, was Ihnen nicht klar ist, und lassen Sie sich über alle Veränderungen im Verlauf Ihrer Krankheit informieren, damit bei Ihnen möglichst keine Unsicherheiten und Gedankengänge aufkommen, die zu Ihrer Beunruhigung beitragen und ein Keim für neue Ängste sein können. Sie müssen dabei allerdings bedenken, dass es auch erfahrenen und routinierten Ärzten oft nicht leicht fällt ihren Patienten eine Verschlimmerung ihres Krankheitszustandes mitzuteilen. Fragen Sie deshalb so lange nach, bis Ihr Informationsbedürfnis gestillt ist. Passen Sie für solche Gespräche, die etwas mehr Zeit in Anspruch nehmen, den richtigen Zeitpunkt ab – nicht gerade, wenn vormittags die Stationsroutine mit Blutabnahmen und Untersuchungen auf Hochtouren läuft. Sie werden dann kaum ein offenes Ohr finden und kein für Sie befriedigendes Gespräch auf den Weg bringen können, sondern eher kurz abgespeist oder – vielleicht noch schlimmer – als nervig behandelt werden. Verabreden Sie sich für ein ausführliches Gespräch lieber zu einer ruhigeren Zeit, wenn Ihr Arzt nicht unter dem Druck der Routine steht, sondern sich mehr Zeit nehmen kann. Machen Sie sich vielleicht vorher Notizen über das, was Sie wissen wollen und nachher über das, was Sie besprochen haben. Auf einem solchen Protokoll kann dann das nächste Gespräch aufgebaut werden. Auf diese Weise können Sie ein gleichwertiger Partner in dem Team aus Patient, Ärzten und Pflegepersonal werden und die Durchführung und Planung Ihrer Therapie mitgestalten.

Die Deutsche Leukämie-Hilfe stellt sich vor

Bei der Deutschen Leukämie-Hilfe e.V. (DLH) handelt es sich um das »Dach« der in Deutschland existierenden Selbsthilfegruppen und vergleichbarer Initiativen zur Unterstützung von Erwachsenen mit Leukämien und Lymphomen. Auch für unbekanntere oder seltene Erkrankungsformen, wie z. B. dem Plasmozytom oder den Myelodysplastischen und Myeloproliferativen Syndromen, versteht sich die DLH als Ansprechpartner.

Die Deutsche Leukämie-Hilfe wurde im Mai 1995 gegründet. Die Geschäftsstelle befindet sich in Bonn, in den Räumlichkeiten der Deutschen Krebshilfe, unter deren Schirmherrschaft die Deutsche Leukämie-Hilfe steht und von der sie großzügige ideelle und finanzielle Unterstützung erhält.

In der Geschäftsstelle steht als Ansprechpartnerin der DLH-Patientenbeistand, Frau Dr. med. Ulrike Holtkamp, Betroffenen und Angehörigen bei Fragen und Problemen hilfreich zur Seite. Das Angebot umfasst u. a.:
- Versand von Informationsmaterial
- Weitergabe von Anschriften, z. B. von Tumorzentren, niedergelassenen Hämato-Onkologen, Rehakliniken, Studiengruppen, Beratungsstellen, etc.
- Vermittlung an Selbsthilfegruppen vor Ort
- Herstellung von Kontakten zu gleichartig Betroffenen (insbesondere bei seltenen Diagnosen)

Auch Ärzte, Journalisten und andere Interessenten können sich an die DLH-Geschäftsstelle wenden.

Ein weiterer Arbeitsschwerpunkt besteht in der Förderung lokaler und regionaler Selbsthilfegruppen. Das Ziel ist es, das Netz der bestehenden Unterstützungsorganisationen vor Ort so eng wie möglich zu knüpfen.

Die Deutsche Leukämie-Hilfe vertritt darüber hinaus auf übergeordneter Ebene gebündelt die Interessen von Leukämie- und Lymphompatienten gegenüber der Politik, den Krankenkassen, ärztlichen Organisationen und anderen Institutionen.

Die DLH
- zeigt Defizite in der Versorgung auf und arbeitet auf z. B. gesundheitspolitischer Ebene daran, dass diese abgebaut werden oder
- fördert die Erstellung von Patienteninformationsmaterial,
- initiiert bundesweite Patientenkongresse.

Nützliche Adressen

Bei den nachfolgend aufgeführten Organisationen erhalten Sie weiteres Informationsmaterial:

Deutsche Leukämie-Hilfe e.V.
Thomas-Mann-Straße 40
53111 Bonn
Tel.: 0228 – 72 99 067
Fax: 0228 – 72 99 011
e-mail: info@leukaemie-hilfe.de
Online: www.leukaemie-hilfe.de

Deutsche Krebshilfe e.V.
Thomas-Mann-Straße 40
53111 Bonn
Tel.: 0228 – 72 99 00
Fax: 0228 – 72 99 011
e-mail: deutsche@krebshilfe.de
Online: www.krebshilfe.de
Infodienst: Mo. bis Do. 9.00 Uhr bis 16.00 Uhr, Fr. 9.00 Uhr bis 15.00 Uhr
(Hier erhalten Sie Broschüren und andere Schriften zu krebsbezogenen Themen sowie Informationen zu psychischen, sozialen und rechtlichen Fragen)

Krebsinformationsdienst des Deutschen Krebsforschungszentrums
Im Neuenheimer Feld 280
69120 Heidelberg
Tel.: 06221 – 41 01 21
e-mail: kid@dkfz-heidelberg.de
Online: www.krebsinformation.de
(Information zu allen krebsbezogenen Fragen: Mo. bis Fr. 8.00 Uhr bis 20.00 Uhr)

Deutsche Krebsgesellschaft e.V.
Paul-Ehrlich-Straße 41
60596 Frankfurt am Main
Tel.: 069 – 63 00 960
Fax: 069 – 63 91 30
e-mail: service@deutsche.krebsgesellschaft.de
Online: www.krebsgesellschaft.de
(Wissenschaftliche Fachgesellschaft, bietet Informationen zu klinischen und wissenschaftlichen Fragen sowie Informationsmaterial für Betroffene)

DLFH Dachverband und Deutsche Kinderkrebsstiftung
Joachimstraße 20
53113 Bonn
Tel.: 0228 – 91 39 430
Fax: 0228 – 91 39 433
e-mail: info@kinderkrebsstiftung.de
Online: www.kinderkrebsstiftung.de

Erklärung medizinischer Fachausdrücke

Ätiologie Wissenschaft und Lehre von der Ursache der Erkrankungen.

akzeleriert beschleunigt; die akzelerierte Phase bei der chronischen myeloischen Leukämie ist ein Krankheitsabschnitt, in dem die Befunde und Symptome sich deutlich zunehmend verschlechtern.

Allele Verschiedene, alternative Merkmale, die auf einem Genort kodiert sein können. Jedes Individuum hat auf jedem der beiden Chromosomen jeweils ein Allel: Zum Beispiel A und B bei der Blutgruppe AB.

allogen fremd. Bei der allogenen Knochenmarktransplantation erhält der Patient Knochenmark von einem »fremden« Spender, das heißt von einer anderen Person, mit der der Kranke durchaus verwandt sein kann.

Aminosäure Eine organische Säure, in deren Kohlenstoffgerüst ein oder mehrere Wasserstoffatome durch eine Aminogruppe (-NH2) ersetzt sind. Aminosäuren sind die Bausteine der → Peptide und → Proteine.

Anamnese Die Vorgeschichte einer Krankheit. Sie beinhaltet die darauf bezüglichen Angaben des Patienten (Eigenanamnese) oder seiner Umgebung (Fremdanamnese).

Antagonisten Gegenspieler: Muskeln, Nerven, Substanzen. Pharmakologisch sind Antagonisten Stoffe, die die Wirkung anderer Substanzen, wie zum Beispiel Vitamine oder Gifte, behindern oder aufheben.

Antibiotikum (Mehrz. Antibiotika): Medikament, das in den Stoffwechsel von Bakterien eingreift und so deren Vermehrung hemmt oder diese abtötet (z. B. Penicillin). Es gibt auch zytostatisch wirksame Antibiotika.

Antigen Körperfremde Substanz, gegen die das Immunsystem nach Kontakt hoch spezifische → Antikörper bildet.

Antikörper Von Zellen des Immunsystems gegen → Antigene gebildete, hoch spezifische Eiweißmoleküle (Immunglobuline).

Antimetabolite Stoffe, die aufgrund ihrer chemischen Ähnlichkeit mit bestimmten Stoffen – hier vor allem Nukleotide – im Stoffwechsel

(Metabolismus) deren Platz einnehmen und so bestimmte Stoffwechselvorgänge behindern.

Applikation Verabfolgung einer heilenden Maßnahme zum Beispiel eines Medikaments: parenterale Applikation, »am Darm vorbei«, unter Umgehung des Magen-Darm-Trakts. Zufuhr von Medikamenten als intravenöse (i. v.), subcutane (s. c.) oder intramuskuläre (i. m.) Injektion in eine Vene, unter die Haut oder in einen Muskel. Orale Applikation: Gabe von Medikamenten (Tabletten, Säfte, Pulver, Tropfen o. Ä.) durch den Mund (p. o. von per os).

Arterie Blutgefäß, das Blut vom Herzen in die Gewebe führt. Körperarterien transportieren sauerstoffreiches Blut in die Peripherie, Lungenarterien sauerstoffarmes Blut in die Lungen.

ATRA (englisch: All-trans retinoic acid = All-Trans-Retinolsäure) Medikament, das zur Behandlung der akuten Promyelozytenleukämie (AML-M3) eingesetzt wird.

autolog körpereigen. Bei der autologen Knochenmarktransplantation erhält der Patient zuvor ihm selbst entnommenes (körpereigenes) und vorbehandeltes Knochenmark.

Bechterew-Erkrankung Auch Morbus Bechterew: Entzündliche Erkrankung der Zwischenwirbelgelenke.

benigne Gutartig (z. B. bei Tumoren).

Biopsie Entnahme von Gewebe zur histologischen Untersuchung.

Blasten Frühe Zellen in der → Hämatopoese.

Carcinom → Karzinom.

Chemotherapie Wird häufig mit Zytostatikabehandlung gleichgesetzt. Unter Chemotherapie versteht man aber auch die Behandlung mit Antibiotika. Chemotherapie ist also ein übergeordneter Begriff, unter dem sowohl die antibakterielle als auch die zytostatische Behandlung zusammengefasst werden, ganz allgemein Therapien, die mit chemisch synthetisierten Medikamenten erfolgen.

Cortison → Glukokortikoide.

Cytostaticum → Zytostatikum.

Diagnose Die richtige Erkennung und Benennung einer Krankheit auf Grund der Anamnese und der Untersuchung.

Differenzierung Ausreifung und Spezialisierung von Zellen und Geweben mit dem Ziel eine bestimmte Funktion auszuüben, zum Beispiel die Differenzierung unreifer Blasten zu reifen Leukozyten.

dorsal Zum Rücken gehörig oder zum Rücken gerichtet.

Dosis Festgelegte Menge zum Beispiel bei Arzneimitteln oder Röntgenstrahlen (Strahlendosis).

Eiweiße → Proteine.

Erythrozyten Rote Blutkörperchen.

extramedullär Außerhalb des Marks, hier des Knochenmarks.

Fibrosierung Bindegewebige (faserige) Durchsetzung eines Organs.

Gewebe Durch spezifische Leistungen gekennzeichneter Verband gleichartig entwickelter, »differenzierter« (→ Differenzierung) Zellen: z. B. Binde-, Stütz-, Muskel- oder Nervengewebe.

Glukokortikoide In der Nebennierenrinde produzierte, entzündungshemmende Hormone (z. B. Kortison) und von diesen abgeleitete synthetische Präparate (z. B. Prednison, Prednisolon und andere).

Graft-versus-Host-Reaktion »Transplantat-gegen-Wirt-Reaktion«. Die immunologische Reaktion von transplantierten immunkompetentem Gewebe (z. B. Knochenmark) gegen den Transplantatempfänger.

Granula Körnchen in Leukozyten.

Hämatopoese Blutbildung.

Histologie Wissenschaft und Lehre vom Feinbau der Körpergewebe.

HLA-Komplex (englisch: Human Leukocyte Antigen) → MHC- Komplex

Hormon Wirkstoff, der durch innere Sekretion (Ausscheidung) bestimmter Zellen und Organe (Hormondrüsen) in die Blutbahn übergeht und spezifische physiologische Wirkung (z. B. Steuerung der Sekretion anderer Drüsen oder bestimmter Stoffwechselvorgänge) ausübt.

humoral Eine (Körper-)Flüssigkeit betreffend.

Immunglobuline → Antikörper.

Immunphänotypisierung Charakterisierung von Zellen oder Geweben mit immunologischen Methoden: Nach Behandlung von Zellen oder Geweben mit einem gegen ein Oberfächenantigen gerichteten Antikörper (gewonnen durch Immunisierung von Tieren) kann dieser mit verschiedenen Färbemethoden nachgewiesen werden.

immunsuppressiv Eine Immunantwort unterdrückend.

Infusion Intravenöse Zufuhr größerer Flüssigkeitsmengen eventuell mit Medikamenten, Nährstoffen oder Ähnlichem meist tropfenweise (Dauertropf).

Injektion Einspritzung, Gabe von Medikamenten oder Ähnlichem mittels einer Spritze.

intramuskuläre Injektion → Applikation.

intrathekale Applikation Injektion von Medikamenten in den Liquor cerebrospinalis nach einer Lumbalpunktion.

intravenöse Injektion → Applikation.

Ionisierende Strahlen Sie bewirken beim Durchgang durch Materie die Bildung von Ionen aus neutralen Atomen und Molekülen. Röntgen- sowie radioaktive α-, β- und γ-Strahlen sind ionisierend.

Isotope Abarten eines chemischen Elements mit gleicher Ordnungszahl (Kernladung) und daher gleichen chemischen Eigenschaften, aber verschiedener Massenzahl. Radioaktive Isotope unterscheiden sich von den stabilen Atomen eines Elements nur durch ihre Abgabe ionisierender Strahlen.

Kapillaren Kleinste Blut- und Lymphgefäße.

Karzinom Bösartige Geschwulst, Krebs.

Kortison → Glukokortikoide.

Leukämie Zu Deutsch etwa »Weißblütigkeit«. Bösartige Vermehrung der weißen Blutkörperchen.

leukämogen Leukämie verursachend.

Leukozyten Weiße Blutkörperchen.

Liquor cerebrospinalis Gehirn-Rückenmark-Flüssigkeit.

Locus (Mehrzahl: Loci) Genort, bestimmter Ort auf einem Chromosom.

Major Histocompatibility Complex »Haupt-Gewebeverträglichkeits-Komplex«. HLA-Komplex.

Makrophagen Phagozytierende Zellen, Fresszellen.

maligne Bösartig (z. B. bei Tumoren).

Melancholie Historischer Begriff für trübsinnige Gemütsverfassung oder schwermütige Verstimmung, die mit der »schwarzen Galle« aus der Milz in Zusammenhang gebracht wurden.

Metabolismus Stoffwechsel.

MHC → Major Histocompatibility Complex.

monoklonal Von einem einzigen Zellklon abstammend (Leukämiezellen) oder gebildet (monoklonale Antikörper, die nur gegen ein definiertes Antigen gerichtet sind).

Morphologie (Adjektiv: morphologisch) Lehre und Wissenschaft von Bau und Gestalt der Lebewesen und ihrer Organe.

Mutation, genetische Veränderung an einem Chromosom meist während der Zellteilung, die nicht in der G2-Phase korrigiert wird.

myelotoxisch Das Knochenmark schädigend.

Nukleolus Kernkörperchen.

Nukleus Zellkern.

Oberflächenantigen Antigen in der Membran von Zellen: z. B. HLA-Antigen.

Onko- Bestandteil der Begriffe Onkologie (Wissenschaft und Lehre von den Krebserkrankungen), Onkogene und onkogen (Krebs erregend).

orale Applikation → Applikation.

parenterale Applikation → Applikation.

Pathogenese Entstehung und Entwicklung einer Erkrankung.

Pathophysiologie Wissenschaft und Lehre von den krankhaft gestörten Lebensvorgängen und deren Entstehung.

Peptide Moleküle, die sich aus einigen (bis 100) Aminosäuren zusammensetzen.

Phagozytose Aktive Aufnahme fester Partikel in das Zellinnere.

Physiologie Die Wissenschaft und Lehre von der belebten Natur (im weiteren Sinne) oder von den normalen Lebensvorgängen (im engeren Sinne) beschäftigt sich mit der normalen Funktion des Körpers und seiner Teile.

Pinozytose Aufnahme von gelösten Stoffen in das Zellinnere.

Prognose Vorausschauende Beurteilung des Verlaufs und des Ausgangs einer Erkrankung.

Proliferation Vermehrung von Zellen und Geweben.

Prophylaxe (Adjektiv: prophylaktisch) Vorbeugung.

Proteine Große Moleküle (Makromoleküle), die sich aus (über 100) Aminosäuren bzw. aus Peptiden zusammensetzen.

Pulpa Rote und weiße Pulpa sind Bestandteile der Milz.

Punktion Entnahme von Gewebe zur zytologischen oder histologischen Untersuchung.

Rehabilitation Im sozialmedizinischen Bereich Maßnahmen zur Wiedereingliederung sozial, geistig (-seelisch) und körperlich benachteiligter Personen (Behinderter) in das Berufs- und Privatleben.

rekombinant Durch Umlagerung von Erbgut zum Beispiel von menschlichen Genen in bakterielle oder tierische DNS im Rahmen der Gentechnologie entstanden.

Remission Vorübergehendes Nachlassen chronischer Krankheitszeichen ohne Erreichen einer Genesung. Es werden Voll- und Teilremission unterschieden.

Resorption Aufnahme einer Substanz in den Körper durch Haut oder Schleimhaut.

Retikulozyt Jugendlicher Erythrozyt, in dessen Zytoplasma mit einer Spezialfärbung ein bläuliches Netz sichtbar gemacht werden kann.

Rezidiv Neuauftreten akuter Krankheitszeichen, Rückfall nach einer → Remission.

Riesenzelle Zelle mit mehreren Zellkernen, z. B. Knochenmarkriesenzelle (Megakaryozyt).

Sinus Feine aufgeweitete Blutgefäße in Lymphknoten und Milz.

Sklera Lederhaut (das Weiße im Auge).

subcutane Injektion → Applikation.

supportiv Unterstützend.

Symptom Subjektives und objektives Krankheitszeichen.

Teilremission → Remission

Therapie Behandlung.

Transfusion Infusion von Blutkörperchen: Bluttransfusion, Erythrozytentransfusion, Leukozytentransfusion, Thrombozytentransfusion.

Transplantation Verpflanzung lebender Organe, Gewebe oder Zellen an eine andere Stelle desselben Organismus, autologe Transplantation oder von einem Spender auf einen anderen Empfänger, allogene Transplantation.

Trisomie Bei der G-21-Trisomie ist das Chromosom G-21 nicht paarweise, sondern dreifach vorhanden.

Tumor Geschwulst. Es gibt gutartige (benigne) und bösartige (maligne) Tumore.

Vene Blutgefäß, das Blut von der Peripherie zum Herzen führt; Körpervenen transportieren sauerstoffarmes Blut zum Herzen, Lungenvenen sauerstoffreiches Blut aus den Lungen.

Vollremission → Remission.

Zellklon Genetisch einheitliche, aus einer einzelnen Zelle durch mitotische Zellteilung hervorgegangene Zellpopulation (z. B. Leukämiezellen).

Zentralnervensystem (ZNS) Gehirn und Rückenmark im Gegensatz zum peripheren Nervensystem.

ZNS → Zentralnervensystem.

Zytologie (Adjektiv: zytologisch) Wissenschaft und Lehre vom Aufbau und von der Funktion der Zelle.

Zytostatikum (Mehrzahl: Zytostatika): Medikament, das die Zellvermehrung oder das Zellwachstum hemmt.

Sachverzeichnis